全国高等职业院校预防医学专业规划教材

健康管理实务

（供预防医学、健康管理及护理等相关专业用）

主　编　王春鹏

副主编　陈　娟　杨　黎

编　者　（以姓氏笔画为序）

王春鹏（辽宁医药职业学院）

吕　婵（辽宁医药职业学院）

刘　婧（长沙卫生职业学院）

刘太芳（山东医学高等专科学校）

杨　黎（重庆护理职业学院）

张丽娜（漳州卫生职业学院）

张夏星（漯河医学高等专科学校）

陈　娟（江苏卫生健康职业学院）

袁淑怡（渭南职业技术学院）

瞿　艳（曲靖医学高等专科学校）

秘　书　吕　婵

中国健康传媒集团
中国医药科技出版社·北京

内 容 提 要

本教材是“全国高等职业院校预防医学专业规划教材”之一，是一本系统介绍健康管理理论与实践的教材，旨在培养具备专业技能和实践能力的健康管理人才。本教材内容包括健康信息采集、健康风险评估与分析、健康指导等核心技能，以及常见慢性病健康管理和健康保险等方面的知识。本教材通过丰富的情景案例和实践项目，帮助学生培养解决实际问题的能力，提升在健康管理领域的综合素质。同时，本教材关注行业动态和发展趋势，确保读者所学知识的实用性和前沿性。本教材为书网融合教材，即纸质教材有机融合电子教材、教学配套资源（PPT、微课等）、题库系统、数字化教学服务（在线教学、在线作业、在线考试），使教学资源更加多元化、立体化，促进学生自主学习。

本教材主要供高等职业院校预防医学、健康管理以及护理等相关专业教学使用，也可作为健康管理从业者、研究者的重要参考用书。

图书在版编目（CIP）数据

健康管理实务／王春鹏主编．－－北京：中国医药科技出版社，2024.8（2025．9 重印）．－－（全国高等职业院校预防医学专业规划教材）．－－ISBN 978－7－5214－4753－8

Ⅰ．R19

中国国家版本馆 CIP 数据核字第 2024HM0626 号

美术编辑 陈君杞
版式设计 友全图文

出版 **中国健康传媒集团**｜中国医药科技出版社
地址 北京市海淀区文慧园北路甲 22 号
邮编 100082
电话 发行：010－62227427 邮购：010－62236938
网址 www. cmstp. com
规格 787×1092mm $^{1}/_{16}$
印张 15 $^{1}/_{2}$
字数 450 千字
版次 2024 年 8 月第 1 版
印次 2025 年 9 月第 3 次印刷
印刷 北京金康利印刷有限公司
经销 全国各地新华书店
书号 ISBN 978－7－5214－4753－8
定价 49.00 元

出版说明

为了贯彻党的二十大精神，落实《国家职业教育改革实施方案》《关于推动现代职业教育高质量发展的意见》等文件精神，对标国家健康战略、服务健康产业转型升级，服务职业教育教学改革，对接职业岗位需求，强化职业能力培养，中国健康传媒集团中国医药科技出版社在教育部、国家药品监督管理局的领导下，组织相关院校和企业专家编写“全国高等职业院校预防医学专业规划教材”。本套教材具有以下特点。

1. 强化课程思政，体现立德树人

坚决把立德树人贯穿、落实到教材建设全过程的各方面、各环节。教材编写将价值塑造、知识传授和能力培养三者融为一体。在教材专业内容中渗透我国医疗卫生事业人才培养需要的有温度、有情怀的职业素养要求，着重体现加强救死扶伤的道术、心中有爱的仁术、知识扎实的学术、本领过硬的技术、方法科学的艺术的教育。引导学生始终把人民群众生命安全和身体健康放在首位，尊重患者，善于沟通，提升综合素养和人文修养，提升依法应对重大突发公共卫生事件的能力，做医德高尚、医术精湛的健康守护者。

2. 体现职教精神，突出必需够用

教材编写坚持“以就业为导向、以全面素质为基础、以能力为本位”的现代职业教育教学改革方向，根据《高等职业学校专业教学标准》《职业教育专业目录(2021)》要求，教材编写落实“必需、够用”原则，以培养满足岗位需求、教学需求和社会需求的高素质技能型人才，体现高职教育特点。同时做到与技能竞赛考核、职业技能等级证书考核的有机结合。

3. 坚持工学结合，注重德技并修

围绕“教随产出，产教同行”，教材融入行业人员参与编写，强化以岗位需求为导向的理实教学，注重理论知识与岗位需求相结合，对接职业标准和岗位要求。设置“学习目标”“情境导入”“知识链接”“本章小结”“练习题”等模块，培养学生理论联系实践的综合分析能力；增强教材的可读性和实用性，培养学生学习的自觉性和主动性，强化培养学生创新思维能力和操作能力。

4. 建设立体教材，丰富教学资源

依托“医药大学堂”在线学习平台搭建与教材配套的数字化资源(数字教材、教学课件、图片、视频、动画及练习题等),丰富多样化、立体化教学资源，并提升教学手段，促进师生互动，满足教学管理需要，为提高教育教学水平和质量提供支撑。

本套教材的出版得到了全国知名专家的精心指导和各有关院校领导与编者的大力支持，在此一并表示衷心感谢。希望广大师生在教学中积极使用本套教材并提出宝贵意见，以便修订完善，共同打造精品教材。

数字化教材编委会

主　编　王春鹏

副主编　陈　娟　杨　黎

编　者　（以姓氏笔画为序）

王春鹏（辽宁医药职业学院）

吕　婵（辽宁医药职业学院）

刘　婧（长沙卫生职业学院）

刘太芳（山东医学高等专科学校）

杨　黎（重庆护理职业学院）

张丽娜（漳州卫生职业学院）

张夏星（漯河医学高等专科学校）

陈　娟（江苏卫生健康职业学院）

袁淑怡（渭南职业技术学院）

瞿　艳（曲靖医学高等专科学校）

秘　书　吕　婵

PREFACE
前言

随着科技的发展和人民生活水平的提高，健康已经成为每个人追求的宝贵财富。在此时代背景下，健康管理作为一门新兴的学科，正逐渐成为推动人类健康事业发展的重要力量。而随着国家对大健康产业的重视和支持，健康管理已经上升为国家战略，成为社会发展的重要支柱。了解和掌握健康管理的知识和相关技能已经成为每个人的现实需求，尤其作为预防医学专业人才更需要不断地学习和更新健康管理相关的知识和技能。

本教材共分为八章，包括绪论、健康信息采集、健康风险评估与分析、健康指导等核心技能，以及常见慢性病健康管理、家庭和工作场所健康管理服务应用等实际应用方面的知识和技能，本教材还介绍了健康保险与健康管理以及健康管理伦理与职业素养等方面的内容。通过系统地介绍健康管理的核心理念、知识和技能，尽力构建完整的知识体系，致力于培养具备专业技能和实践能力的健康管理人才，提升在健康管理领域的实践能力和综合素质。在内容编排上，本教材在每章前面列出学习目标，为学生指明学习重点；正文前设置有情境导入案例、文中及文后穿插知识链接，引发学生学习兴趣，开阔学生视野；章节末设置有目标检测、章节重点小结及答案，梳理章节脉络同时，巩固所学知识。本教材注重理论与实践的结合，既强调对健康管理基本理论的理解，又注重实际操作能力的培养。本教材为书网融合教材。即纸质教材有机融合电子教材、教学配套资源（PPT、微课等）、题库系统、数字化教学服务（在线教学、在线作业、在线考试），使教学资源更加多元化、立体化，促进学生自主学习。

本教材在编写过程中，充分参考了国家大健康产业相关政策和文件的精神，以及健康管理人才培养的文件要求，如《“健康中国2030”规划纲要》《教育部关于推进高等职业教育改革创新、引领职业教育科学发展的若干意见》等。这些政策文件，强调了培养高素质技术技能人才在推进产业创新发展中的重要作用，不仅为大健康产业的科学发展提供了有力支撑，更为我们培养具备专业技能和实践能力的健康管理人才指明了方向，提供了实施方案。本教材在编写过程中，还关注行业动态和发展趋势，不断更新和完善教材内容，与行业内的专家学者密切合作，共同探讨健康管理的最新理论和实践。通过深入了解市场需求和行业变化，确保书中内容的前沿性和实用性。

本教材编写分工如下。第一章由张夏星负责编写，第二章由吕婵、王春鹏负责编写，第三章第1、2节由陈娟负责编写，第3节由杨黎负责编写，第四章由刘太芳负责编写，第五章第1、2节由袁淑怡负责编写，第3、4、5节由张丽娜负责编写，第六章第1节由张夏星负责编写，第2、3、4节由刘婧负责编写，第5节由吕婵负责编写，第七章由瞿艳负责编写，第八章由张夏星负责编写。

本教材的编者均具有丰富的健康管理一线工作和教学工作经验，在此感谢全体编者的辛勤付出及编者所在单位的大力支持。限于编者水平和经验，书中难免存在不足，期待广大读者批评指正，以便再版时修订。

编　者

2024年1月

CONTENTS

目录

第一章　绪　论

学习目标

知识目标

1. **掌握**　健康管理的概念、健康管理的基本步骤及基本策略。
2. **熟悉**　健康及亚健康的定义、健康管理服务的基本路径及流程。
3. **了解**　中国健康管理的发展现状。

能力目标

1. 能解释健康管理的概念以及健康管理的重要性；能够按照基本步骤进行健康管理。
2. 能够按照基本步骤进行健康管理，具备健康管理思维和综合分析的能力。

素质目标

通过本章学习，帮助树立严谨的科学态度，形成健康意识和终身学习理念，关注自身及他人的健康，不断更新知识，提高健康素养，培养敬业精神以及为人群健康服务的高尚道德情操和人文情怀。

健康管理起源于20世纪80年代的美国，随后在英国、德国、法国和日本等国家得到迅速推广和实践。进入21世纪后，中国也开始逐步推广和发展健康管理。1994年出版的《健康医学》专著中，首次将“健康管理”作为一章，系统地阐述了健康管理的初步概念、分类原则、实施方法和具体措施。经过30年的发展，健康管理已经在中国形成了一门学科，其相关产业也在不断完善，影响范围逐渐扩大。在大中城市，健康管理已经成为新兴产业并迅速发展，但由于起步较晚，且民众的相关理念尚不成熟，因此健康管理体系的发展尚需进一步完善。

随着我国经济的不断发展，居民健康意识不断增强，健康需求发生巨大变化，已经从过去简单的“疾病治疗”需求转变为“疾病预防”和“健康促进”需求。而健康管理即是以人的健康为中心，以人群健康风险因素防控为重点，以达到有效防控多种慢性病及其并发症，并积极促进康复。健康管理的目的在于通过调动一切社会资源，对个体和群体进行健康监测、健康评估、健康指导以及健康危险因素干预，确保以最小的投入获取最大的健康效益，最终实现“防大病，管慢病，促健康”的目标。构建高质量的健康管理体系是进一步提升国民健康水平，推进健康中国战略的重要手段，对于降低医疗费用和促进卫生资源高效配置有重要意义。2016年10月25日，《“健康中国2030”规划纲要》（以下简称《纲要》印发），明确指出：“健康是促进人的全面发展的必然要求，是经济社会发展的基础条件，是民族昌盛和国家富强的重要标志，也是广大人民群众的共同追求。”《纲要》是中华人民共和国成立以来首次在国家层面提出的健康领域中长期战略规划。编制和实施《纲要》是贯彻落实党的十八届五中全会精神、保障人民健康的重大举措，对全面建成小康社会、加快推进社会主义现代化具有重大意义。同时，这也是我国积极参与全球健康治理、履行我国对联合国“2030可持续发展议程”承诺的重要举措。

2019年9月29日，国家发布《促进健康产业高质量发展行动纲要（2019—2022年）》，明确指出：坚持突出重点、优化结构、鼓励创新、科技支撑、跨界融合、聚焦发展的基本原则。围绕重点领域和关键环节计划实施的十大工程中明确立项优质医疗健康资源扩容工程，发展优质健康管理。将家庭医生签约服务作为普及健康管理的重要抓手，增加规范化的健康管理供给，重点增加慢性病、职业病高危人群健康体检、健康风险评估、健康咨询和健康干预服务，完善政府购买服务和考核评价机制。

第一节 健康管理概述

PPT

情境导入

情境： 王女士，43岁，是一名银行高管，生活节奏快且紧张。她总是把工作和家庭放在第一位，而经常忽视自己的健康。每日在家操持家务，无定期体育运动，喜吃油炸食物，口味重。无烟酒嗜好，最近睡眠差。最近她开始感到身体不适，出现头晕头痛症状。在办公室晕倒后，被同事送往医院，检查后，医生告诉她要关注自己的健康状况和生活习惯，否则可能会导致严重的健康问题。

工作任务：

1. 树立正确的健康观念。
2. 巩固健康管理的概念。

课前思考：

王女士的健康观念是否合理？不合理的健康观念是否会影响王女士的生活方式？

一、健康管理的基本概念

（一）健康与健康观

1. 医学模式的内涵 医学模式是指在特定历史时期内，人们关于健康和疾病的基本观点，或观察和处理人类健康和疾病问题的思维方式和行为方式，其核心是医学观。

2. 医学模式的演变 医学模式经历了从神灵主义医学、自然哲学医学、机械论医学、生物医学、生物－心理－社会医学模式的演变。

（1）神灵主义医学模式 认为人类的生命与健康是上帝神灵所赐，疾病和灾祸是天谴神罚。古人认为生命与健康是上帝神灵所赐，疾病和灾祸是上天惩罚或邪魔入体，而死亡则是神灵召回灵魂。他们将治疗疾病寄托于祛除瘟神，以拜天或“跳大神”驱魔的方法进行祈祷以恢复健康。这就形成了早期的健康观和疾病观，即世界上存在着超自然的神灵在支配着人类的健康与疾病。在这种健康观的影响下，人们主要依赖于求神问卜，祈祷神灵的宽恕、采用巫医巫术驱邪以维护健康和治疗疾病。

（2）自然哲学医学模式 把健康、疾病与人类生活的自然环境、社会环境联系起来观察和思考的朴素、辩证的整体医学观念。这个时期的人们主张人与自然和谐统一，有意识地把疾病和自然、社会环境联系起来，用自然现象的客观存在和发展规律来认识、观察和思考健康与疾病。其中最具有代表性的是古希腊的“医学之父”希波克拉底提出的“四体液学说”和我国中医学的“阴阳五行学说”。

（3）机械论医学模式 基于机械唯物主义观点，可被视为生物医学模式的初级阶段，是以机械运动来解释一切生命现象的医学观和方法论，其把医学引向实验医学时代，对医学进步发挥了重要作用。代表人物是法国哲学家、科学家笛卡尔和法国医生拉美特里。自此，人类对医学的探究进入了实验科学和机械理论时代。机械论医学模式促使人们从物质的、运动的角度去观察人体、解释疾病，突破了宗教神学、唯心主义哲学的局限，把医学由经验医学引向了实验医学时代，把实验方法应用到医学领域，促进了解剖学、生理学、病理学和外科学的迅速发展，对现代医学影响深远。

（4）生物医学模式 是从生物学角度认识健康与疾病，以反映病因、宿主、自然环境三者内在联系的医学观和方法论。在生物医学模式的指导下，人们对生命、健康与疾病有了新的认识，即健康就是要维持宿主、环境和病原体三者之间的动态平衡，平衡被打破就可能产生疾病。19 世纪划时代的三大发现——能量守恒和转化定律、生物进化论和细胞学说，极大地动摇了机械唯物主义的根基，与此同时，免疫学、病理学、组织胚胎学、生物化学、分子生物学等生命学科相继问世，为解决医学领域的重大问题提供了必要的技术支撑和科学依据，推动了整个医学由经验医学、实验医学走向现代医学的进程。由此，人们对机体的变化和生命现象，以及健康和疾病有了更科学的认识，以生物医学为基础的近代生物医学模式诞生。

（5）生物-心理-社会医学模式　从生物、心理、社会等方面来观察、分析、思考以及处理健康与疾病相关问题的医学观与方法论。它是一种既从生物学方面，又从心理和社会方面认识人类健康和疾病的医学模式，是在生物医学模式的基础上形成的一种多因多果、立体网络式的医学模式。它要求把人看作一个同时具有生物属性和社会属性的整体，把人和其所处的自然和社会环境作为一个整体来考虑疾病与健康之间的关系。它要求将疾病、患者、医疗保健等诸多因素作为社会大系统的一个子系统来分析，从多元的角度理解健康和病因，多方位地探索疾病治疗和疾病预防的手段，具有整体性、系统性、多元性的特点。

3. 健康的定义

（1）中国传统医学对健康的定义　健康的理念早在《黄帝内经》中就有所体现，如《黄帝内经·素问·调经论》中所述"阴阳匀平，以充其形，九候若一，命曰平人"，《黄帝内经·灵枢·终始篇》中所述"形肉血气必相称也，是谓平人"，其将健康的表现高度概括为"平人"，是中国传统医学对于健康内涵的深刻认识。魏晋时期的养生观主张"形神共养"，强调"体壮曰健，心怡曰康"，体是"外"，心是"内"，健康人必须具备生理和心理的双重健康。可见我国古代思想家对健康的认识已较为朴实和全面，包括了体健、心安和适应社会三个方面的内容。

（2）近现代健康定义的演变　国际上关于健康的概念经历了三维健康观到四维健康观的变化过程。1948 年世界卫生组织宪章首次提出三维健康观：即健康不仅仅是没有疾病和虚弱，而是一种身体、心理和社会的完好状态。1978 年世界卫生组织《阿拉木图宣言》重申了健康的定义，即：健康不仅仅是没有疾病和痛苦，而包括身体、心理和社会功能各方面的完好状态。1986 年《渥太华宪章》又指出"良好的健康是社会、经济和个人发展的重要资源"。1989 年世界卫生组织将道德良好写入健康的定义之中，形成一直沿用至今的四维健康概念，即：健康应是生理、心理、社会适应和道德方面的良好状态。

（3）健康的四大基石　世界卫生组织 1992 年在加拿大维多利亚召开的国际心脏健康会议上发表了著名的《维多利亚宣言》。宣言认为："当前主要的问题是在科学论据和民众之间架起一座健康金桥，使科学更好地为民众服务。这座健康金桥有四大基石，即合理膳食、适量运动、戒烟限酒、心理平衡。"

（4）疾病的概念　疾病是指一定原因造成的生命存在的一种状态，在这种状态下，人体的形态和（或）功能发生一定的变化，正常的生命活动受到限制或破坏，或早或迟地表现出可觉察的症状，这种状态的结局可以是康复（恢复正常）或长期残存，甚至导致死亡。

广义的疾病是针对健康而言，也就是说只要不符合健康的定义，就可以认为个体处于疾病状态；而狭义的疾病是指具有一定诊断标准的，有具体名称的疾病（包括综合征）。

（5）亚健康的定义　亚健康是指人体处于健康和疾病之间的一种状态。处于亚健康状态者，不能达到健康的标准，表现为一定时间内的活力降低、功能和适应能力减退，但不符合现代医学有关疾病的临床或亚临床诊断标准。

（二）健康管理的概念

1. 健康管理的概念　健康管理的概念在不同的国家和地区有不同的理解和解释，中国目前使用的健康管理概念是一个国内专家共识性的概念。进入21世纪后，健康管理开始在发展中国家逐步兴起和发展，出现了以健康教育与咨询、行为干预、健康危险因素的管理，以及疾病管理为特色的科学和综合健康服务模式。根据我国健康管理概念与学科体系的初步专家共识："健康管理是指一种对个人或群体的健康危险因素进行全面检测、评估与有效干预的活动过程。其主要目的是通过改善或改变健康服务的手段与产品提供，以及与提高公众健康有效组织行为等方面的最小投入来获取最大的健康改善效果。健康管理就是要将科学的健康生活方式提供给健康需求者，变被动地护理健康为主动地管理健康，更加有效地保护和促进人类的健康。"

结合我国的医学发展实际，我们可以认为，健康管理是以现代健康观念和中医治未病的思想为指导，运用医学、管理学等相关学科的理论、技术和方法，对个体或群体健康状况及影响健康的危险因素进行全面连续的检测、评估和干预，实现以促进人人健康为目标的新型医学服务过程。

2. 健康管理的宗旨 健康管理的宗旨是有效地利用有限的资源来达到最大的健康效果。这既包括在宏观层面上对有限的公共卫生资源进行合理配置和利用，也包括在个体层面上用最少的资源达到最佳的健康效果。其中，健康管理的主体是经过系统医学教育或培训并取得相应资质的医务工作者和健康管理者，客体是健康人群、亚健康人群以及慢性非传染性疾病早期或康复期人群。健康管理服务的两大支撑点是信息技术和金融保险。信息技术在健康管理中扮演着至关重要的角色。通过利用大数据、人工智能、物联网等新兴技术，健康管理服务能够实现个人健康数据的实时监测和分析，提供个性化的健康指导和建议。例如，通过收集个人的健康数据和生活习惯信息，健康管理平台可以生成个性化的健康报告和干预措施，从而提高健康管理的效果。金融保险也是健康管理服务的重要支撑点。健康保险不仅可以为个体提供经济保障，减轻潜在的医疗负担，还可以通过与健康管理服务的结合，提供更加全面和有效的健康保障。例如，一些保险公司提供健康管理计划，为参保人提供免费的健康检查、健康教育等服务，同时提供一定的医疗费用报销。这种结合模式不仅提高了参保人的健康水平，也降低了保险公司的风险。总的来说，信息技术和金融保险的结合为健康管理服务提供了强大的支撑，有助于实现更高效、个性化的健康管理，提高个体的生活质量。

3. 健康管理的主要目标和任务

（1）完善健康和福利　健康管理的首要目标是促进个体的整体健康状况，帮助个体实现最佳的健康福利。这意味着通过提供必要的资源和支持，改善个体的生活方式，提高他们的生活质量，并预防潜在的健康问题。

（2）减少健康危险因素　健康管理强调减少与生活方式、环境、遗传等因素相关的健康危险因素。通过识别和干预可能导致健康问题的行为和生活方式，降低患病风险，促进个体的健康。

（3）预防疾病高危人群患病　健康管理注重对高危人群的预防措施，特别是针对那些具有高患病风险的人群。通过针对特定群体的预防策略，例如提供疫苗接种、筛查计划或特殊的健康指导，可以预防疾病的发生。

（4）易化疾病早期诊断　健康管理强调疾病的早期诊断和早期干预。通过提供定期的健康检查和筛查服务，以及为个体提供关于自我健康管理的指导和支持，可以更容易地发现和诊断潜在的健康问题。

（5）增加临床效用效率　健康管理旨在提高临床效用效率，这意味着优化医疗资源的利用，确保个体能够获得及时、准确和高效的医疗服务。通过有效的健康管理和转诊机制，可以更好地满足个体的医疗需求，同时降低医疗成本。

（6）避免可预防的疾病相关并发症的发病　健康管理注重预防疾病相关并发症的发病。通过有效的干预措施和及时的医疗支持，可以降低并发症的风险，并减轻疾病对个体健康的影响。

(7) 消除和减少无效或不必要的医疗服务　健康管理旨在消除或减少无效或不必要的医疗服务，以降低医疗资源的浪费。通过提供明智的医疗建议和合理的转诊服务，确保个体只接受适合他们健康需求的医疗服务。

(8) 对疾病结局做出持续的评估和改进　健康管理强调对疾病结局的持续评估和改进。通过收集和分析个体的健康数据，评估治疗效果和疾病进展，及时调整治疗方案，并提供必要的支持和指导，以改善疾病结局和提高生活质量。

二、健康管理现状及发展

(一) 健康管理的发展历程

1. 健康管理的起源　在我国，健康管理起源于中医“治未病”思想。距今已有两千余年历史的中医学典籍《黄帝内经·素问·四季调神大论》中记载“圣人不治已病治未病，不治已乱治未乱，此之谓也。夫病已成而后药之，乱已成而后治之，譬犹渴而穿井，斗而铸锥，不亦晚乎”。之后唐朝名医孙思邈在《黄帝内经》“治未病”的基础之上提出：“上工治未病之病、中工治欲病之病、下工治已病之病”。东汉张仲景所著《伤寒论》，以理、法、方、药相结合的形式，以望、闻、问、切为主的诊病手段，以六经辨证、八纲辨证等论治方法，不仅论述了多种外感病和许多杂病的辨证论治方案，还记述了大量中药炮制方法、煎煮方法、服药方法和注意事项以及病后护理等内容，提供了从诊断、治疗到护理、康复的全面解决方案。这与目前正在蓬勃发展的个体化治疗、精准医疗、综合医疗可谓不谋而合。《黄帝内经》和《伤寒论》两者奠定了后世中医学对健康与疾病进行系统管理的理论根基。

2. 健康管理的近现代发展　20 世纪 80 年代，从健康管理在美国的兴起到欧洲发达国家的积极效仿，其研究与服务内容也由最初单一的健康体检与生活方式指导，发展到目前的国家或国际组织全民健康促进战略规划的制定、个体或群体全面健康检测、健康风险评估与控制管理。1929 年，美国蓝十字和蓝盾保险公司对管理式医疗的早期探索；1940 年，Lewis C. Robbins 医生首次提出健康风险评估的概念；20 世纪 60 年代，美国正式提出管理式医疗概念；1971 年，受到立法支持，美国步入管理式医疗的时代；20 世纪 90 年代，英国、德国、芬兰、日本等国家也相继效仿，逐步建立不同形式的健康管理组织。

进入 21 世纪后，健康管理开始在我国逐步兴起与发展。2001 年，我国第一家健康管理公司成立；2005 年 10 月 25 日，劳动和社会保障部正式发布了第四批新职业，其中包括健康管理师；2007 年《健康管理师国家职业标准》颁布，同年，由中国科协主管、中华医学会主办并编辑出版的国内健康管理学领域的学术期刊——《中华健康管理学杂志》创刊；2009 年形成“健康管理概念与学科体系的中国专家初步共识”；2016 年教育部首次批准我国高校招收健康管理本、专科相关专业。

(二) 中国健康管理的发展现状

1. 中国健康管理体系的现实需求

(1) 我国居民面临的健康问题和健康风险因素是健康管理体系建立的现实导向。

首先，我国居民健康素养不高，亚健康问题突出。2018 年我国国民中亚健康状态人群比例达 76%，健康素养水平和亚健康问题严重影响生活质量并导致各种慢病和损伤的风险增加。2020 年全国居民健康素养水平为 23.1%，距离 2030 年 30% 的目标值仍有较大差距，较低的健康素养通常伴随较高的疾病发生率和医疗卫生费用。

其次，我国慢性病疾病负担较重，造成巨大的医疗负担。我国慢性病患病率呈上升趋势，慢性病疾病负担占疾病总负担的近 70%。慢性病治疗费用约占治疗总费用的 60%，高于 43.2% 的世界平均水平，给个人、集体和政府都带来较大的经济负担。

第三，我国老年人口不断增多，对我国社会经济和医疗卫生构成挑战。我国老年人口占世界老年人口的20%以上，且以每年600万人（3.3%）的增速上涨，这远高于总人口0.66%的年均增长速度。伴随人口老龄化提速，老年人口的健康问题越来越严重，老年健康管理服务和健康老龄化需求凸显。

第四，我国居民的不健康行为生活方式较为普遍，不良饮食习惯、吸烟、过量饮酒、体力活动不足等问题突出。2020年50%以上的成年人超重或肥胖，成年居民超重率由2012年的30.1%上升至2020年34.3%，肥胖率由11.9%上升至16.4%。2020年我国现有吸烟人数3亿以上，饮酒人群比例为33.8%，过量饮酒人群高达26%。

最后，我国卫生费用支出逐年上升，面临较大的疾病经济负担。2020年全国卫生总费用72306.4亿，同比增长10.9%，卫生费用不断增加。此外，健康素养不足、疾病负担较重以及行为生活方式不良进一步使得居民面临不必要的医疗卫生支出和疾病经济负担。

（2）健康管理体系的建立是我国社会经济发展、国民健康理念转变和健康需求不断丰富的必然结果。

健康管理可以改善健康状况并带来经济效益。国际经验表明，健康管理有利于促进健康行为生活方式，减少慢性非传染性疾病的发生，从而降低卫生服务费用和疾病经济负担。在我国人口老龄化加剧、健康问题突出以及疾病经济负担加重的时代背景下，传统的以疾病治疗为中心的卫生服务模式难以应对新时期的挑战，亟须建立起以疾病预防和健康促进为中心的健康管理体系。

2. 中国健康管理体系发展现状 我国健康管理体系处于多种模式并存、多样化形式创新的发展阶段。根据《“健康中国2030”规划纲要》文件中提出：“立足全人群和全生命周期两个着力点，提供公平可及、系统连续的健康服务，实现更高水平的‘全民健康’”，以及“为了落实健康优先发展，建设健康国家，我国构建了围绕健康全过程、全生命周期的规范可及、系统连续的健康管理体系。”

（1）围绕健康全周期的系统健康管理体系 我国根据疾病的发生发展特点，建立起以三级预防为核心的连续性健康管理体系。疾病的发生发展是一个逐渐积累和演化的过程，健康和疾病也处于动态平衡的关系中，因此，健康管理也是一个连续的系统的服务过程。

（2）围绕生命全周期的系统健康管理体系 不同人群具有不同的健康需求，我国逐步建立起覆盖全生命周期的健康管理体系。我国针对生命不同阶段生理心理特点、易患疾病、危险因素等，根据婴幼儿、儿童青少年、孕产妇以及老年人的不同健康问题和影响因素，形成了针对性的健康管理体系。针对孕产妇和婴幼儿，开展以保障健康、防范意外为重点的健康管理。我国推进生育全程医疗保健服务，深入实施母婴安全五项制度，强化出生缺陷防治。针对儿童青少年，开展以儿童身心发育、常见病防治、健康生活方式培养为重点的健康管理。我国围绕贫血、肥胖、视力不良、孤独症、听力障碍等威胁儿童健康的危险因素，构建较为完善的儿童健康管理体系，提供健康监测和医疗保健等预防服务，促进儿童健康。

（3）以社区为基础多方参与的健康管理体系 我国逐步建立起了以社区卫生服务中心为基础，以医疗卫生机构为主体，社会健康管理机构为补充，政府相关部门统筹管理的健康管理体系。社区卫生服务中心作为提供健康管理服务的主要阵地，为居民提供慢病管理、健康教育、自我监测指导、临终关怀等公共卫生服务，以及疾病管理、康复保健等基本医疗服务。各级医疗机构开展健康体检和重大疾病筛查，接受社区卫生服务中心的患者转诊。社会健康管理组织具有第三方服务的特点，能够满足高品质、多层次、个性化的特殊健康需求。健康管理部门是健康管理规范有序进行的重要保障，健康管理部门对健康管理行为进行监督和管理，将疾病预防控制机构、社区卫生服务中心、医疗机构以及第三方健康管理机构紧密联系起来，充分发挥多方协同管理的优势。

知识链接

扁鹊与“治未病”

扁鹊是春秋战国时期的神医。除了《韩非子》之外，先秦时期道家著作之一的《鹖冠子·世贤》也记载有他的故事，说是魏文王曾问扁鹊：“子昆弟三人其孰最善为医?”扁鹊曰：“长兄最善，中兄次之，扁鹊最为下。”魏文王曰：“可得闻邪?”扁鹊曰：“长兄于病视神，未有形而除之，故名不出于家。中兄治病，其在毫毛，故名不出于闾。若扁鹊者，镵血脉，投毒药，副肌肤，闲而名出闻于诸侯。”

在扁鹊看来，长兄的名气最小，因为他是治疗疾病之未发的；中兄的名气稍大一些，因为他是治疗疾病之初起的；而像他那样针药并施、开刀用“毒”来治疗疾病已发之人，反倒名气最大。

这个意思就是《黄帝内经·素问》所说的“治未病”：“是故圣人不治已病治未病，不治已乱治未乱，此之谓也。夫病已成而后药之，乱已成而后治之，譬犹渴而穿井，斗而铸锥，不亦晚乎!”这既是说治病，更是说治理国家。疾病已成方才用药，乱象已生方才救治，这就好像是临渴掘井、临阵磨枪一样，都已经晚了。唐代孙思邈进一步提出：“上工治未病之病，中工治欲病之病，下工治已病之病。”将疾病分为“未病”“欲病”“已病”三个层次，高明的医生能够在疾病未发之时及早干预、防微杜渐；中等的医生在疾病将发之时辨证治疗，及时控制；低级的医生往往在疾病已发之后进行扑救式的治疗。所以，“治未病”是上医，“治已病”则是下医的不得已而为之了。

韩非讲扁鹊见蔡桓公的故事时，就是从上医的“治未病”开始的，可惜蔡桓公比较自信，等到疾病不可收拾的时候，也就无法可施了。推而广之，凡事在祸福未露苗头的时候，一定要有预见，“争之于小”，及早解决。司马迁在《史记·扁鹊仓公列传》中评价说：“使圣人预知微，能使良医得蚤从事，则疾可已，身可活也。”圣人能见微知著，良医也需及早从事、早做打算。与《黄帝内经》一样，司马迁也是拿治病来讲道理了。

练习题

答案解析

1. 健康管理的目标之一是降低人们的（　）
   A. 健康水平　　B. 生活质量
   C. 寿命　　D. 医疗费用支出
2. 以下各选项中最符合健康管理定义的是（　）
   A. 对患者进行诊断和治疗的过程
   B. 对所有人进行身体和心理健康评估的过程
   C. 通过改善生活方式来提高健康水平的过程
   D. 为患者提供药物治疗的过程

（张夏星）

书网融合……

本章小结　　题库

第二节 健康管理的基本内容

PPT

情境导入

情境：社区卫生服务中心小李，按照单位安排参加所在街道组织的“健康行动进社区”活动，主要任务是向社区群众宣传健康管理的重要性，介绍社区卫生服务中心健康管理的主要工作。小区里面一位老人参加活动后，非常有兴趣，于是向小李咨询关于“健康管理”的服务内容及流程，小李耐心细致地给老人解答。

工作任务：

1. 为服务人群讲解健康管理服务的主要内容与基本流程。
2. 灵活应用健康管理的基本策略。

课前思考：

如果你是一名健康管理工作者，应如何给老人介绍健康管理的服务内容及流程？

健康管理建立在个体从健康到疾病的动态平衡关系及疾病发生和发展过程的科学基础之上。不一样的健康状态决定了不同的健康管理需求，基于不同的需求固然应采用不同的或综合的健康管理策略来达到维护健康的目的。健康管理经过多年的发展与实践，已经形成了规范的基本步骤和服务流程。基于健康管理的过程，健康管理有四个基本步骤：一是收集信息，二是健康评估，三是健康干预，四是健康跟踪。健康管理的基本策略是通过健康评估和控制健康风险来实现健康促进与维护，以期达到健康管理目标。下面将分别进行介绍。

一、健康管理的基本步骤

第一步：收集信息。收集健康管理对象的健康信息，是了解和掌握健康状况的前提。健康信息包括个人一般情况（性别、年龄等）、目前健康状况和家族史、生活方式（膳食、身体活动、吸烟、饮酒、作息等）、体格检查（身高、体重、血压等）和实验室常规检查（血、尿常规等）。

第二步：健康评估。健康评估是对个人进行健康和疾病的风险评估，即根据所收集的个人健康信息，在健康体检的基础上对个人的健康状况及未来患病或死亡的危险性用数学模型进行量化评估。其主要目的是帮助健康管理对象综合认识健康风险，鼓励和帮助健康管理对象纠正不健康的行为和习惯，制订个性化的健康干预措施并对其效果进行评估。

第三步：健康干预。健康干预是在收集信息和健康评估的基础上，首先由健康管理者制订出一套完整的健康管理干预计划和实施方案，然后再根据干预计划和方案来进行管理服务与督导，以达到健康促进与维护的目的。

依据健康管理干预计划，有步骤地以多种形式来帮助健康管理对象个体采取行动、纠正不良的生活方式和习惯，控制健康危险因素，实现健康管理对象个体健康管理计划的目标。健康干预与一般健康教育和健康促进不同，健康管理过程中的健康干预强调个性化，即根据个体的健康危险因素，由健康管理者进行个体指导，设定个体目标，并动态追踪效果。如健康体重管理、糖尿病管理等，通过纠正不良生活方式和习惯、监测记录血糖等生理指标、参加专项健康维护课程及跟踪随访措施来达到健康改善效果。如1名糖尿病高危个体，除血糖偏高外，还有超重和吸烟等危险因素，因此除控制血糖外，健康管理者对个体的指导还应包括减轻体重（调整膳食、增加身体活动）和戒烟等内容。

第四步，健康跟踪。健康跟踪是对健康改善的状态进行动态跟踪随访。基于健康管理干预措施的实施方法和手段，健康管理者对健康管理对象进行动态随访，及时掌握健康计划执行情况，并适时给予健康提示，以便更好地评价健康管理效果，实现健康管理目标。

在健康管理的基本步骤中应强调，健康管理是一个长期连续、周而复始、螺旋上升的全人、全程、全方位健康服务过程，即在实施健康干预措施一定时间后，需要评价效果、调整计划和干预措施。只有形成闭环，才能达到健康管理的预期效果。落实到健康管理的操作流程，健康管理有三部曲：健康体检是前提，健康风险评估是手段，健康干预是关键。首先进行健康体检，了解身体状况；其次进行健康风险评估，识别潜在的健康问题；然后进行健康干预，采取措施改善健康状况，以及通过健康促进的方式，加强和巩固健康管理的效果。

二、健康管理服务的基本路径及流程

（一）采集健康信息

健康信息采集通常是接待健康管理对象时提供的首诊服务内容，除问询服务，主要是通过健康信息调查及健康体检来实现。健康信息调查是通过问卷或访谈，了解个人基本信息、个人既往病史、现病史、家族史及生活方式等。健康体检是用于个体或群体健康状况评价与疾病风险预测、预警及早期筛查的一种方法与过程。

1. 健康问询服务内容及流程

（1）介绍健康管理的意义及目的　健康管理者向服务对象详细介绍健康管理服务内容、流程，给对方带来的益处、服务范畴等。

（2）询问健康管理需求　了解健康管理服务对象接受健康管理的目的及要求，询问其健康管理需求，针对性地推荐健康管理策略及服务内容。

（3）建立健康档案　健康档案的内容是多方面的，而且是动态测量、需要不断更新和填充。健康档案包括全生命周期的各种健康相关信息。在健康管理服务中，健康档案管理内容主要包含：健康档案首页、个人健康信息表、病史摘要、健康体检报告、健康监测指标记录表、生活方式调查表、健康咨询服务记录表、生活方式管理日记表、健康管理动态随访服务记录表等。

（4）健康信息调查　健康信息调查主要借助健康问卷、健康访谈提纲等工具收集健康管理对象的健康信息。

（5）制订健康体检项目　根据健康管理对象的健康信息设计健康体检项目。健康体检项目的设计要考虑到不同年龄、不同人群、不同工作性质及不同健康状况，设计要求突出个性化的特点，通常由专业人员如健康管理者或医生完成。

（6）体检时间安排与预约　根据服务对象的情况进行规划。

2. 健康信息调查的主要方式及内容

（1）健康问卷的内容　健康问卷的内容一般包括：个人基本信息、个人目前健康状况、生活习惯等信息。

个人基本信息：包括姓名、性别、年龄、民族、血型、文化程度、婚姻状况、职业、联系电话、家庭地址等。

个人目前健康状况：个人史，包括既往病史或伤残史，用药过敏、输血过敏史，妇女月经及生育史等；家族史，包括遗传病史、慢性病家族史、重大疾病史等；健康体检史，包括首次体检时间、主要阳性指标发现、跟踪管理处置情况等。

生活习惯：包括膳食习惯、身体活动、吸烟、饮酒、养生保健、起居睡眠、心理状况等。

（2）健康访谈的方式　健康访谈时，最佳的方式是让健康管理者与健康管理服务对象进行面对面的交流。这样的方式有利于建立互信，促进双方的沟通，从而更有效地了解健康管理服务对象的需求。当前，受到广泛推崇的访谈方法是SOAP咨询法。这种方法在国外非常流行，因为它既方便又简单易行。SOAP咨询法包括了咨询的主要问题和内容，其中S代表主观询问（subjective），O代表客观检查（objective），A代表评估（assessment），P代表处理计划（plan）。SOAP是这四个英文单词的首字母缩写。

在进行健康访谈时，需要从多个角度获取信息，以确保全面了解健康管理对象的健康状况。以下是关于主观询问、客观检查、评估和处理计划的详细描述。

S：主观询问是获取健康管理对象的主观感受和陈述的过程。包括主诉、症状、既往史、现病史、家族史、生活习惯、行为习惯和饮食结构等信息。在这一环节，要特别关注健康管理对象自己的语言和描述，避免将问询者的观点或假设强加于他们。

O：客观检查则侧重于通过体检或疾病检查所获得的资料。这些资料不仅包括体格检查的结果、实验室检查和辅助检查的发现，也包括健康管理对象的态度和行为表现。这些信息为健康管理者提供了更客观的视角，有助于全面评估健康状况。

A：评估是健康访谈中至关重要的一环，也是最具挑战性的部分。一个完整的评估应涵盖初步的健康状况分析判断和临床诊断。这一环节旨在明确健康问题极其严重程度，并为后续的处理计划提供依据。

P：处理计划是基于健康问题而制定的实施计划。针对每一个健康问题，都应制定相应的实施计划，包括诊断计划、治疗计划、干预计划、个性化指导、各项保健指导、不良生活方式改善指导和健康教育等。在这一环节，强调以健康为中心，以预防为导向，为健康管理对象提供全面而个性化的指导。

3. 健康体检服务流程　不同健康管理中心的健康体检服务流程有所差异，但基本分为预约、登记、领取体检手册或体检单、体检、归还体检手册或体检单、领取体检报告、专家咨询与指导等。

（二）开展健康风险评估

1. 健康风险评估流程

（1）采集健康管理对象的健康信息　即通过健康问卷的问询了解服务对象个人生活方式、行为习惯、运动情况、既往史、现病史、家族史、心理健康状况以及相关的体检指标检测结果等信息。

（2）识别健康危险因素　健康危险因素是进行健康风险评估的重要依据，这些因素可以根据是否可以调整分为不可改变的危险因素和可改变的危险因素。不可改变的危险因素主要包括一些个体特征，如性别、年龄和家族遗传史等，这些因素对个体的健康状况具有长期的影响。相比之下，可改变的危险因素则主要涉及一些不良的生活习惯，如膳食不合理、缺乏身体活动、吸烟和酗酒等。此外，心理不健康、腰围超标（超重或肥胖）、血脂异常、血糖或血压偏高以及血尿酸偏高等，也属于可改变的危险因素。这些因素与个体的健康状况和慢性病风险密切相关，通过调整和改善这些危险因素，可以有效降低慢性病的发生风险。

（3）风险计算　通过风险评估预测模型或软件系统进行健康及疾病风险评估，即根据所收集的个人健康信息对某一种或几种特定健康危险因素造成的死亡或患病风险给予定量的预测或评价。

（4）评估报告　健康风险评估报告的类型有很多种，其中较为常见的评估报告包括一份给健康管理对象个人的报告和一份总结了所有健康管理对象情况的人群报告。同时，与健康风险评估目的相对应，个人报告一般包括健康风险评估的结果和健康教育信息。人群报告则一般包括对受评估群体的人口学特征概述、健康危险因素总结、建议的干预措施和方法等。

2. 健康风险评估内容

（1）生活方式评估　不良生活方式和行为如吸烟、膳食不合理及身体活动不足，是主要慢性病（心血管疾病、糖尿病、肿瘤、呼吸道疾病）的共同危险因素。对生活方式和行为评估主要是通过对膳食状况、体力活动、心理状况、吸烟状况、饮酒状况、生活作息等的评估，帮助个体识别自身的不健康行为方式，充分认识这些行为和风险对生命和健康造成的不良影响，并有针对性地提出改善建议，促使个体改变不健康行为。

（2）疾病风险评估 目前，健康风险评估已逐步扩展到以疾病为基础的危险性评价，疾病风险评估就是指对特定疾病患病风险的评估。主要有以下 4 个步骤：①选择要预测的疾病（病种）；②不断发现并确定与该疾病发生有关的危险因素；③应用适当的预测方法建立疾病风险预测模型；④验证评估模型的正确性和准确性。

目前已建立多种慢性病风险评估模型，比如美国卡特中心（Carter Center）及美国糖尿病协会（ADA）设计的糖尿病评估模型（单因素加权法），Fragham 冠心病模型（多因素模型法）。近年随着互联网 + 智能 AI 技术的开发与应用，部分健康管理技术开发企业，设计了智慧健康管理平台，其中包括风险评估软件，一般包括高血压、糖尿病、冠心病、脑卒中、代谢综合征、部分肿瘤等疾病的风险评估模块。使用时只需将健康管理对象的健康信息和体检信息录入或导入，即可评测健康管理对象患心血管疾病、糖尿病、肿瘤等慢性病的风险。

（三）制定健康干预计划和方案

1. 制订健康干预计划 制定有效的健康干预计划需要从评估健康状况、设定目标和选择合适的干预方法三个方面入手，通过这些步骤，可以为健康管理者制定健康干预方案提供帮助，进而为个体改善健康状况，预防和控制慢性疾病的发生，提高整体健康水平奠定基础。

（1）健康需求 在制定干预计划之前，需要全面了解个体的健康状况、生活习惯、饮食习惯、运动习惯等方面，同时还要了解个体的需求和目标，以便制定出符合个体情况的干预计划。

（2）干预目标 近期目标主要是对亚临床状态的异常指标和生活方式进行干预，旨在及早发现和预防潜在的健康问题；中期目标则针对单病种疾病和生活方式进行干预，旨在控制疾病的进展并改善患者的健康状况；远期目标则更广泛地关注多种疾病，特别是慢性病，以及生活方式干预，旨在预防和控制慢性病的发展，提高患者的整体健康水平。通过逐步实现这些目标，可以有针对性地采取措施，为人们的健康提供更全面和有效的保障。

（3）干预方法 在健康管理领域，制定干预方法时，主要从生活方式、生理、心理和社会环境等多个角度出发。针对膳食营养和体力活动等生活方式，可提供全面的健康管理服务，帮助健康管理对象成功维护自身健康。这包括认知干预、膳食干预、运动干预、心理干预、行为（戒烟限酒）干预和环境干预等多种方法。如果个体已经被确诊患有某种或多种慢性疾病，健康管理者还应根据医嘱使用药物进行干预。这样做的目的是预防或减少慢性疾病的并发症和伤残的发生。通过这些综合的干预方法，能够更有效地促进和维护健康管理对象的健康。

2. 制订健康干预方案 健康干预方案的主体内容至少包括以下几个方面。

（1）健康风险评估驱动的个性化干预内容 根据对服务对象的健康风险评估结果，制定一套全面、个性化的干预方案。此方案不仅局限于生活方式的调整，还针对各种异常指标、特定疾病以及其他健康问题提供综合解决方案。

（2）多维度疾病干预路径 为确保干预效果，可通过门诊、会诊、特诊和监测等多元化渠道进行疾病干预，为服务对象提供及时、有效的医疗支持。

（3）动态干预频率调整 根据服务对象的健康状况，健康管理者为其制定合适的干预频率。这一频率将根据个体的健康变化进行动态调整，确保干预方案的有效性。

（4）高效干预手段 将采用面对面沟通与远程干预相结合的方式，利用电话、专业 APP、微信等工具，持续跟踪服务对象的健康状况。确保健康管理对象能够按照既定的干预方案进行健康管理。同时定期收集反馈，对干预方案进行优化和调整，以更好地满足服务对象的需求。

3. 实施健康干预方案 即执行干预计划，是按照干预计划有条不紊地针对健康管理对象的各种独特健康危险因素进行指导。这不仅包括对不良生活习惯的纠正，也包括对营养摄入和运动量的科学安排，以达到预期的健康干预目标，为健康管理对象的长期健康奠定坚实的基础。同时，为了确保干预效果的持久性和优化，要持续追踪干预过程中的效果和进展，及时调整方案，确保健康干预方案能够真正发挥其应有的作用。

4. 健康干预的原则

（1）与日常生活相结合，注重养成。在健康干预过程中应考虑融入健康管理对象的日常生活和工作，助其培养良好的生活习惯。比如，久坐的上班族，可以建议其上下楼梯时尽量选择步行。

（2）循序渐进，逐步改善。健康干预并非一朝一夕就能看到立竿见影的效果，需要循序渐进，不断坚持，逐步改善才会有理想的效果。

（3）点滴做起，持之以恒。健康干预主要是不良生活方式与行为的干预，在干预方案实施过程中，应引导健康管理对象从生活的点滴做起，从容易实现的小事做起，持之以恒，以实现健康目标。

（4）定期随访，分析问题。在健康干预过程中应与健康管理对象保持联系并定期随访，帮助其及时发现问题、分析问题、纠正问题。

（5）及时提醒，指导监督。在健康干预过程中，若发现健康管理对象监测指标出现异常，尤其需要及时就医时，应给予及时提醒，指导其就医治疗。若是发现其有不利健康的生活行为习惯，也应适时提醒，指导和监督。

5. 健康干预效果评价 为确保健康干预实现既定目标，应对健康干预措施的落实情况建立监督与效果评价机制，评价内容及指标主要包括以下几项。

（1）个体健康干预的主要考评指标 个体健康干预的主要考评指标包括：健康教育计划落实情况，健康管理医务人员的培训计划落实，健康知识认知水平提高情况，按规定时限对健康管理对象进行随访的情况，不良生活方式和行为有效的矫正情况，危险因素（体重、总胆固醇、血脂、血压、血糖等）的控制程度，易患疾病患病危险性的下降幅度，健康管理对象的满意度评价。

（2）群体健康干预的主要考评指标 群体健康干预的主要考评指标包括：健康教育计划落实情况，健康监测方案的落实情况，不良生活方式和行为是否得到有效矫正，群体整体健康知识知晓率是否提高，危险因素（体重、总胆固醇、血脂、血压、血糖等）的控制程度，整体健康水平的提高幅度，慢性病患病率下降程度，医疗总费用的下降幅度，健康管理对象的满意度评价。

（四）健康跟踪随访

1. 随访的目的 定期对健康管理方案的实施情况进行随访，能够帮助健康管理者了解计划和方案执行的进度，以更好地指导计划和方案的执行。同时在随访过程中对所发现的问题，有针对性地调整和优化计划和方案，确保干预措施的实施效果。

2. 随访方式 目前，随访主要通过互联网（微信、专业 APP 等）、电话、上门等方式完成，借助网络对话、电话或上门面对面等手段，实施“一对一”的主动随访。

3. 随访的内容

（1）生活方式的变化 了解健康管理对象在膳食、运动、吸烟、饮酒等生活方式的改善情况，并给出针对性的建议。

（2）健康危险因素的变化 询问健康管理对象近期监测的生理指标如体重、腰围、血压等，掌握这些健康危险因素的变化情况。

（3）监测指标的变化 询问健康管理对象近期是否做过相关体格检查和实验室检查，并了解其初始异常指标接受健康管理服务后是否有所改变。

（4）慢性病的发病、检查治疗及转归情况　了解患有慢性病的健康管理对象的疾病转归情况，询问患者的用药和其他相关治疗情况。

（5）新发疾病情况　了解健康管理对象近期是否有新发疾病，并有针对性地给予相关的就医建议。

（6）健康管理对象所遇到的其他问题　了解健康管理对象在健康管理实施中所遇到的相关问题，并给出针对性的解决建议。

三、健康管理的基本策略

健康管理的基本策略是基于改善当前健康状况的需求，所采取的有针对性的措施和策略。慢性非传染性疾病的发生、发展一般有从正常健康人→低危险状态→高危险状态（亚临床状态）→疾病→并发症的自然规律。健康状况在这一连续区域内不断发生变化，健康需求或健康干预目标也随之发生变化。比如当一个人的健康状况处于低危险时，健康危险因素主要与生活、行为方式有关。此时，健康管理需求的重心在于帮助发现不良生活及行为习惯，指导其培养健康习惯，通过生活方式管理的策略来实现健康促进（图1-1）。

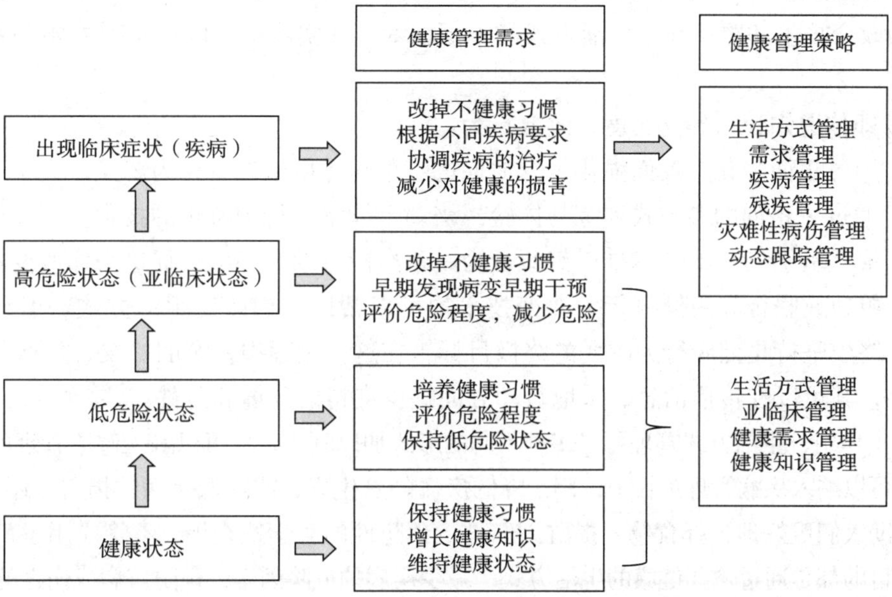

图1-1　慢性病发生、发展过程中的健康管理需求及对应的健康管理策略

健康管理基本策略有以下七种，即生活方式管理、亚临床管理、健康需求管理、疾病管理、灾难性病伤管理、残疾管理和综合的群体健康管理。

（一）生活方式管理

1. 生活方式管理的概念　生活方式与人们的健康和疾病息息相关。从卫生服务的角度来说，生活方式管理是指以个人或自我为核心的卫生保健活动。定义强调个人选择行为方式的重要性，因为其直接影响人们的健康。生活方式管理通过健康促进技术，如行为纠正和健康教育，来保护人们远离不良行为，减少健康危险因素对健康的损害，预防疾病、改善健康。目前对我国居民进行生活方式管理的重点是膳食、身体活动、吸烟、适度饮酒、精神压力等。

2. 生活方式管理的特点

（1）以人为中心，强调个人的健康责任和作用。选择何种生活方式属于个人的意愿或行为，健康管理者可以告诉人们，什么样的生活方式是有利于健康且应该坚持的，如不吸烟、适量饮酒、不挑食、不偏食等；也可以通过多种方法和渠道帮助人们做出决策，如提供条件（健康小屋等）供大家体验健康生活方式，指导人们掌握改善生活方式的技巧等，但这并不能替代个人做出选择何种生活方式的决策，生活方式的转变需要调动个体的能动性和内驱力。

（2）以预防为主，有效整合三级预防。预防是生活方式管理的核心，其含义不仅是预防疾病的发生，还在于逆转或延缓疾病的发展过程。因此，对于旨在控制健康危险因素，将疾病控制在尚未发生之时的一级预防；通过早发现、早诊断、早治疗而防止或减缓疾病发展的二级预防；还有防止伤残、促进功能恢复、提高生存质量、延长寿命、降低病死率的三级预防而言，生活方式管理都很重要，并且尤其强调一级预防最为重要。针对个体和群体的特点，有效地整合三级预防，而非生搬硬套地采用三个级别的预防措施，是生活方式管理的真谛。

（3）生活方式管理效果取决于干预技术。其干预手段主要通过健康教育、营养膳食指导、运动指导、心理咨询和指导、行为习惯改变等实现，其目的是做到未病先防，防患于未然，保持正常的健康状态，且通过健康的生活方式为健康带来明显的收益。健康的生活方式主要是通过“四大基石”来实现，即“合理膳食、适量运动、戒烟限酒、心理平衡”。

3. 健康行为改变的技术　健康行为改变技术可以帮助人们改变生活方式朝着有利于健康的方向发展，而健康行为改变技术的重点在于生活方式的干预技术。在实践中，以下 4 种主要技术常用于促进人们改变生活方式。

（1）教育　即传递知识，确立态度，改变行为。

（2）激励　通过正面强化、反面强化、反馈促进、惩罚等措施进行行为矫正。

（3）训练　通过一系列的参与式训练与体验，培训个体掌握行为矫正的技术。

（4）营销　利用社会营销的技术推广健康行为，营造健康的大环境，促进个体改变不健康的行为。

在实践中，单独或联合应用健康行为改变技术均可以帮助人们改变生活方式。但行为改变绝非易事，形成习惯并终生坚持是健康行为改变的终极目标，在这一过程中，亲朋好友、社区等社会支持系统的帮助也很重要，其可以在传播信息、采取行动方面提供支持的环境和条件。

在健康管理工作中，生活方式管理可以多种不同的形式加以利用，也可以融入健康管理的其他策略中去，如生活方式管理可以纳入疾病管理项目中，用于降低疾病的发生率，或降低疾病的损害。还可以在需求管理项目中出现，帮助人们更好地选择食物，提醒人们进行预防性的医学检查等。不管应用了何种方法和技术，生活方式管理的目的都是通过选择健康的生活方式，减少疾病的危险因素，预防疾病或伤害的发生。

（二）亚临床管理

1. 亚临床管理的概念　亚临床管理是对亚临床症状的个人或人群健康进行综合调理，将疾病消灭在萌芽状态，转归为健康状态的健康管理过程。亚临床管理起到健康守门人的作用，其管理过程是基于个人当前的健康状态，提供有针对性的健康指导建议和健康干预措施。

许多人认为健康就是没有疾病，而忽视了从健康到疾病有一个漫长的亚临床过程，如高血压、糖尿病、冠心病、脑卒中、癌症等慢性病，很难确定疾病发生的初始时间，可能在相当长的一段时间内已经存在诸多疾病相关的危险因素暴露情况，如果不加以重视，则只能在出现临床症状，并在临床上进行确诊之后，才开始持续或终身治疗，导致其疗效几乎完全取决于确诊后获得的治疗情况。

2. 亚临床管理的工作内容及手段

（1）对体检阳性指标制订管理计划，并跟踪督导计划实施的过程和取得的预期效果。

（2）全面分析影响健康的危险因素，有重点、有步骤地实施防控计划。

（3）健康管理者或相关专业领域的专家定期与管理对象见面咨询，及时了解健康的最新状况，调整健康膳食结构、运动方案等。

（4）重点抓预防保健，适时进行预防接种，定期体检，及时发现异常指标，守住健康的第一道大门。

（三）健康需求管理

1. 健康需求管理的概念 健康需求管理包括卫生保健服务和医疗需求服务管理，其目的是减少个人或群体因不良的生活方式造成的健康损害和不必要的经费支出。实质上是通过帮助个人寻求恰当的卫生保健服务来解决日常生活中的健康问题，控制费用的同时更能合理有效地利用医疗服务。

2. 健康需求管理的主要方法和手段 健康需求管理旨在通过一系列的服务手段和工具，影响和指导卫生保健需求。常见的方法包括24小时电话预约就诊、分流服务与转诊服务、基于互联网的卫生信息数据库、健康课堂、服务预约等。健康需求管理还会以“守门人”的角色出现在疾病管理项目中。健康需求管理常用的手段，包括寻找手术的替代疗法、帮助患者减少特定的危险因素并接受健康的生活方式、鼓励自我保健和干预等。

（四）疾病管理

1. 疾病管理的概念 疾病管理是一种针对特定疾病，尤其是慢性疾病的全方位医疗照护模式。它致力于整合和协调各类医疗资源，确保患者在整个医疗服务体系中获得连续、无缝隙的诊疗服务。其核心目标是通过综合性的干预措施，实现对疾病的全面、持续治疗，从而显著提高患者的生活质量和预期寿命。在这一模式下，健康管理者不仅扮演着医疗服务的协调者，更是患者的督导者和陪伴者。他们严谨监督和指导疾病的治疗与康复过程，确保每一步都科学、有效。

与传统的诊疗服务相比，疾病管理更加强调治疗效果与保健效果的双重提升。它不仅关注医生的诊疗，更注重患者在整个过程中的自我管理和积极参与。这需要患者发挥自身的主观能动性，主动监测疾病的进展或转归，积极改变不良生活方式，如合理饮食、规律运动、按时服药，以及日常的健康状况监测等。同时，患者还需保持与医护人员的日常沟通，及时反馈自己的健康状况和需求。

因此，疾病管理不仅仅是医疗技术的运用，更是对患者的全面关心和陪伴。它强调的是患者与医护人员之间的深度合作，共同追求最佳的治疗效果和健康状态。

2. 疾病管理的主要方法和手段 为了更有效地进行疾病管理，需要运用一系列的关键方法和手段，以提升患者治疗的连贯性和效率。以下是主要的几种方式。

（1）建立并持续更新疾病诊疗档案 为患者建立一份连续、翔实的诊疗档案，是疾病管理的基础。这份档案不仅记录了患者的病情发展，还提供了就医历史和医生建议等信息。这样，患者在多次就诊时，医生能迅速了解其状况，从而为其提供更为精准的治疗方案。

（2）提供专业的就医导航服务 很多患者在选择就诊医院和医生时，可能会感到迷茫。因此，提供就医导航服务，为患者推荐合适的医生和医院，不仅能减少其寻找医疗资源的时间，还能确保患者获得最合适的诊疗。

（3）医嘱的监督与指导 仅仅提供治疗建议是不够的，还需持续地跟踪和指导患者执行医嘱。这意味着从最初的诊断开始，就需要确保患者了解并遵循医生的建议，从而确保治疗的有效性。

（4）快速协调就医服务 对于需要紧急处理或特殊关注的患者，提供快速、有效的协调服务，可以帮助其迅速得到医疗救助，确保其疾病状况得到及时处理。

（5）慢性病重点管理 针对慢性病患者，需要为其建立特殊的健康档案，并定期对其重要疾病指标进行观察和记录。这不仅有助于控制疾病的发展，还能预防可能出现的并发症，确保患者的长期健康。

3. 疾病管理实现的目标 通过对各种慢性疾病的规范化管理，将逐步实现“四降”“三减”“二改变”“一学会”的综合防治目标，让患者群体的健康生活品质得以提升，促进社会、家庭和谐。

（1）四降　即降血糖、降血压、降血脂、降体重。

（2）三减　即减少用药量，减少医疗费支出，减少住院率。

（3）二改变　即改变不合理的饮食习惯，改变不良的生活方式。

（4）一学会　即学会一套自我管理和日常保健的方法。

（五）灾难性病伤管理

灾难性病伤管理是疾病管理中的一类特殊分支，专注于处理具有灾难性影响的疾病或伤害。这里的"灾难性"是指那些对健康构成严重威胁，或导致巨大的医疗卫生费用的疾病或伤害，例如恶性肿瘤、肾衰竭、严重创伤等。灾难性病伤具有独特的特性，例如发生率相对较低，需要长期而复杂的医疗卫生服务，且服务的可及性受到诸如家庭状况、经济状况以及保险等多个因素的影响。这些特性决定了灾难性病伤管理的复杂性和困难程度。在实际工作中，灾难性病伤管理的健康管理对象更多的是那些高服务需求的重大疾病患者。

（六）残疾管理

残疾管理是一项综合性的管控策略，它涵盖了个案管理、护士干预、周期管理、职业康复和再就业支持等多项管理技术。主要目的是降低工作场所中残疾事故的发生频率和相关费用。在此策略中，仍然要重视残疾预防的重要性。残疾预防是指针对各种可能导致残疾的因素，采取有效的预防措施，以避免个体出现心理、生理、人体结构上的功能丧失或异常，从而防止全部或部分丧失正常参与社会活动的能力。残疾预防是减少残疾发生、控制残疾发展、保障残疾人基本权利、保护人民健康和促进社会和谐发展的重要举措，同时也是成本最低、效果最好的社会战略。

（七）综合的人群健康管理

实施全面的人群健康管理，需要协调上述不同的健康管理策略，以便为个人提供更为全面的健康管理服务。成功的健康管理，关键在于全面收集个体的健康状况、健康风险、疾病严重程度等信息，并评估这些信息与临床及经济结局之间的关联程度。通过这些评估，可以了解个体健康、疾病、并发症、伤残以及重返工作岗位或恢复正常功能的可能性。这样的综合健康管理策略有助于确保个人获得更加全面、个性化的健康管理服务，从而改善他们的健康状况并降低医疗费用支出。

知识链接

《健康生活方式核心要点(2023)》

2023年9月，中国疾病预防控中心慢病和老龄健康管理处（全民健康生活方式行动国家行动办公室）发布《健康生活方式核心要点（2023）》，引导公众从我做起，成为健康生活方式的实践者和受益者。

健康生活方式是指个体或群体为实现全生命周期的最佳健康目标而采取的行为模式，具有明显的时代性、地域性和人群特征，主要包括合理饮食、规律运动、戒烟限酒、心理平衡、良好睡眠、积极社交、主动学习等，是人类生存的基础、健康的基石。

发布的《健康生活方式核心要点（2023）》覆盖孕妇、乳母、婴幼儿、儿童青少年、职业人群、老年人六类人群，共计43条核心要点，从合理饮食、规律运动、戒烟限酒、心理平衡、良好睡眠、积极社交、主动学习等方面对不同人群的健康生活方式给出了更加精准的指导，引导各类人群积极践行文明健康的生活方式，推动"做自己健康第一责任人"理念落实。

《健康生活方式核心要点（2023）》紧紧围绕健康生活方式、生命早期营养与慢病防控相关理论出发，实现了全生命周期人群的全覆盖，对"三减三健"的内容也进行了丰富和完善，健康口腔中增加了对味觉的关注，如对婴幼儿和儿童青少年强调了清淡口味的培养，健康骨骼中增加了肌肉、关节相关内容，如职业人群要注意舒缓肌肉紧张，关注颈腰椎和关节健康，老年人应减少骨量丢失，增加肌肉力量，也延伸了健康生活方式的涵盖内容。母乳喂养、终身学习、接种疫苗等也被纳入健康生活方式的范畴。

答案解析

练习题

一、选择题

1. 健康管理过程中的关键环节是（　）

A. 健康信息收集　　B. 健康风险评估

C. 健康干预　　D. 动态追踪

2. 下列各项中不是健康管理基本策略的是（　）

A. 健康风险评估　　B. 需求管理

C. 疾病管理　　D. 残疾管理

3. 以下各项中不属于生活方式管理项目的是（　）

A. 饮食合理　　B. 环境卫生

C. 不吸烟　　D. 适当运动

4. 以下各项中不是健康管理三部曲的是（　）

A. 了解和掌握健康信息

B. 关心和评价健康状况

C. 总结和评估健康管理的效果

D. 改善和促进健康

5. 下面有关生活方式管理的特点，叙述正确的是（　）

A. 以评估管理为主，适时选择三级预防

B. 以个体或群体为中心，强调个体或群体的健康责任和作用

C. 以个体为中心，强调个体的健康责任和作用

D. 以群体为中心，强调群体的健康责任和作用

6. 下列为癌症患者提供的各种服务中，属于健康管理基本策略的是（　）

A. 需求管理　　B. 灾难性病伤管理

C. 疾病管理　　D. 综合的群体健康管理

二、简答题

请简述健康管理服务的基本步骤。

（瞿　艳）

书网融合……

本章小结　　题库

第二章　健康信息采集

学习目标

知识目标

1. 掌握　健康调查表的选择方法、信息保存的要求。

2. 熟悉　常见的健康调查表、利用计算机录入健康信息的方法、健康监测内容及手段。

3. 了解　健康信息采集对个体和群体健康的重要意义、健康监测的内涵及意义、了解信息清理及传递的方法。

能力目标

1. 能正确运用语言和非语言沟通的技巧，进行有效沟通；能正确记录健康信息。

2. 能运用相关知识与技能选择合适的健康信息采集工具和方法，具备采集个体基本健康信息并对个体进行体格测量的能力。

素质目标

通过本章学习，帮助树立严谨的科学态度，并准确、高效地采集个人健康信息；具备良好的沟通能力和道德素养，确保信息的真实性和隐私保护。

健康信息采集是健康管理过程中的基础环节，其目的在于全面、准确地收集个体的健康信息，包括生理、心理和社会生活等方面。这些信息是制定健康计划、实施干预措施、评估治疗效果的重要依据。健康信息采集的意义在于帮助个体更好地了解自己的健康状况，发现潜在的健康问题，及时采取有效的干预措施，以改善生活质量、提高健康水平。同时，健康信息采集也可以为医疗保健专业人员提供更全面、准确的健康信息和数据支持，以更好地制定和实施个体化的健康计划和治疗方案。

国家《“健康中国2030”规划纲要》提出，要加强居民健康档案管理，包括完善居民电子健康档案，推广应用居民健康卡，发展基于互联网的健康服务，推进和实现医疗服务、健康管理、健康照护、慢性病管理等医疗卫生服务信息的共享与互联互通。这进一步证明了健康信息采集在健康管理过程中的重要性和必要性。

第一节　健康监测

PPT

情境导入

情境：李女士，55岁，自由职业，身高155cm，体重75kg，近来出现食欲减退，倦怠无力，脾气暴躁，失眠多梦等情况，现来到健康管理中心咨询。

工作任务：

1. 全面地了解李女士目前的身体状况。

2. 对李女士的健康状况进行监测。

课前思考：

在日常生活中，持续的健康监测有何意义？

目前，我国慢性病的患病率居高不下，包括高血压、糖尿病、肿瘤等，每年全球约有4100万人死于慢性病，占总死亡人数的70%。而慢性病的发生往往比较隐匿不易被识别与发现，如果可以通过早期、有效的健康监测手段识别慢性病危险因素，可以有效地控制疾病发生发展从而避免不良结局的发生。健康监测是健康管理过程中重要一环，是健康管理工作的开端。通过早期、有效的健康监测手段可以尽早识别疾病危险因素，预防疾病的发生或延缓疾病的发生发展，为后续的健康风险评估提供科学依据，因此，健康监测是健康管理工作的开端也是后续健康管理的基础，对后续健康危险因素的评估、健康干预及健康管理方案的制定具有重要意义。

一、健康监测的内涵及意义

（一）健康监测的内涵

健康监测是以健康和“治未病”思想为中心，运用医学、管理学等相关学科的理论、技术和方法，对个体或群体的健康状况及影响健康的危险因素进行定期和连续的观察。

健康监测不仅为后续的健康评估和健康干预实施提供依据，同时将健康监测相关数据及时反馈给相关卫生机构与卫生服务人员，能够为疾病预防控制策略及措施的制定、调整评价提供依据。健康监测的目的主要包含以下五部分。

1. 获取健康管理对象的健康相关信息及动态变化情况；
2. 为分析健康相关因素和健康风险评估提供依据；
3. 根据健康风险评估结果，制订有计划的个性化健康指导方案；
4. 对健康风险因素实施早期干预；
5. 评价早期干预和健康改善效果。

（二）健康监测的意义

人体是一个精密而复杂的系统，随着年龄的增长，各个器官逐渐发生变化，功能出现衰退，加之生活环境、社会地位、经济条件的变化，会在生理、心理和社会适应等方面出现各种健康问题。同时，随着我国社会老龄化进程加快及生活水平的不断提高，人们对健康的需求也与日俱增，越来越多的人渴望更加全面、系统、个性化的健康管理服务。

在“生物-心理-社会医学模式”背景下，针对身心特点，进行健康状况及相关危险因素的监测，对于健康保健、老年疾病防治及护理照料等具有重要意义。全面连续、系统科学的健康监测能够在很大程度上做到早发现、早预防、早诊断、早治疗，控制健康危险因素，防止疾病发生，预防或减少并发症，减轻患者症状，减少病残，延长寿命，提高生活质量及生命质量，减轻社会和家庭的医疗负担。

二、健康监测的内容及方法

（一）健康监测的内容

根据健康管理的性质和工作特点，健康监测内容主要包括建立健康档案、动态健康监测、干预效果评价、专项健康管理和疾病管理服务的健康监测四个方面。

1. 建立健康档案 个人健康档案的建立应包括个人基本信息、个人健康信息、疾病史及家族史（如有可能包含的个人或家族的疾病基因组和疾病易感信息）、个人疾病相关信息（常规体检、就诊、检查、诊断、康复等）、生活方式（膳食、运动、饮酒、吸烟等）、心理状态等内容。

2. 动态健康监测 通过健康体检和健康咨询等多种健康管理服务形式或通过在健康管理服务机构指导下的健康自我管理，对健康状态进行动态监测，并保证健康管理服务机构和管理对象之间健康相关信息及疾病相关信息的及时、有效沟通；做到全面掌握健康状况，及时干预健康危险因素和控制疾病进展。

3. 干预效果评价 健康管理的健康监测、风险评估和健康干预是一个周而复始的动态连续过程，上一个周期的健康管理过程中的干预措施及健康指导计划的实际效果如何，可以通过健康监测的相关数据来验证，使健康指导计划不断改善。

4. 专项健康管理和疾病管理服务的健康监测 健康监测也可用于专项健康管理和疾病管理服务，与常规健康监测有所不同的是监测对象是特殊群体或患病群体，监测指标依据专项内容或特定疾病来设计，监测频率或形式也应根据管理需要决定。除了健康管理机构提供的健康管理服务外，自我管理、群组管理和管理手册也是有益的健康监测和健康管理手段。

（二）健康监测的方法

健康监测有多种方法和途径，一般人群的健康监测可采用日常健康监测、健康调查和专项调查的形式。

1. 日常健康监测 日常健康监测是健康监测的主要途径。在日常健康监测中，健康体检是最主要的日常健康监测手段。随着社会经济发展和人民生活水平的提高，人们的健康意识逐渐增强，健康观念从看病转向保健、从治病转向预防，健康体检逐渐成为预防保健的主要方式，健康体检不仅可以使健康人群加深对自我身体机能的了解，改变不良生活习惯，避免导致疾病的危险因子的产生，更重要的是可以帮助人们科学地了解和维护健康。

（1）健康体检 健康体检是依据现代健康新概念与现代医学模式，通过医学手段和方法对受检者进行身心整体检查，了解受检者整体健康状况、早期发现疾病线索和健康隐患的诊疗行为。健康体检是健康管理的前置工作，是健康管理信息平台的重要内容。

（2）健康体检管理过程需要注意以下几点 一要严把健康体检过程的质量关：对健康体检机构的资质、专业人员的从业资格及业务水平、所用检验试剂的质控，都应有严格的要求。二要遵循个性化原则：健康体检项目的选择，除一般的健康体检项目外，应依据服务对象性别、年龄、职业特点、个人需求等确定，不能一概而论，要依据检查机构的具体条件及服务对象的具体要求来确定。三要尽可能实现资源共享：健康管理机构一方面与医院分工明确；另一方面医疗服务的市场化催生专业的影像诊断中心、临床检验中心、健康管理中心等机构的产生。

2. 问卷调查 问卷调查是调查者通过问卷的形式对调查对象的健康状况及生活行为方式或对某些行为的观点、态度、看法等方面进行询问并记录的调查方法。调查者使用预先设计好的标准化的问卷收集相关信息，对调查对象进行调查分析和研究。是健康监测中非常重要的手段，是基本形式和常用方法。

（1）健康监测中问卷调查的作用 在健康监测过程中，问卷调查能够对调查对象的基本信息、行为习惯、观点态度等客观情况进行描述，解决“是什么”和“怎么样”的问题。

问卷的描述作用：主要包括基本情况的描述、生活行为方式的描述、对健康或不健康行为的观点态度描述等。

例如：

1. 您的性别 □男 □女

2. 您的年龄 □30岁以下 □31～40岁 □41～50岁 □61～70岁 □71岁以上

3. 您的文化程度 □小学及以下 □初中 □高中（中专、中技、职高） □大专 □本科 □本科以上

4. 您认为健康的概念，描述完整的是：

□健康就是体格强壮，没有疾病　　□健康就是心理素质好，体格强壮

□健康不仅是没有疾病，而是身体、心理和社会适应的完好状态

调查问卷的预测作用：除了对健康/不健康问题的原因进行探索外，调查问卷还可以用来预测调查对象身体状况或者健康/不健康行为发展的趋势。

例如：

5. 您更愿意从哪些方面改善自己的健康状况

□定期体检　□改变生活方式、合理饮食、适量运动　□寻求专业的健康管理服务

6. 您认为可以接受健康管理服务的价位是

□1000 以下/月　□1000 ~ 2000/月　□2000 ~ 3000/月　□3000 ~ 4000/月　□4000 ~ 5000/月　□5000 以上

（2）问卷调查的分类　调查问卷可以按照不同特点来分类，常用的是按问题答案类型划分为结构式问卷、无结构式问卷。

①结构式问卷：也称为标准问卷。问卷在设计上具有结构性，问题的提问方式、出现顺序和题目组合是根据设计好的逻辑关系安排的，调查者在调查过程中不能随意改变问卷中的问题内容和出现顺序。结构式问卷由于其严密的内在设计逻辑，通常比较容易控制调查质量，但同时对问卷的设计要求很高。结构式问卷又分为以下三种，封闭型结构问卷、开放型结构问卷、半封闭型结构问卷。

封闭型结构问卷：此种问卷的答案均已固定，被调查者只能从固定的选项答案中进行多项或者单项选择。任何被调查对象均不需要考虑问题的答案，只需要在给定几个选项中进行选择。这种封闭型结构问卷的形式比较简单，填答起来也比较轻松，容易取得被调查者的配合，且后续的数据分析处理也比较容易。然而，封闭型的问卷也有它的不足之处。第一，设计此种问卷时对问题备选答案的要求比较高，每一道题的答案选项务必要实现不重复、不遗漏，同时需要考虑涵盖相对来说重要的选项。倘若研究人员对问题的答案范围了解较少，很可能出现遗漏比较重要的备选答案的情况，这种情况则不适合采取封闭型结构问卷。第二，封闭型结构问卷所能提供的选项相当有限，不适合进行深层次的原因探索与分析。第三，利用封闭型结构问卷进行调查的被调查者，一定程度上会受到问卷答案的干扰，研究人员提供的答案选项对被调查者会产生不小的影响和诱导效应。

开放型结构问卷：此种问卷只提出相应问题，不提供可供选择的答案和选项，由被调查者自行回答，类似简答题。与封闭型结构问卷相比，开放型结构问卷对调查者相关知识的要求较低，也为调查对象提供了较大的回答空间，将容易受到的影响程度尽可能降低，因此这种类型的调查问卷容易发现答案行为或观点背后的原因等更深层次的问题。这种类型的问卷也有他的局限性，对于被调查者来讲，采用开放型的问卷结构，调查对象填答时非常繁琐费时又费力，对于研究分析者来讲在数据整理分析阶段也会存在一定难度，通常需要进行二次数据处理。

半封闭型结构问卷：此种结合了封闭型和开放型结构问卷的特点，所包含的问题中既有包含固定答案的问题，也有需要调查对象自由回答的问题，还有给出固定的备选答案供调查对象选择同时有一个或多个开放型的答案选项。目前，大多数的调查问卷，都采取半封闭型的形式，因为有些题目适合用封闭型的问题，有些题目则适合用开放型的问题。这两类问题都有各自的优点和缺点，调查者可以结合自己的研究目标确定，并且通常需要将这两种形式的题目结合起来，从而会采用半封闭型结构问卷。

②无结构式问卷：无结构式问卷对比结构式问卷具有一定的自由性，常常被用于更深一步的探索性的调查类型中，以得到一些具有启发性的问题和思路，因此并不适合被设计成具有像结构型问卷那样目的很明确的逻辑类型。由于调查目的的独特性，在一般情况下，无结构式问卷的调查对象人数相对较少，将调查资料进行量化的目的性并不强，所包含问题的结构相对松散，题目的语言、回答风格可以是

自由的。然而无结构式问卷并非完全没有结构，所提的问题还是紧紧围绕调查目的，只是可以根据现实情况稍加变动问题的先后次序或者表现形式，以便于调查者根据需要控制问题的主要内容和调查方向。

下面是某健康管理公司开展服务情况的无结构式问卷，调查者主要想了解健康管理服务应在哪些方面开展以及开展后的效果等。

例如：

某健康管理服务公司开展健康管理服务的无结构式调查问卷

1. 该公司的基本情况，如建立年份、公司规模、所开展服务的类型、资金状况等。
2. 是否开展健康管理服务，开展服务面向的群体有哪些？
3. 该企业对开展健康管理服务如何进行宣传？
4. 宣传后对服务的销售产生了什么影响？
5. 企业认为健康管理服务内容或流程的优缺点是什么？
6. 企业认为健康管理服务在市场推广过程中的阻碍在哪儿？

无结构式问卷的优点是调查对象受的限制相对较少，可以自由地表达自己的观点，因此研究者可以从中了解到被调查者想法、态度、观点等更深层次的内容，可通过这些内容来进行进一步的调查研究。这类问卷中问题的具体数量、先后顺序都可以根据调查时的实际状况进行适当调整，相对灵活。其不足之处在于收集的资料是零散的，在统计分析获得数据时难以量化；并且对被调查者的各方面的要求比较高，要求调查对象有充足的时间、精力，要求调查对象能够高度配合，并且有较高的文化水平能够充分理解题目的含义。某些被调查者还会在调查过程中出现隐藏、美化自己想法的情况，因此往往调查的结果会存在一定的偏倚。

按照填写方式又分为自填式和访谈式两种。自填式是指调查对象自行填写的问卷。这种问卷的优势在于可以避免由调查者倾向性提问造成的误差，而且可在相对短的时间内可以同时调查多个对象，省时、省力。同时，自填式的不足之处在于对调查对象的要求很高，要求具备一定的文化知识水平和理解能力，要求问卷在设计过程中降低难度及复杂度，避免给调查对象带来不必要的困扰，最终影响质量，而且自填问卷的回收率及有效率较低。

访谈式问卷与自填式相比，访谈式是由调查者按照预先设计的问卷以当面、电话或者网络等方式提问，然后再由调查者根据调查对象的口头回答来填写。这种方法程序比较严格，操作比较规范，在各个环节都有一整套统一的标准和要求。访谈问卷的优势在于有利于选择调查对象和控制访谈过程，有利于灵活使用各种访谈方法和技巧，有利于对回答的结果做出数据的统计处理分析及结果评价。而且与自填问卷相比，访谈问卷的回收率、问卷填答的质量都能得到保证。缺点是需要花费大量的人力和物力，且对调查者的专业水平、访谈技巧，调查对象的合作态度要求较高。

（3）调查问卷设计的基本原则　若想获得一份高质量的问卷，在设计时应满足以下四个基本原则。

①问卷整体精简，问题设计以研究目的为中心。一份高质量的问卷应该是一份信息高度浓缩的问卷，问题明确，答案恰当，形式易理解，每一个问题均应紧紧围绕研究目的。

②问卷应以被调查者为中心。问卷的内容和语言的选择上要考虑被调查者的文化水平、生活工作环境等，尽量避免专业术语、避免太长时间之前需要回忆的问题；避免问题多、跳答多、箭头多、内容复杂的表格；内容上避免设计敏感性及隐私话题。

③问卷整体上逻辑性严谨。问题的排列、顺序和组织形式均要符合被调查者的思维活动过程，尽可能地减轻被调查者的混乱感和不适应感，否则会降低效率。如基本信息在前，态度行为问题在后、封闭型问题在前，开放型问题在后；被调查者熟悉的、易于回答的题目在前，复杂的题目在后等。

④问题视觉上的友好性及舒适性。完美的问卷给人的第一印象应该是版面整洁、问卷的问题、选项

容易区分，指示语、引导语表达恰当。

（4）调查问卷的结构和布局　总体来说，一份完整的结构式问卷应该包括四个主要部分，即：引言、问卷主体（包括问题和答案）、问卷编码和结束语。

第一部分：引言（说明词）。

引言部分应向调查对象说明调查单位、目的、意义、填写注意事项、回收时间、方式、是否匿名、保密或公开、答谢语。一般不超过300字。为了使调查对象感兴趣并积极配合，这一部分的语言应该谦逊、平和、诚恳。

例如，某次关于慢性病状况调查的问卷卷首语如下。

尊敬的先生/女士：

您好！我们是××研究机构的调查人员。为了了解我市慢性病发展的情况及现状，为防治慢性病提供依据，我们组织了本次调查，希望得到您的支持和帮助。调查需要耽误您一些时间，只需要把您的真实情况和想法告诉我们。

调查资料仅供研究使用绝不外传，我们将严格遵照《中华人民共和国统计法》为您的个人信息保密。

对您的配合和支持我们表示衷心的感谢！

××研究机构

二〇××年××月

第二部分：问卷主体，包括问题和答案。

一般资料：姓名（或编号）、性别、出生年月、婚姻状况、文化程度、职业、收入、住房、民族、血型、身高、体重等。

问题及答案：问卷主体部分。一般问题不超过100个。每个问题的答案不多于5种。以健康相关问卷为例，问卷内容应涵盖生活方式、精神压力、社会交往、工作环境、个人史、家族史、既往史、用药史及以往体检阳性数据。

第三部分：问卷编码。

编码是将问题的答案转化为计算机可处理的数据格式的过程。编码规则是根据研究目标和问题性质制定的规则，将答案转化为数字或代码。编码后的结果可以输出为电子表格或数据库格式，方便后续的统计分析。问卷编码是进行数据分析和研究的重要环节。通过合理的编码规则和准确的结果输出，可以确保数据的准确性和可靠性，为研究提供有力的支持。

第四部分：结束语。

结束语是问卷的最后一部分，提示调查对象调查已经结束，并表达感谢调查对象的配合与支持。除了在问卷设计时，研究者需要在问卷的末尾处标注“本次调查到此结束，非常感谢您的配合与支持”等类似的感谢语向调查对象表示感谢，调查者在问卷调查结束后，还应该在口头上向调查对象表示感谢。在有些情况下，调查者还会为调查对象准备一些小礼物，赠送给调查对象以示感谢。

例如，某次问卷调查的结束语可以表述为如下形式。

本次问卷调查到此结束，感谢您的支持与配合！

3. 专项调查　专项调查是一种统计性的调查方法，旨在针对特定目标，由专业人员组织并实施，以搜集特定资料。它主要采取的形式包括问卷调查、电话访谈、面对面访谈、发表调查、座谈会等。然而，专项调查并非仅仅是对信息的简单搜集，它涵盖了一个完整的过程，包括专项调查的设计、专项调查资料的搜集与整理、专项分析研究以及专项调查总结报告的撰写。

以内蒙古地区为例，由于在过去的一个世纪中，过度砍伐和乱开发导致了该地区的大面积土地沙化和植被严重破坏，沙尘问题严重。为了治理沙化土地和恢复植被，当地开始大面积种植蒿草。蒿草具有很高的成活率和生长速度，能够有效地防风固沙。然而，近年来与蒿草相关的过敏性疾病的发病率持续上升。因此，为了预防和治疗过敏性疾病，在内蒙古地区的过敏性疾患者群中开展了专项调查。

答案解析

练习题

一、选择题

下列各项中不属于健康监测主要内容的是（ ）

A. 建立健康档案　　B. 动态健康监测

C. 干预效果评价　　D. 疾病风险评估

二、简答题

健康监测的内容包含哪些方面，有何意义？

（吕　婵）

书网融合……

本章小结　　题库

PPT

第二节　信息采集

情境导入

情境：王先生，56 岁，公务员，高血压病史 15 年，服药依从性较差，吸烟，晚餐经常在外面餐厅，口味较重，喜欢甜食，交通出行以自驾为主，基本无休闲性体力活动，偶尔做家务劳动。王先生母亲有高血压史，父亲患糖尿病 10 余年，其单位组织员工到健康体检中心进行体检。

工作任务：

1. 认识常见的健康调查表。
2. 对个体进行体格测量。
3. 健康信息的逻辑识别。

课前思考：

健康管理师对王先生进行健康风险评估，需要采集哪些健康信息？

信息是有含义的数据，健康信息是经过组织的健康数据。而广义的信息管理是对信息以及信息活动的各种要素如信息、人、设备、机构等，进行合理地组织和控制以实现信息及相关资源的合理配置，从而有效地满足社会信息需求的过程。健康信息管理则是在信息管理的基础上发展出来的一个概念，即在现代医学与信息技术高度发展和互相融合的背景下，在医护人员与服务对象密切合作的基础上，以减少服务对象罹患慢性病危险、改善人群的健康状况、减少医疗费用支出为目的的健康管理过程。健康信息在健康管理过程中十分重要，它包括个体和群体的所有与健康有关的信息。

合理有效的健康信息管理是开展健康管理的前提和基础，是制定和实施健康管理方案的依据，一个完整的健康信息记录也是健康管理效果评价的依据。健康信息管理流程包括健康信息的采集、整理以及利用，在这一过程中，首先应合理地选择信息采集工具，在信息采集过程中涉及体格测量的信息采集时应使用正确的体格测量方法，并及时核查和发现不合逻辑的数据信息。

一、健康调查表的选用及健康信息收集

（一）健康调查表

健康信息采集是健康管理的关键步骤，健康调查表则是健康信息采集的重要工具。健康管理的相关信息一般来源于各类卫生服务记录、定期和不定期健康体检记录以及专题调查记录等。健康信息采集要保证所采集的信息客观地反映服务对象的实际情况，因此要按照预先设计好的调查表项目如实收集相关信息。

1. 常用的健康调查表 卫生服务记录表单是卫生服务记录的主要载体，是卫生管理部门依据国家法律法规、制度和技术规范的要求，用来记录服务对象的基本信息、健康信息以及卫生服务操作过程与结果的医学技术文档，具有医学效力和法律效力。卫生服务记录表单一般包括：基本信息、儿童保健信息、妇女保健信息、疾病控制信息、疾病管理信息、医疗服务信息等，而健康体检信息记录表、行为危险因素调查表和相关疾病管理的随访记录表是最为重要的健康管理信息的来源。这些记录表一般都有个人基本信息，然后是针对性地调查内容，在健康管理服务过程中可以根据需要来选用相应的表单。

个人基本信息表、疾病管理随访表格示例见表2－1、表2－2、表2－3。

表2－1 个人基本信息表

姓名： 编号□□□－□□□□□

性别	0未知的性别 1男 2女 9未说明的性别 □			出生日期	□□□□－□□－□□
身份证号			工作单位		
本人电话		联系人姓名		联系人电话	
常住类型	1户籍 2非户籍 □		民族	1汉族 2少数民族 □	
血型	1 A型 2 B型 3 O型 4 AB型 5不详/ RH阴性：1否 2是 3不详 □/□				
文化程度	1文盲及半文盲 2小学 3初中 4高中/技校/中专 5大学专科及以上 6不详 □				
职业	1国家机关、党群组织、企业、事业单位负责人 3办事人员和有关人员 5农、林、牧、渔、水利业生产人员 7军人			2专业技术人员 4商业、服务业人员 6生产、运输设备操作人员及有关人员 8不便分类的其他从业人员	□
婚姻状况	1未婚 2已婚 3丧偶 4离婚 5未说明的婚姻状况				□
医疗费用支付方式	1城镇职工基本医疗保险 2城镇居民基本医疗保险 3新型农村合作医疗 4贫困救助 5商业医疗保险 6全公费 7全自费 8其他				□/□/□
药物过敏史	1无 有：2青霉素 3磺胺 4链霉素 5其他				□/□/□/□
暴露史	1无 有：2化学品 3毒物 4射线				□/□/□

续表

既往史	疾病	1 无 2 高血压 3 糖尿病 4 冠心病 5 慢性阻塞性肺疾病 6 恶性肿瘤 7 脑卒中 8 重性精神疾病 9 结核病 10 肝炎 11 其他法定传染病 12 职业病 13 其他 □ 确诊时间 年 月/ □ 确诊时间 年 月/ □ 确诊时间 年 月 □ 确诊时间 年 月/ □ 确诊时间 年 月/ □ 确诊时间 年 月		
	手 术	1 无 2 有：名称 1 时间 / 名称 2 时间		□
	外 伤	1 无 2 有：名称 1 时间 /名称 2 时间		□
	输 血	1 无 2 有：原因 1 时间 /原因 2 时间		□
家族史	父亲	□/□/□/□/□/□	母亲	□/□/□/□/□/□
	兄弟姐妹	□/□/□/□/□/□	子女	□/□/□/□/□/□
	1 无 2 高血压 3 糖尿病 4 冠心病 5 慢性阻塞性肺疾病 6 恶性肿瘤 7 脑卒中 8 重性精神疾病 9 结核病 10 肝炎 11 先天畸形 12 其他			
遗传病史	1 无 2 有：疾病名称 □			
残疾情况	1 无残疾 2 视力残疾 3 听力残疾 4 言语残疾 5 肢体残疾 6 智力残疾 7 精神残疾 8 其他残疾			□/□/□/□/□/□
生活环境 *	厨房排风设施	1 无 2 油烟机 3 换气扇 4 烟囱		□
	燃料类型	1 液化气 2 煤 3 天然气 4 沼气 5 柴火 6 其他		□
	饮水	1 自来水 2 经净化过滤的水 3 井水 4 河湖水 5 塘水 6 其他		□
	厕所	1 卫生厕所 2 一格或二格粪池式 3 马桶 4 露天粪坑 5 简易棚厕		□
	禽畜栏	1 单设 2 室内 3 室外		□

（引自《国家基本公共卫生服务规范》）

表 2－2 高血压患者随访服务记录表

姓名： 编号□□□－□□□□□

随访日期		年 月 日	年 月 日	年 月 日	年 月 日
随访方式		1 门诊 2 家庭 3 电话□	1 门诊 2 家庭 3 电话□	1 门诊 2 家庭 3 电话□	1 门诊 2 家庭 3 电话□
症状	1 无症状 2 头痛头晕 3 恶心呕吐 4 眼花耳鸣 5 呼吸困难 6 心悸胸闷 7 鼻衄出血不止 8 四肢发麻 9 下肢水肿	□/□/□/□/□/□/□/□ 其他：	□/□/□/□/□/□/□/□ 其他：	□/□/□/□/□/□/□/□ 其他：	□/□/□/□/□/□/□/□ 其他：
体征	血压/mmHg				
	体重/kg	/	/	/	/
	体重指数	/	/	/	/
	心率				
	其他				

续表

生活方式指导	日吸烟量（支）	/	/	/	/
	日饮酒量（两）	/	/	/	/
	运动	次/周　分钟/次 次/周　分钟/次	次/周　分钟/次 次/周　分钟/次	次/周　分钟/次 次/周　分钟/次	次/周　分钟/次 次/周　分钟/次
	摄盐情况（咸淡）	轻/中/重 / 轻/中/重	轻/中/重 / 轻/中/重	轻/中/重 / 轻/中/重	轻/中/重 / 轻/中/重
	心理调整	1 良好　2 一般　3 差□	1 良好　2 一般　3 差□	1 良好　2 一般　3 差□	1 良好　2 一般　3 差□
	遵医行为	1 良好　2 一般　3 差□	1 良好　2 一般　3 差□	1 良好　2 一般　3 差□	1 良好　2 一般　3 差□
辅助检查					
服药依从性		1 规律　2 间断 3 不服药□	1 规律　2 间断 3 不服药□	1 规律　2 间断 3 不服药□	1 规律　2 间断 3 不服药□
药物不良反应		1 无　2 有□	1 无　2 有□	1 无　2 有□	1 无　2 有□
此次随访分类		1 控制满意　2 控制不满意 3 不良反应　4 并发症　□	1 控制满意　2 控制不满意 3 不良反应　4 并发症　□	1 控制满意　2 控制不满意 3 不良反应　4 并发症　□	1 控制满意　2 控制不满意 3 不良反应　4 并发症　□
用药情况	药物名称 1				
	用法用量	每日　次 | 每次　mg	每日　次 | 每次　mg	每日　次 | 每次　mg	每日　次 | 每次　mg
	药物名称 2				
	用法用量	每日　次 | 每次　mg	每日　次 | 每次　mg	每日　次 | 每次　mg	每日　次 | 每次　mg
	药物名称 3				
	用法用量	每日　次 | 每次　mg	每日　次 | 每次　mg	每日　次 | 每次　mg	每日　次 | 每次　mg
	其他药物				
	用法用量	每日　次 | 每次　mg	每日　次 | 每次　mg	每日　次 | 每次　mg	每日　次 | 每次　mg
转诊	原因				
	机构及科别				
下次随访日期					
随访医生签名					

（引自《国家基本公共卫生服务规范》）

表 2-3　2 型糖尿病患者随访服务记录表

姓名：　　　　　　　　　　　　　　　　　　编号□□□-□□□□□

随访日期					
随访方式		1 门诊　2 家庭 3 电话　□	1 门诊　2 家庭 3 电话　□	1 门诊　2 家庭 3 电话　□	1 门诊　2 家庭 3 电话　□
症状	1 无症状 2 多饮 3 多食 4 多尿 5 视力模糊 6 感染 7 手脚麻木 8 下肢浮肿 9 体重明显下降	□/□/□/□/□/□/□/□/□	□/□/□/□/□/□/□/□/□	□/□/□/□/□/□/□/□/□	□/□/□/□/□/□/□/ □/□
		其他	其他	其他	其他

续表

体征	血压（mmHg）				
	体重（kg）	/	/	/	/
	体重指数	/	/	/	/
	足背动脉搏动	1 未触及　2 触及　□	1 未触及　2 触及　□	1 未触及　2 触及　□	1 未触及　2 触及　□
	其他				
生活方式指导	日吸烟量	/　支	/　支	/　支	/　支
	日饮酒量	/　杯	/　杯	/　杯	/　杯
	运动	次/周　分钟/次 次/周　分钟/次	次/周　分钟/次 次/周　分钟/次	次/周　分钟/次 次/周　分钟/次	次/周　分钟/次 次/周　分钟/次
	主食（克/天）	/	/	/	/
	心理调整	1 良好　2 一般　3 差　□	1 良好　2 一般　3 差　□	1 良好　2 一般　3 差　□	1 良好　2 一般　3 差　□
	遵医行为	1 良好　2 一般　3 差　□	1 良好　2 一般　3 差　□	1 良好　2 一般　3 差　□	1 良好　2 一般　3 差　□
辅助检查	空腹血糖值	mmol/L	mmol/L	mmol/L	mmol/L
	其他检查 *	糖化血红蛋白　% 检查日期：　月　日	糖化血红蛋白　% 检查日期：　月　日	糖化血红蛋白　% 检查日期：　月　日	糖化血红蛋白　% 检查日期：　月　日
服药依从性		1 规律 2 间断 3 不服药□	1 规律 2 间断 3 不服药□	1 规律 2 间断 3 不服药□	1 规律 2 间断 3 不服药□
药物不良反应		1 无 2 有　□	1 无 2 有　□	1 无 2 有　□	1 无 2 有　□
低血糖反应		1 无 2 偶尔 3 频繁　□	1 无 2 偶尔 3 频繁　□	1 无 2 偶尔 3 频繁　□	1 无　2 偶尔　3 频繁　□
此次随访分类		1 控制满意　2 控制不满意 3 不良反应　4 并发症　□	1 控制满意　2 控制不满意 3 不良反应　4 并发症　□	1 控制满意　2 控制不满意 3 不良反应　4 并发症　□	1 控制满意　2 控制不满意 3 不良反应　4 并发症　□
用药情况	药物名称 1				
	用法用量	每日　次　每次　mg	每日　次　每次　mg	每日　次　每次　mg	每日　次　每次　mg
	药物名称 2				
	用法用量	每日　次　每次　mg	每日　次　每次　mg	每日　次　每次　mg	每日　次　每次　mg
	药物名称 3				
	用法用量	每日　次　每次　mg	每日　次　每次　mg	每日　次　每次　mg	每日　次　每次　mg
	胰岛素	种类： 用法和用量：	种类： 用法和用量：	种类： 用法和用量：	种类： 用法和用量：
转诊	原因				
	机构及科别				
下次随访日期					
随访医生签名					

（引自《国家基本公共卫生服务规范》）

注：日饮酒量衡量标准，1 标准杯等于 25g 白酒（40° 白酒，约半两），或 50g 低度白酒（约 1 两），或 50g 黄酒（约 1 两），或 150g 葡萄酒（约 3 两），或 1 易拉罐啤酒。

2. 填表要求

（1）注意事项　健康信息记录表使用黑色钢笔或黑色碳素笔填写，字迹清楚，书写工整。数字或代码用阿拉伯数字书写，如果数字填写错误，用双横线将整个数码划掉，并在原数上方工整填写正确的数字，不得在原数上涂改。

所有记录表中，应在相对应项目栏内填写所选答案选项对应的数字，如性别为男，应在性别栏的“□”内填写与“1男”对应的数字1。无选项的栏目要用文字或数字在相应的横线上或方框内据实填写。

健康信息记录表的个人编码是有效查找个体健康信息资料的重要参考，该码具有唯一性。因此编码要有一定规则，如前2位为城市码，3~4位为企业码或区域码，5~6位是街道码，7~8位为社区或小区码，9~13位为个人序号码，这样可以避免重复编码，同时也建议将身份证号作为身份识别码，为后期与信息服务平台的资源共享奠定基础。

（2）表单选用要求　选用合适的健康调查记录表要以健康管理服务需求为依据，例如个体健康体检使用健康体检信息记录表；如果个体同意接受以后的健康管理服务，则需要收集个体健康危险因素相关的信息；如果发现个体有慢性病如高血压、2型糖尿病、血脂异常等，则结合疾病管理需求选用疾病管理随访表。

（二）健康信息收集

一般而言，信息采集是指通过一定的程序并利用科学的方法和手段对所研究的客体有关的真实、实用、有价值的信息，进行有组织、有计划、有目的收集的过程。而健康信息采集就是健康信息收集的过程。

1. 健康信息采集的原则

（1）计划性原则　健康信息采集之前要制定信息采集计划，包括目的、意义、方法、途径等，做到有计划地收集信息，保证信息质量。

（2）可靠性原则　指采集的信息必须是面对真实的客体以及在真实的环境下所产生，必须保证信息来源可靠、采集的信息能反映真实的健康状况。可靠性原则是信息采集的基础。

（3）完整性原则　采集的健康信息在内容上必须是完整的，必须按照一定的标准和要求，采集到反映事物全貌的信息。完整性是信息利用的基础。

（4）准确性原则　指采集到的信息与健康管理工作具体需求有较高的相关性，并且信息表达无误，属于采集目的范畴，对于此次健康管理活动或研究具有适用性，信息是有价值的。信息的关联程度越高，适用性就越强、越准确。

（5）易用性原则　指要按照一定的表达形式和要求采集信息，便于后期录入和使用。

（6）时效性原则　指所需信息的获取要及时。时效性重点把握以下三层含义：一是从信息自发生到被采集的时间间隔越短说明时效性越高；二是在健康管理活动中急需某一信息时能够很快采集到该信息；三是采集所需的全部信息所用的时间越短时效性越高。

2. 健康信息采集的方法　健康信息的主要来源是各类卫生服务记录，这些记录一般是按照规定长期填写或连续记录积累所获得，可以充分利用。针对健康信息产生的特点，一般可使用记录报表法、专题调查法和居家观察法进行健康信息的收集。

（1）记录报表法　是指对日常记录和报表（包括个人体检报告和个人健康档案、家庭健康档案、社区健康档案以及病案信息等，统称卫生服务记录表单）的信息进行收集、分析和挖掘。健康信息因其数据变化速度快、增长迅速，并且数据之间的关系复杂，在使用这些数据时要遵循健康数据的发展变化规律以及内在的关联关系，综合利用健康信息处理的统计分析方法提取、转换和加工。再合理利用相关的统计分析方法和数学模型进行分析，保证数据的正确利用。

（2）专题调查法　是指针对具体的健康管理项目，通过运用合适的问卷，进行入户调查、信函调查、网络调查等多种方法，向被调查者了解情况或征询意见，以获取研究对象的基本情况、行为生活方式等信息。

（3）居家观察法　居家观察法是由调查员到观察对象的家中进行直接观察、检查、测量或计数而获取健康信息的过程。该方法是观察者单方面进行的观察活动，如调查员进行现场体检、收集标本、收集生长发育指标、收集身高体重变化数据等。该法获取的健康数据可靠性高，但所需人力、物力、财力较多，不易实施。

3. 健康信息收集的技能要求　按照健康管理的需求与目的，选取合适的健康调查表后，在健康信息收集过程中要逐项询问调查对象的相关信息。

（1）收集资料前的准备　首先要熟悉所用健康信息记录表的每一项内容，并接受调查员培训，然后使用该记录表进行预调查。

（2）明确调查对象　如对某社区 60 周岁以上人群进行行为危险因素调查，调查对象就是该社区所有 60 周岁以上老年人。

（3）签署知情同意书　在调查员履行完告知义务后，知情同意书要由调查对象自主、自愿签署，调查员不得诱导和胁迫。

（4）开始调查　通常采取面对面直接询问的方式进行调查。按照问卷各项目的顺序逐一询问和记录。如，使用表 2－1 收集个人基本信息；使用表 2－4 收集健康体检信息。

使用生活方式信息记录表收集生活方式信息，即表 2－5，引自 WHO 慢性病危险因素阶梯式监测（STEPS）问卷及调查指南。使用该表时注意问题序号可根据实际需要自行设计，问题栏内的问题要由调查员给调查对象宣读；回答栏中问题时，由调查员根据调查结果在相应选项上画圈或直接填写，需要跳转的要认真遵循；代码栏中的代码是事先设计好的用于数据录入和分析的标识符号，其作用是保证调查数据和数据录入分析软件、数据编码手册与数据表的数据相对应，一旦确定不得更改或取消。

（5）记录表的核查　完成询问后，调查员要初步核对所调查的结果，并查看是否有漏问、漏填的项目以及填写位置是否正确等，如发现问题及时更正。

（6）结束调查和致谢　在调查结束后，调查员要对调查对象表示感谢并在调查信息表上签名、填写调查日期和联系电话等。

（7）资料的保存　当日收集的调查表做好当日的记录，然后上交管理者或保存在规定的地方。

表 2－4　健康体检信息记录表

姓名：　　　　　　　　　　　　　　　　　　　　编号□□□－□□□□□

体检日期	年　月　日		责任医生	
内容	检查项目			
症状	1 无症状　2 头痛　3 头晕　4 心悸　5 胸闷　6 胸痛　7 慢性咳嗽　8 咳痰　9 呼吸困难　10 多饮　11 多尿　12 体重下降　13 乏力　14 关节肿痛　15 视力模糊　16 手脚麻木　17 尿急　18 尿痛　19 便秘　20 腹泻　21 恶心呕吐　22 眼花　23 耳鸣　24 乳房胀痛　25 其他			□/□/□/□/□/□/□/□/□/□
一般状况	体温	℃	脉率	次/分钟
	呼吸频率	次/分钟	血压	左侧　/　mmHg 右侧　/　mmHg
	身高	cm	体重	kg
	腰围	cm	体重指数（BMI）	kg/m^2
	老年人健康状态自我评估＊	1 满意　2 基本满意　3 说不清楚　4 不太满意　5 不满意		□
	老年人生活自理能力自我评估＊	1 可自理（0～3 分）　2 轻度依赖（4～8 分） 3 中度依赖（9～18 分）　4 不能自理（≥19 分）		□
	老年人认知功能＊	1 粗筛阴性 2 粗筛阳性，简易智力状态检查，总分		□
	老年人情感状态＊	1 粗筛阴性 2 粗筛阳性，老年人抑郁评分检查，总分		□

续表

脏器功能	口腔	口唇 1 红润　2 苍白　3 发绀　4 皲裂　5 疱疹 齿列 1 正常　2 缺齿—┼—　3 龋齿—┼—　4 义齿（假牙）—┼— 咽部 1 无充血　2 充血　3 淋巴滤泡增生	□ □ □
	视力	左眼　　右眼　　（矫正视力：左眼　　右眼　　）	
	听力	1 听见　2 听不清或无法听见	□
	运动功能	1 可顺利完成　2 无法独立完成其中任何一个动作	□
查体	眼底 *	1 正常　2 异常	□
	皮肤	1 正常　2 潮红　3 苍白　4 发绀　5 黄染　6 色素沉着　7 其他	□
	巩膜	1 正常　2 黄染　3 充血　4 其他	□
	淋巴结	1 未触及　2 锁骨上　3 腋窝　4 其他	□
	肺	桶状胸：1 否　　2 是	□
		呼吸音：1 正常　2 异常	□
		啰音：1 无　2 干啰音　3 湿啰音　4 其他	□
	心脏	心率　　次/分　　心律：1 齐　2 不齐　3 绝对不齐 杂音：1 无　　2 有	□ □
	腹部	压痛：1 无　2 有 包块：1 无　2 有 肝大：1 无　2 有 脾大：1 无　2 有 移动性浊音：1 无　2 有	□ □ □ □ □
	下肢水肿	1 无　2 单侧　3 双侧不对称　4 双侧对称	□
	足背动脉搏动	1 未触及　2 触及双侧对称　3 触及左侧弱或消失　4 触及右侧弱或消失	□
	肛门指诊 *	1 未及异常　2 触痛　3 包块　4 前列腺异常　5 其他	□
	乳腺 *	1 未见异常　2 乳房切除　3 异常泌乳　4 乳腺包块　5 其他	□/□/□/□
	妇科 * 外阴	1 未见异常　2 异常	□
	妇科 * 阴道	1 未见异常　2 异常	□
	妇科 * 宫颈	1 未见异常　2 异常	□
	妇科 * 宫体	1 未见异常　2 异常	□
	妇科 * 附件	1 未见异常　2 异常	□
	其他 *		

续表

辅助检查	血常规 *	血红蛋白________g/L　白细胞________$\times 10^9$/L　血小板________$\times 10^9$/L 其他________________________________	
	尿常规 *	尿蛋白________尿糖________尿酮体________尿潜血________ 其他________________________________	
	空腹血糖 *	________________mmol/L 或 ________________mg/dl	
	心电图 *	1 正常　2 异常	□
	尿微量白蛋白 *	________________________________mg/dl	
	大便潜血 *	1 阴性　2 阳性	□
	糖化血红蛋白 *	%	
	乙型肝炎表面抗原 *	1 阴性　2 阳性	□
	肝功能 *	血清谷丙转氨酶________U/L　血清谷草转氨酶________U/L 白蛋白________g/L　总胆红素________μmol/L 结合胆红素________μmol/L	
	肾功能 *	血清肌酐________μmol/L　血尿素氮________mmol/L 血钾浓度________mmol/L　血钠浓度________mmol/L	
	血脂 *	总胆固醇________mmol/L　甘油三酯________mmol/L 血清低密度脂蛋白胆固醇________mmol/L 血清高密度脂蛋白胆固醇________mmol/L	
	胸部 X 线片 *	1 正常　2 异常	□
	B 超 *	1 正常　2 异常	□
	宫颈涂片 *	1 正常　2 异常	□
	其他 *		
中医体质辨识 *	平和质	1 是　2 倾向是	□
	气虚质	1 是　2 倾向是	□
	阳虚质	1 是　2 倾向是	□
	阴虚质	1 是　2 倾向是	□
	痰湿质	1 是　2 倾向是	□
	湿热质	1 是　2 倾向是	□
	血瘀质	1 是　2 倾向是	□
	气郁质	1 是　2 倾向是	□
	特秉质	1 是　2 倾向是	□

续表

现存主要健康问题	脑血管疾病	1 未发现 2 缺血性脑卒中 3 脑出血 4 蛛网膜下隙出血 5 短暂性脑缺血发作 6 其他 □/□/□/□/□
	肾脏疾病	1 未发现 2 糖尿病肾病 3 肾功能衰竭 4 急性肾炎 5 慢性肾炎 6 其他 □/□/□/□/□
	心脏疾病	1 未发现 2 心肌梗死 3 心绞痛 4 冠状动脉血运重建 5 充血性心力衰竭 6 心前区疼痛 7 其他 □/□/□/□/□
	血管疾病	1 未发现 2 夹层动脉瘤 3 动脉闭塞性疾病 4 其他 □/□/□
	眼部疾病	1 未发现 2 视网膜出血或渗出 3 视乳头水肿 4 白内障 5 其他 □/□/□
	神经系统疾病	1 未发现 2 有 □
	其他系统疾病	1 未发现 2 有 □

住院治疗情况	住院史	入/出院日期	原因	医疗机构名称	病案号
		/			
		/			
	家庭病床史	建/撤床日期	原因	医疗机构名称	病案号
		/			
		/			

主要用药情况	药物名称	用法	用量	用药时间	服药依从性 1 规律 2 间断 3 不服药
	1				
	2				
	3				
	4				
	5				
	6				

非免疫规划预防接种史	名称	接种日期	接种机构
	1		
	2		
	3		

健康评价	1 体检无异常 □ 2 有异常 异常 1 ______________________________。 异常 2 ______________________________。 异常 3 ______________________________。 异常 4 ______________________________。

续表

健康指导	1 纳入慢性病患者健康管理 2 建议复查 3 建议转诊 □/□/□/□	危险因素控制： □/□/□/□/□/□ 1 戒烟　2 健康饮酒　3 饮食　4 锻炼 5 减体重（目标） 6 建议接种疫苗 7 其他

表 2－5　生活方式信息记录表

姓名：　　　　编号□□□－□□□□□

内容：烟草的使用				
现在我要问你几个关于健康行为的问题，包括吸烟、饮酒、吃水果和蔬菜、体力活动，让我们从烟草开始				
问题		回答		代码
1	你目前在使用任何一种烟草制品吗，例如香烟、雪茄或烟斗？	是	1	T1
		否	2 若为否，请跳转至 T6	
2	若为是，你目前每天都使用烟草制品吗？	是	1	T2
		否	2 若为否，请跳转至 T6	
3	你几岁第一次开始每天吸烟？	年龄（岁）	＿＿＿ 如果知道，请跳转到 T5a	T3
		不记得，填 777		
4	你记得是多久以前开始吸烟的？（只记录 1 项，不是 3 项都填）不记得，填 777	多少年	＿＿＿ 如果知道，请跳转至 T5a	T4a
		或多少个月	＿＿＿ 如果知道，请跳转至 T5a	T4b
		或多少周	＿＿＿	T4c
5	你每天平均使用多少支下列种类的烟？（记录每种类型使用的数量）不记得，填 777	机制香烟	＿＿＿	T5a
		手卷香烟	＿＿＿	T5b
		烟斗烟	＿＿＿	T5c
		雪茄、方头雪茄、小雪茄	＿＿＿	T5d
		其他	＿＿＿ 如为其他，请跳转至 T5 其他	T5e
		其他（请填写具体名称）	＿＿＿＿＿＿＿	T5 其他
6	你以前曾经每天吸烟吗？	是	1	T6
		否	2 若为否，跳转至 T9	
7	若是，你停止每天吸烟时的年龄是多少？	年龄（岁）	＿＿＿ 如果知道，跳转至 T9	T7
		不记得，填 777		
8	你多长时间以前停止每天吸烟？（只记录 1 项，不是 3 项都填）不记得，填 777	年以前	＿＿＿ 如果知道，跳转至 T9	T8a
		或　月以前	＿＿ 如果知道，跳转至 T9	T8b
		或　周以前	＿＿	T8c

续表

9	你目前使用任何无烟烟草，如鼻烟、嚼烟和烟叶吗？	是	1	T9
		否	2 若为否，跳转至 T12	
10	若是，你目前每天都使用无烟的烟草制品吗？	是	1	T10
		否	2 若为否，跳转至 T12	
11	你平均每天使用多少次…	用嘴吸	└─┴─┴─┘	T11a
		用鼻子吸	└─┴─┴─┘	T11b
		嚼烟	└─┴─┴─┘	T11c
	（记录每种类型）	烟叶，咀嚼物	└─┴─┴─┘	T11d
	不记得，填 777	其他	└─┴─┴─┘ 如为其他，跳转至 T11 其他	T11e
		其他（具体说明）	└─┴─┴─┴─┴─┴─┴─┘	T11 其他
12	你过去曾经每天使用无烟烟草制品如鼻烟、嚼烟和烟叶吗？	是	1	T12
		否	2	

内容：酒精的消费

下面是有关酒精消费的问题［饮酒量的评判标准是：1 标准杯等于 25g 白酒（40%，约半两），或 50g 低度白酒（约 1 两）］，或 50g 黄酒（约 1 两），或 150g 葡萄酒（约 3 两），或 1 易拉罐啤酒。使用时可根据饮酒习惯，增加相应的酒类

问题		回答		代码
1	你过去 12 个月以来曾经饮酒吗？（如啤酒、葡萄酒、烈性酒、发酵苹果汁）或（增加当地其他种类的酒为例子）（使用图示卡片或展示样品）	是	1	A1
		否	2 若为否，跳转至 D1	
2	你过去 12 个月以来至少多长时间饮一次酒？（读出供选择的时间 使用图示卡片）	每天	1	A2
		每周 5 ~ 6 天	2	
		每周 1 ~ 4 天	3	
		每月 1 ~ 3 天	4	
		每月少于 1 天	5	
3	饮酒时，你平均 1 天饮多少杯酒？	数量 不知道，填写 77	└─┴─┘	A3
4	过去 30 天以来，你曾经饮酒吗？（比如啤酒、葡萄酒、烈性酒、发酵苹果汁）或（增加当地其他种类的酒为例子）（使用图示卡片或展示样品）	是	1	A4
		否	2 若为否，跳转至 A 6	

续表

5	过去7天以来，您每天饮用了多少标准杯任何含酒精的饮料？ （使用图示卡片） 不知道，填77	周一	└──┴──┘	A5a
		周二	└──┴──┘	A5b
		周三	└──┴──┘	A5c
		周四	└──┴──┘	A5d
		周五	└──┴──┘	A5e
		周六	└──┴──┘	A5f
		周日	└──┴──┘	A5g
6	过去12个月以来，你1次最多饮用了多少标准杯的酒，将各种酒加起来计算。	最大数量	└──┴──┘	A6
7	只问男性： 过去12个月以来，你有多少天1天饮酒量达到5个或5个以上标准杯？	天数	└──┴──┴──┘	A7
8	只问女性： 过去12个月以来，你有多少天1天饮酒量达到4个或4个以上标准杯？	天数	└──┴──┴──┘	A8

内容：膳食

下面是有关你通常食用水果和蔬菜的问题。我这里有一张营养图片，上面是本地水果、蔬菜的一些样品。每张图片表示1份的重量大小，回答问题时，请您考虑过去1年以来有代表性的一周的食用情况。

问题		回答		代码
1	你通常每周有多少天吃水果？ （使用图示卡片）	天数	└──┴──┘ 若为0天，跳转至D3	D1
		不知道，填77		
2	你通常每天吃多少份水果？　（使用图示卡片）	份数 不知道，填77	└──┴──┘	D2
3	你通常每周有多少天吃蔬菜？（使用图示卡片）	天数 不知道，填77	└──┴──┘ 若为0天，跳转至D5	D3
4	你通常每天吃多少份蔬菜？ （使用图示卡片）	份数	└──┴──┘	D4
		不知道，填77		
5	你家里备餐时最常使用哪种类型的食用油？ （使用图示卡 只选1项）	植物油	1	D5
		猪油或牛羊板油	2	
		黄油或酥油	3	
		人造黄油	4	
		其他	5 如果是其他，跳转至D5的其他	
		不特别用某种油	6	
		不用油	7	
		不知道	77	
		其他	└──┴──┴──┴──┴──┴──┴──┘	D5其他

续表

核心内容：体力活动

下面我要询问你通常每周做各类体力活动所花费的时间。请回答下列问题（即使你认为自己不经常参加体力活动）。体力活动有多种，应包括工作、家务和园艺活动、来回走动（交通相关的）、休闲（自由支配的或业余时间）锻炼或运动等活动类型。在开始询问前一定要向被调查者做上述陈述。

问题		回答		代码
工作时的体力活动				
1	你的工作中有剧烈活动以致引起呼吸和心跳显著增加（如搬运或举重物、挖掘或建筑工作）时间至少持续 10 分钟吗？ （插入例子）（使用图示卡片）	是	1	P1
		否	2 若为否，跳转至 P4	
2	你的工作中通常每周有多少天会做剧烈活动？	天数	└─┘	P2
3	你通常每天工作中做多长时间的剧烈活动？	h： min	└─┴─┘：└─┴─┘ h（min）	P3 （a－b）
4	你的工作需要做引起呼吸和心跳轻度增加的中等强度活动，如快步走（搬运较轻的物品）时间至少持续 10 分钟吗？ （插入例子）（使用图示卡片）	是	1	P4
		否	2 若为否，跳转至 P 7	
5	你通常每周有多少天工作时做中等强度的活动？	天数	└─┘	P5
6	你通常每天工作时做多长时间中等强度的活动？	h： min	└─┴─┘：└─┴─┘ h（min）	P6 （a－b）
交通时的体力活动				
以下问题不包括上述工作时的体力活动。 现在我要询问你通常的交通方式。例如，去上班、去购物、去市场、去礼拜等（根据需要插入其他例子）				
7	你去某个地方时步行或骑自行车至少持续 10 分钟以上吗？	是	1	P7
		否	2 若为否，跳转至 P 10	
8	你通常每周有多少天从一个地点到另一个地点步行或骑自行车至少持续 10 分钟以上？	天数	└─┘	P8
9	你通常每天在交通方面花多少时间步行或骑自行车？	h： min	└─┴─┘：└─┴─┘ h（min）	P9 （a－b）
娱乐性体力活动				
以下问题不包括上述的工作和交通过程中的体力活动。 现在我询问你有关运动、健身和娱乐性体力活动（休闲）的问题（插入相关的例子）				
10	你曾经做过引起你呼吸和心跳显著增加的剧烈的运动、健身和娱乐性（休闲）体力活动并至少持续 10 分钟以上吗？ （插入例子）（使用图示卡片）？	是	1	P10
		否	2 若为否，跳转至 P13	

续表

11	你通常每周有多少天进行剧烈的运动、健身和娱乐性（休闲）体力活动？	天数	└──┘	P11
12	你通常每天花多长时间进行剧烈的运动、健身和娱乐性体力活动？	h： min	└──┴──┘ ： └──┴──┘ h（min）	P12 （a－b）
13	你曾经做过引起你呼吸和心跳轻度增加的中等强度的运动、健身和娱乐性体力活动（休闲），如快步走（骑自行车、游泳、排球）至少持续10min或以上吗？ （插入例子）（使用图示卡片）	是	1	P13
		否	2 若为否，跳转至P16	
14	你通常每周有多少天进行中等强度的运动、健身和娱乐性（休闲）体力活动？	天数	└──┘	P14
15	你通常每天花多少时间进行中等强度的运动、健身和娱乐性（休闲）体力活动？	h： min	└──┴──┘ ： └──┴──┘ h（min）	P15 （a－b）
静态习惯				
以下问题是关于工作时、在家里、交通过程中、会朋友时坐姿或靠着所花费的时间（包括坐在桌前，与朋友一起坐着，乘坐轿车、公共汽车、火车，阅读，打扑克或看电视），但不包括睡觉的时间。 （插入例子）（使用图示卡片）				
16	你通常每天有多少时间坐着或靠着？	h： min	└──┴──┘ ： └──┴──┘ h（min）	P16 （a－b）

二、体格测量

体格测量是指对人体的整体及各部位的长度、宽度、围度、重量所进行的测量，是研究人体外部形态结构、生长发育和营养状况及体质水平的重要方法和参考依据。

体格测量是评价个体营养状况的综合性观察指标，常用的指标有：身高、体重、腰围与臀围、皮褶厚度、上臂围等，将测定值与人体相应正常值进行比较，可做出营养状况评价。体格测量的指标是人体健康风险评估过程中最基础的指标，其中身高和体重最为重要。（表2－6）

表2－6　体格测量记录表

内容：身高和体重		结果		代码
1	测量员的身份编号		└──┴──┴──┴──┘	M1
2	身高体重测量仪的编号	身高仪	└──┴──┘	M2a
		体重仪	└──┴──┘	M2b
3	身高	厘米/cm	└──┴──┴──┴──┘．└──┘	M3
4	体重　如果超过量程，记录666.6	公斤/kg	└──┴──┴──┴──┘．└──┘	M4
5	（问妇女）你怀孕了吗？	是	1	M5
		否	2 若为是，跳转至M8	

续表

腰围				
6	腰围测量尺的编号		□□	M6
7	腰围	厘米/cm	□□□.□	M7
血压				
8	测量员的身份编号		□□□	M8
9	血压计的编号		□□	M9
10	所使用的袖带大小	小号	1	M10
		中号	2	
		大号	3	
11	第1次读数	收缩压/mmHg	□□□	M11a
		舒张压/mmHg	□□□	M11b
12	第2次读数	收缩压/mmHg	□□□	M12a
		舒张压/mmHg	□□□	M12b
13	第3次读数	收缩压/mmHg	□□□	M13a
		舒张压/mmHg	□□□	M13b
14	在过去2周内，医生或其他医务人员曾经为你提供过针对高血压的药物治疗吗？	是	1	M14
		否	2	
15	臀围	厘米/cm	□□□.□	M15
16	心率（如果使用自动测量血压计，则记录心率）			
	第1次读数	次数/min	□□□	M16a
	第2次读数	次数/min	□□□	M16b
	第3次读数	次数/min	□□□	M16c

（一）身高与体重

身高与体重是最为重要的观察指标，通过身高与体重可以计算体重指数，进而判断个体的肥胖状况。

1. 身高的测量

（1）测量工具　选择符合国家生产标准的电子身高计、机械式身高或坐高计，使用前应校对零点。

（2）测量方法　被测者空腹、光脚、着轻便装，站立在身高计底板上，头部正直平视前方，躯干自然挺直，耳廓上缘与眼眶下缘最低点呈水平位，上肢自然下垂，两腿伸直两足跟并拢，足尖分开约60°，或按底板指定的位置站立。测试者将水平压板下滑至被测者头顶，松紧适度与头顶接触，测试人员双眼与水平压板平面同高，读出数值。电子设备则等显示屏上显示的数值稳定后，记录显示的数值。

（3）注意事项　身高计应选择平坦地面靠墙位置放置；测试时间一般统一安排在上午；每次测量身高最好连续测2次，间隔约30秒；记录时一般以厘米为单位，精确到小数点后1位，测量误差不得超过0.5cm；对于身体畸形如驼背等情况的人群，不可强制其站直。

2. 体重的测量　体重是反映个体围、宽、厚度及重量的整体指标。通过体重可以判断个体骨骼、肌肉、皮下脂肪以及脏器发育状况，进而反映人体的营养状况。连续观测和记录体重的变化，能有效地反映机体能量代谢和蛋白质的存储状况。

（1）测量工具　使用符合国家生产标准的电子体重计或机械体重秤，目前常用的是复合式超声波身高体重计。使用前应检验体重计的准确度和灵敏度，准确度误差不得超过0.1kg，常用检验方法是用被检设备分别称量10kg、20kg、30kg的标准砝码，检查读数是否与标准砝码相同或误差在允许的范围。灵敏度检验则是置100g砝码于设备上，机械体重秤观察刻度抬高3mm或游标移动显示0.1kg位置，电子体重秤应显示0.1kg。

（2）测量方法　被测者空腹、脱鞋、着装轻便，立正姿势站在秤台指定位置，保持身体平稳、自然呼吸，待被测者站稳、秤的指针或显示屏数字稳定后计数。

（3）注意事项　体重计应水平放置在平坦的硬地面上的固定位置；使用时一般连续测量2次，时间间隔30秒，误差应小于0.1kg；被测者称重前不要大量喝水、不要进行剧烈运动，使用体重计时应缓上缓下，避免损坏。

3. 体重指数　体重指数（body mass index，BMI）是世界公认的用于评价成年人肥胖程度的指标，其计算方法比较简单，只需要身高与体重两个指标，公式如下。

$$BMI = 体重\ (kg) / 身高^2\ (m^2)$$

不同国家和地区对BMI的分级有所不同，我国卫生部于2010年印发了《营养改善工作管理办法》（卫疾控发〔2010〕73号）。该办法对超重和肥胖进行了界定，即：体重超过了“健康体重”标准为超重；严重的超重，达到了肥胖的标准，为肥胖，超重和肥胖都是不健康的表现。不同国家或地区BMI分级表见表2－7。

表2－7　不同国家或地区BMI（kg/m^2）分级表

	体重过轻	正常体重	超重	肥胖
中国	<18.5	18.5～23.9	24～27.9	≥28
亚太地区	<18.5	18.5～22.9	23～24.9	≥25
世界卫生组织	<18.5	18.5～24.9	25～29.9	≥30

BMI指标广泛适用于成年人群，但对于身体虚弱、久坐不动、健美人群以及其他特殊疾病的老年人并不适用，需要注意的是，对于老年人，BMI会出现随年龄的增长自发减少的现象，因此控制体重应遵循避免肥胖、适度减肥的原则。

常规体重则应坚持每周1次，常规身高每年测量1次即可。成年人的体重比较稳定，无原因体重过快增加或减少都提示疾病风险，老年人尤其要注意无原因的体重突然减轻，很可能提示甲亢、胃肠道疾病、肝胆疾病、糖尿病及慢性消耗性疾病。

（二）腰围与臀围

在健康管理领域，通过测量腰围与臀围，可以计算腰臀比指标，其目的主要是判断个体中心性肥胖情况。

1. 腰围的测量　腰围（waist circumference，WC）是指经脐部中心的水平围长，或肋最低点与髂嵴上缘两水平线间中点线的围长。需要注意的是前者大于后者，后者是我们日常所说的腰围，又称腰节围，近似于最小腰围。男性腰部最细处略高于肚脐，女性则高出更多。腰围常规测量可每2～4周一次。

（1）测量工具　软尺。

（2）测量方法　测试者选被测者肋下缘最低部和髂嵴上缘两水平线间中点线，以此中点线将软尺水平围腰一周，紧贴而不压迫皮肤，观察软尺绕成的水平面是否与身体垂直，在被测者呼气末读数测得的长度，计数精确至0.1cm。

（3）注意事项　腰围不是腰的最细处，要严格按照定义测量；软尺绕成的水平面是否与身体垂直；要在呼气之末、吸气未开始时测量；注意松紧度；测量三次，误差不超过1cm。

2. 臀围的测量　臀围（hip circumference，HC），是指臀部向后最突出部位的水平围长。（表2－8）

（1）测量工具　软尺。

（2）测量方法　被测者自然站立，放松臀部，平视前方。在被测者臀部向后最突出部位水平位置，测试者将软尺围臀部一周，注意观察软尺围臀水平面是否与身体垂直，并读数和记录。

（3）注意事项　注意被测者要放松臀部，并保持自然呼吸；测量误差不超过1cm。

3. 腰臀比　腰臀比（waist－to－hip ratio，WHR）也是世界公认的衡量肥胖程度的指标。与BMI相比，腰臀比则是反映个体内脏脂肪的积蓄情况的指标，其更能反映个体真实的肥胖情况。计算公式如下。

$$腰臀比 = 腰围（cm）/臀围（cm）$$

根据世界卫生组织（WHO）对亚洲人群腰臀比的界定标准，亚洲男性平均为0.81，亚洲女性平均为0.73，男性WHR大于0.9，女性大于0.85属于肥胖。直接测量腰围也可以衡量肥胖程度，男性腰围超过90cm，女性超过85cm，患糖尿病风险增加3.6倍。（表2－8）

表2－8　腰围和腰臀比分级表

	正常		中心性肥胖	
	男	女	男	女
腰围（WC）	≤90	≤85	>90	>85
腰臀比（WHR）	≤0.9	≤0.85	>0.9	>0.85

（三）血压的测量

详见第五章第一节。

三、不合逻辑健康信息记录的识别

不合逻辑健康信息记录的识别是指：按照一般常识和医学常识对所收集的健康信息进行判断，发现违背常识的健康数据的过程。如所确定的调查对象的年龄范围在60周岁以下，但某一调查中的年龄却出现65岁；某一调查表记录性别为男性，但在疾病史中却记录有宫颈癌手术史；又如正常心率范围一般在60～120次/分钟，但某一调查表中所记录的心率在600次/分钟等。

具体识别方法可按照以下步骤和方法进行。

1. 直接核查所收集的健康记录表　如以健康问卷的形式调查获得的数据，在数据收集的最后要进行第一次核查，发现问题马上与被调查者确认并更正。

2. 健康信息数据录入时要进行第二次核查　即在建立数据库时对相应变量进行逻辑设计，包括设置合理的数据范围、逻辑跳转、自动编码、输入警告提示等。如利用Epi－Data对数据进行录入，可使用【Range legal】属性来限制数字输入范围，将年龄范围限制为60～120，当误输入600时，将会提示出错，即“非法录入”。

3. 第三次核查　在数据录入完成后，应用计算机进行逻辑差错识别，或进行数据统计描述。可通过编写简单的计算机程序找出不合逻辑的变量值，或运行统计分析软件，进行统计描述，找出最大值与最小值，如果某变量的最大值或最小值不符合逻辑，说明数据有误。例如，年龄的最大值为600，该数据一定有误。

4. 另外，对数据收集和录入人员进行培训，以减少和避免数据收集和录入环节出现错误。

答案解析

练习题

一、选择题

1. 卫生服务记录表单包括的内容有（ ）
   A. 基本信息、儿童保健信息　　B. 妇女保健信息、疾病控制信息
   C. 疾病管理信息、医疗服务信息　　D. 以上都是
2. 以下各项中可以对健康信息记录表进行有效识别的是（ ）
   A. 个人编码　　B. 身份证号
   C. 城市码、企业码以及社区码　　D. 个人编码或身份证号
3. 健康信息采集的方法包括（ ）
   A. 记录报表法　　B. 专题调查法
   C. 居家观察法　　D. 以上都是
4. 健康信息收集时，以下各项属于收集资料前准备的是（ ）
   A. 正确选择相应的健康信息记录表、接受培训
   B. 提前确定调查对象，包括人群年龄、职业、文化程度等特征
   C. 履行告知义务，签署知情同意书
   D. 面对面调查，并进行记录
5. 能反映向心性肥胖的指标是（ ）
   A. BMI　　B. 体脂百分比　　C. 腰围　　D. 体重

二、简答题

1. 简述肥胖的衡量指标及其含义。
2. 简述健康信息记录的逻辑识别方法。

（王春鹏）

书网融合……

本章小结　　题库

第三节　健康信息管理

PPT

情境导入

情境：健康调查员小王，通过问卷调查法进行了某社区居民健康状况调查，并按照信息管理的相关要求，对所收集到的相关信息进行信息录入、清理与保存。

工作任务：

1. 运用手工录入的方法，完成相关数据的录入；
2. 正确完成数据信息的清理与保存。

课前思考：

如何建立健康档案？

健康信息管理是一种综合性的方法，旨在通过收集、整合、分析和应用健康相关数据，以提供更准确、个性化的健康诊断、预测和治疗方案。其基本概念包括数据采集、存储、处理、分析和应用等方面，涵盖了健康信息的整个生命周期。健康信息管理的方法包括数据收集、数据清洗、数据存储、数据分析、数据可视化等，以实现健康信息的有效管理和利用。通过健康信息管理，可以更好地了解个人或群体的健康状况，提供更准确的健康建议和预防措施，促进个人和群体健康水平的提高。

一、信息录入、清理和传递

（一）信息管理概述

1. 信息与数据 信息，指音信、消息、现代通信系统传输和处理的对象，泛指人类社会传播的一切内容。人通过获得、识别自然界和社会的不同信息来区别不同事物，从而认识和改造世界。在自然界中，信息是一种普遍联系的形式。同时，信息，也是有含义的数据。人们认识世界、改造世界的过程就是获取、利用信息和传递信息的过程。

数据是客观事实或实验观察的结果，是对客观事物的逻辑归纳，数据可以是连续的值，比如声音、图像，称为模拟数据；也可以是离散的，如符号、文字，称为数字数据。数据可用作承载或记录信息，可以真实反馈客观情况。

2. 信息与数据的关系 信息与数据既有联系，又有区别。数据是信息载体，是信息的表现形式之一，信息可以通过符号、文字、数字、语音、图像、视频来表达，而数据是信息的最佳表现形式。信息是数据的内涵，是加载于数据之上，对数据做出的解释说明。数据和信息是密不可分的，信息依赖数据来表达，数据则具体表达出信息。

例如，11 个阿拉伯数字放在一起是一条没有具体含义的数据，如果说它是客户的手机号，则成为一条重要的信息。然而，数据不等于信息，数据只是信息的一种表达方式。正确的数据可以表达信息，而虚假、错误的数据所表达的谬误，对于使用者而言则不是信息。

3. 健康信息 健康信息同样始于数据，它是指与人的健康相关的信息，不仅包括人们接受相关医疗卫生服务的信息，还包括预防接种、社区卫生服务、接受健康教育活动、生活方式行为的信息等。

4. 信息管理与健康信息管理 信息管理可分为狭义和广义两种。狭义的信息管理，是指对信息的管理，即包括对信息进行组织、规划、加工和控制等，并引向预定目标。广义的信息管理则认为，信息管理不仅仅是对信息进行管理，也包括涉及信息活动的各种要素，如信息、人、设备、机构等进行合理的组织与控制，以实现信息及相关资源的合理配置，从而有效地满足相应社会信息需求的过程。

健康信息管理与信息管理一样，也有广义和狭义之分。狭义的健康信息管理只是对健康信息的管理，广义的则是对与健康相关的信息资源的管理。

（二）信息录入 微课 1

信息录入，是指在健康管理过程中信息调查人员将把收集到的相关信息录入计算机里并加以保存，以便进一步开展信息数据的分析和使用。

一般情况下，在调查问卷设计阶段，就已经编写了调查问卷的编码，见表2-9，并在调查问卷里留出空格，要求调查者按照编码手册中不同变量所规定的编码填入相应的数值。在信息录入阶段将收集到的信息录入到已经设计好的数据库中，常见的数据库可以用Epi-Data、SPSS等软件建立。可按照已完成问卷里填写的数字，使用提前设计好的数据库，将调查问卷录入到计算机中。

表2-9 社区居民健康状况调查表

说明：本调查主要了解您的健康状况，为对您的健康进行有针对性指导提供帮助，请您如实回答或填写。请先在回答的选项编号上打“√”，并在相应问题后面的方框内“□”填写编码。我们会对您的信息保密。

N1 现住址：　省　市　县（区）　乡（街道）　村（居委会）
N2 户籍地址：　省　市　县（区）　乡（街道）　村（居委会）
A 基本情况
A0 姓名
A1 性别　（1）男　（2）女　□
A2 出生日期　□□□□年□□月□□日
A3 婚姻状况　（1）未婚　（2）已婚　（3）丧偶　（4）离婚　□
A4 职业　（0）国家机关、党群组织、企事业单位负责人　（1）专业技术人员　（2）办事人员和有关人员　（3）商业、服务业人员　（4）农、林、牧、渔、水利业生产人员　（5）生产、运输设备操作人员及有关人员　（6）军人　（7）不便分类的其他从业人员　（8）其他职业　□
A5 体检日期　□□□□年□□月□□日
A6 既往病史（多选）　（1）无　（2）高血压　（3）糖尿病　□□
B 体检信息
B1 身高____cm　B2 体重____kg　□□□.□□　□□□.□□
N1 调查员签名______　N2 调查日期　年　月　日
N3 审核员签名______　N4 审核日期　年　月　日

1. 信息录入要求

（1）录入原则　录入数据时，应遵循方便录入、方便核查、方便分析的原则。

（2）录入方式　录入方式包括手动录入数据和（或）从数据库中导入数据两种方式，并对错误信息进行识别。调研单位在采集、使用、管理人口健康信息档案时，应当按照法律法规的相关规定，遵循医学伦理原则，尊重个人隐私，保证信息安全，不得泄露。

（3）录入方法　信息的录入一般可使用Office办公软件中的Excel，也可以使用专业的统计分析软件，例如SPSS、Epi-Data、SAS、Systat等实现数据录入。因此，负责信息录入的人员需要具备一定的计算机应用能力及相关统计分析专业软件的使用技能。

信息录入的方法：①将所获得的初始调查数据直接录入电子数据表格，最好是采用双份独立录入校对的方法，所谓“双份独立录入”是指有两名录入人员采用相同的数据库分别独立地录入同样的健康信息，这样，就可以得到两份完整的数据库以便于核查。②应用如PAD等电子设备，在调查时就将数据录入数据库，而不采用纸质版问卷。这种方式的优点在于节省由纸质版问卷到电脑的数据文件转换的时间，并且在现场直接录入会提高调查人员与被调查者的积极性，提高效率，避免枯燥。这种方法也存在一定的局限性，例如容易发生错误，因此在数据录入过程中，需要注意将犯错的概率降到最低，因此这项工作也很考查调查人员的专注力及专业水平。在条件许可的情况下建议最好采用双录入方法进行数据录入。

（4）录入员培训　在开展数据录入工作前，务必要对录入工作人员进行专业培训，掌握录入的要求和相关的注意事项。培训内容包括：①专业方面的培训，例如与健康相关的数据如何录入；②数据库方面的培训，例如数据库表结构、调查表的编码、如何设置逻辑差错、如何保存数据库文件等计算机操作技术。

（5）常见录入错误　信息录入的过程是整个研究过程中最枯燥乏味的一步，而且也是容易发生错误的一个环节。错误产生的原因主要有：看不懂手写文字、错误的答案、编码错误、错误的编码位置、遗漏数据、重复录入数据等。

2. 数据文件的建立方法 下面以 SPSS 软件为例，介绍“社区居民健康情况调查表”数据库的建立方法。

（1）SPSS 软件介绍 SPSS（statistical product and service solutions），中文名称“统计产品与服务解决方案”软件，是目前应用广泛的统计分析软件之一。应用于调查统计、市场调研、医学数据统计、政府、行业、企业的数据分析等自然科学和社会科学的各个领域。目前，SPSS 已发行版本 26.0，SPSS 用户界面友好，使用方便，统计功能强。下面以 SPSS19.0 中文版为例，介绍信息录入的方法。

SPSS 最常见的窗口有 3 个，数据编辑窗口（Date Editor）、结果输出窗口（Viewer）以及语法编辑窗口（Syntax Editor），另外还有图形编辑窗口（Chart Editor）等。每个窗口中会有自己的一套菜单用于该窗口的操作。可通过“文件 - 新建”（File - New）命令新建各类窗口，或通过“文件 - 打开”（File - Open）命令打开一个已存在的文件窗口。SPSS 将一些常用的功能以图形按钮的形式显示在工具栏中。数据编辑窗口是 SPSS 的一个数据分析系统，启动 SPSS 后首先会进入“数据编辑窗口”，如图 2 - 1 所示，用来建立数据文件。与 Windows 其他窗口一样，有标题栏、菜单栏、工具栏、数据编辑区以及窗口底部的系统状态栏（显示系统当前的工作状态）等。可通过“文件 > 新建”（File > New）命令建立数据文件，可同时创建或编辑两个以上的编辑窗口（图 2 - 1）。

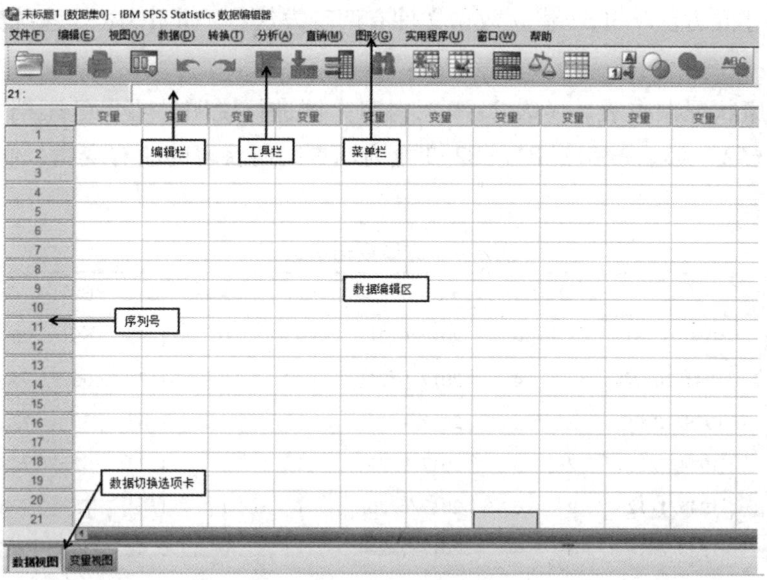

图 2 - 1 数据编辑窗口

数据编辑窗口：与 Excel 的电子表格形式类似，是一个可扩展的二维表格，可在此窗口中建立或编辑数据文件。数据编辑窗口又包括两个视图窗口，一个是数据视图窗口，另一个是变量视图窗口。变量视图窗口用于定义变量的类型、宽度、小数等内容；在定义好变量之后则可以在数据视图窗口中录入数据，可通过单击相应的变量标签进行切换。数据编辑窗口建立的文件扩展名为 SAV。对于结果输出窗口的语言类型、字体大小还可以通过“编辑 - 选项”（Edit - Options）进行设置。

输出（Viewer）窗口：当对数据进行统计分析之后，统计结果、统计报告、统计图表将在输出窗口呈现，在执行统计命令过程中产生新的变量信息、运行命令及程序产生错误的警告信息等日志信息也在该窗口显示。输出窗口建立的文件扩展名为 SPV。输出窗口由窗口主菜单、工具栏、分析结果显示区、状态显示区等部分组成。分析结果显示区分成两个窗口：左边称标题窗，右边的区域是各个分析结果的详细报告，称为内容窗（图 2 - 2）。

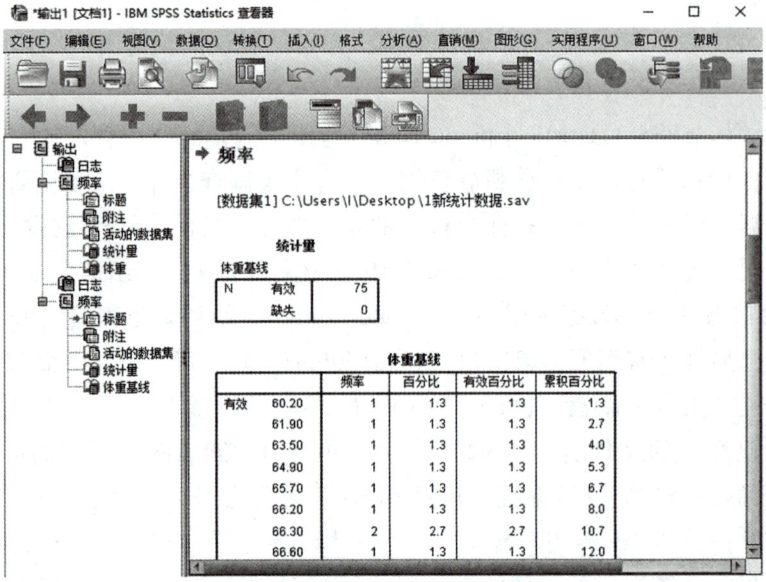

图 2－2　结果输出编辑窗口

（2）数据文件的建立方法　SPSS 建立数据文件有两种方法：一是由 SPSS 系统建立数据文件；二是从其他系统导入数据。

以《社区居民健康状况调查表》（表 2－9）内容为例进行说明，收集健康档案数据（表 2－10）。其中，表中 N0、A1、A2、A5、A601、B1、B2 变量为调查时所获得的原有变量。Q1～Q4 变量经过计算得到，不需要事先确定。

表 2－10　健康档案数据

N0	A1	A2	A3	A4	A5	A601	A602	B1	B2	Q1	Q2	Q3	Q4
410184007150226D	1	1946/9/20	3	0	2017/6/21	0	0	1. 75	66	70. 75	3	25. 66	3
410184001210096A	1	1941/10/28	2	4	2017/6/21	1	0	1. 71	66	75. 47	4	21. 03	2
410184004050268A	1	1939/12/20	2	1	2017/4/17	0	0	1. 62	55	77. 77	4	23. 43	2
410184005130019A	1	1944/8/10	2	3	2017/9/27	1	1	1. 72	62	72. 88	3	28. 58	4
410184001414038A	1	1945/1/12	2	6	2017/6/26	1	1	1. 64	75	72. 53	3	20. 82	2
410184009160053A	1	1955/2/18	3	4	2017/7/24	1	0	1. 64	56	62. 57	1	18. 22	1
410184007020443A	1	1945/1/14	2	4	2017/9/13	1	1	1. 66	49	72. 42	3	30. 12	4
410184007020833A	1	1949/1/21	2	2	2017/6/17	0	0	1. 66	83	68. 44	2	25. 40	3
410184001210917A	1	1950/7/13	2	4	2017/7/1	1	0	1. 67	70	66. 76	2	25. 10	3
410184010030533A	1	1936/3/9	3	5	2017/7/14	0	0	1. 68	70	81. 11	5	23. 03	2
41018401410C280A	1	1953/9/15	4	4	2017/4/20	0	1	1. 68	65	63. 73	1	26. 57	3
410184010010447A	1	1946/4/4	2	4	2017/6/10	0	0	1. 69	75	71. 06	3	20. 31	2
410184005050298A	1	1951/4/27	2	4	2017/4/24	1	0	1. 70	58	66. 08	2	24. 57	3
410184010080646A	1	1949/9/19	2	4	2017/5/25	0	0	1. 73	71	67. 60	2	25. 06	3
410184005150009A	2	1926/4/23	1	5	2017/4/25	0	0	1. 42	75	91. 04	7	25. 12	3
410184006020484B	2	1950/9/23	2	2	2017/5/8	0	1	1. 50	50	66. 54	2	21. 78	2
410184016040658B	2	1930/8/29	2	1	2017/4/6	1	0	1. 51	49	86. 81	6	24. 56	3
410184006030291A	2	1934/2/15	3	4	2017/6/22	1	0	1. 54	56	83. 14	5	24. 88	3
410184009220212D	2	1949/12/5	3	4	2017/4/7	0	0	1. 54	59	61. 45	2	27. 41	3

续表

N0	A1	A2	A3	A4	A5	A601	A602	B1	B2	Q1	Q2	Q3	Q4
410184001170245B	2	1949/12/30	2	4	2017/5/18	0	0	1.55	65	67.44	2	23.73	2
410184004220009D	2	1944/7/6	3	4	2017/6/7	0	0	1.56	57	72.99	3	27.33	3
410184005080051B	2	1947/3/20	2	4	2017/7/4	1	0	1.57	67	70.62	3	23.12	2
410184014X02K119	2	1955/3/16	4	4	2017/11/2	1	1	1.60	57	62.32	1	29.30	4
410184006270186B	2	1955/6/12	2	2	2017/7/10	0	0	1.60	75	61.83	1	22.66	2
410184001050134B	2	1949/12/13	2	2	2017/4/12	0	1	1.61	58	67.35	2	27.31	3
410184006100008A	2	1956/1/1	2	2	2017/4/21	0	0	1.63	71	61.33	2	26.99	3
41018401410N107B	2	1945/7/16	2	2	2017/4/29	1	0	1.64	72	71.81	1	18.59	2
410184002270835B	2	1953/10/6	2	2	2017/5/6	0	0	1.64	50	63.50	3	17.81	1
410184002020300A	2	1951/3/30	2	2	2017/4/6	0	0	1.65	48	66.26	1	29.05	4
410184001210723B	2	1948/9/3	2	2	2017/7/3	1	0	1.57	79	68.69	2	21.51	2

第一种方法，由 SPSS 建立数据文件。

在 SPSS 中建立数据文件分两步：一是在数据编辑窗口的变量视图（Variable View）中定义变量的属性（包括定义变量名、类型、宽度等）；二是在数据视图（Data View）中，向编辑好变量的数据文件中输入数据。

例如：根据社区居民健康状况调查表采集得到的表 2－10 数据在 SPSS 中建立数据文件。

第一步：定义变量格式。单击“变量视图”选项卡，打开“变量视图”窗口，系统出现定义变量的 11 种选项，功能如下。

名称（name）：在该栏输入变量名称。变量名以字母和汉字开头，长度不超过 64 个字符，但一般不超过 8 个字符或 4 个汉字。本例，可以将调查表设计时的变量汉字名称前面的字母作为变量名。

类型（type）：变量类型有 8 种。①数字（numeric）可以输入 0～9 的数字，小数点及正负号。②逗号（comma）是整数部分自右向左，每 3 位用逗号作分隔符，且在录入数据过程中不必再输入逗号。③点（dot）则是每 3 位用圆点作分隔符。④科学记数法（scientific notation）功能可以把一个数值用一位整数和若干位小数表示，如 12345 可显示为 1.2345E＋04。⑤日期（date）型变量可表示日期或时间，有多种形式，一般选用“YYYY/DD/MM”形式。⑥美元（dollar）主要用来表示货币数据，默认值在显示时有效数字前有“ $ ”。⑦定制货币（custom currency）可自行设置 CCA 到 CCE 共五种货币格式。⑧字符串（string）主要用于输入包含任何字符（汉字、字母和数字等）的字符串，编号、身份证号等应用字符型格式。

宽度（width）与小数位数（decimals）：根据每个变量数据的大小（最大数）及保留小数点的位数，定义变量的总宽度和小数点位数。总宽度包括小数点前后位数及小数点本身。如：12345.678。宽度定义为 9 位，3 位小数。

标签（label）：变量名一般没有完全表达变量内容信息，标签功能是为了便于标示变量，对变量的含义进一步说明，可用汉字说明。其最大长度为 255 个字符（含空格），例如当对变量“BMI”进行表示为“体重指数（kg/m^2）”时，当切换到数据视图，光标放到变量 BMI 上就会显示标签内容。

值（values）：变量值标签是对变量的可能取值做进一步说明。如性别采用代码 1 和 2 输入，在数值标签（Value Label）中分别定义其含义。“1”为“男”，“2”为“女”。

缺失（missing）：分为系统缺失值和用户定义缺失值。用户定义缺失值由用户自行定义。如身高误写为 520cm，不符合逻辑。可以将其定义为缺失值（无效值），对数据进行分析时，系统将不分析这些数据，从而保证该项其他数据有效。缺失值可以是一个范围。系统缺失值则不需定义，数据输入该项为空，数值型数据显示为“.”，字符型显示为“空”。

列（columns）：定义变量的列显示宽度，默认宽度为8。

对齐（align）：定义变量值显示的对齐方式，有三种选择项：靠左（Left）为左对齐；靠右（right）为右对齐；居中（center）为居中对齐。默认字符型数据左对齐，其他数据为右对齐，用户可单击右侧的下拉列表选择一种对齐方式。

度量标准（measure）：根据统计数据的类型定义度量尺度。SPSS19.0 有三种类型选择：度量（scale）也称刻度型，为定量变量，如身高、体重等。序号（ordinal）用于表示有顺序的等级变量，如文化程度，职称等有序变量。名义（nominal）为定性变量，如：性别、宗教信仰、党派等，没有顺序大小之分。字符型变量默认为名义型。

角色（role）：对每一变量定义的相应角色。常用角色类型为输入、目标（例如因变量）、两者（变量将同时用作输入和输出）、无（变量没有角色分配）等（图2-3）。

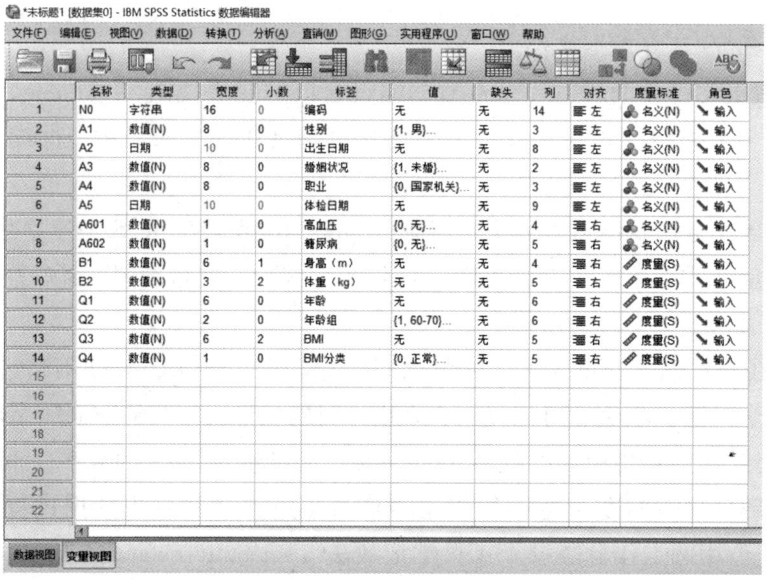

	名称	类型	宽度	小数	标签	值	缺失	列	对齐	度量标准	角色
1	N0	字符串	16	0	编码	无	无	14	左	名义(N)	输入
2	A1	数值(N)	8	0	性别	{1, 男}...	无	3	左	名义(N)	输入
3	A2	日期	10	0	出生日期	无	无	8	左	名义(N)	输入
4	A3	数值(N)	8	0	婚姻状况	{1, 未婚}...	无	2	左	名义(N)	输入
5	A4	数值(N)	8	0	职业	{0, 国家机关}...	无	3	左	名义(N)	输入
6	A5	日期	10	0	体检日期	无	无	9	左	名义(N)	输入
7	A601	数值(N)	1	0	高血压	{0, 无}...	无	4	右	名义(N)	输入
8	A602	数值(N)	1	0	糖尿病	{0, 无}...	无	5	右	名义(N)	输入
9	B1	数值(N)	6	1	身高（m）	无	无	4	右	度量(S)	输入
10	B2	数值(N)	3	2	体重（kg）	无	无	5	右	度量(S)	输入
11	Q1	数值(N)	6	0	年龄	无	无	6	右	度量(S)	输入
12	Q2	数值(N)	2	0	年龄组	{1, 60-70}...	无	6	右	度量(S)	输入
13	Q3	数值(N)	6	2	BMI	无	无	5	右	度量(S)	输入
14	Q4	数值(N)	1	0	BMI分类	{0, 正常}...	无	5	右	度量(S)	输入
15											
16											
17											
18											
19											
20											
21											
22											

图2-3 数据文件格式

变量A6（既往病史）：可以输入到一个变量A6中（字符型），以疾病编码中间加逗号的形式表达，例如2，3表示该居民同时患了高血压和糖尿病。而在实际操作中，类似于这样的多选题，一般将其拆分为多个单选题的形式进行录入，可采用“计算变量”（compute）命令生成A601（高血压），A602（糖尿病）等变量，变量值为1表示患有该病，0为不患有该病。也可以直接建立A601、A602变量，本例即采用这种方式。

第二步：数据录入。变量定义完毕后，单击“数据视图”（Data View）标签，即可录入数据。一个变量名和一个案例序号（case number）就对应二维表格中的一个单元格。将表2-10数据录入，输入完成后，单击“文件”（File）的菜单中的“保存”（Save）命令或工具栏上的“保存”按钮，保存文件，扩展名为.SAV。这里保存为“健康档案.SAV”。也可以保存为文本文件格式（.dat、csv）、Excel格式（.xls、xlsx）、DBASE格式（.dbf）、SAS格式（.sd2、sd7、sas7bdat）、stata（.dta）格式等。

第二种方法，由其他文件建立数据文件。

如数据已从其他软件中输入，可执行“文件-打开”（File-Open）命令，选择“数据”（Data）选项，出现“数据文件”（Open File）对话框，选择打开的文件类型，如Excel文件。目前很多信息系统数据可以导出为 CSV 格式（第一行为变量名，下面每一行为变量内容，中间用逗号“,”分隔）的文本文件，可以将数据读取到 SPSS 系统中。例如可以将电子健康档案数据库文件中对每年一次进行的健康体检档案信息导出为 Excel 文件格式或文本格式。选择第一行为变量名，根据提示将数据导入到 SPSS 中（图 2－4）。

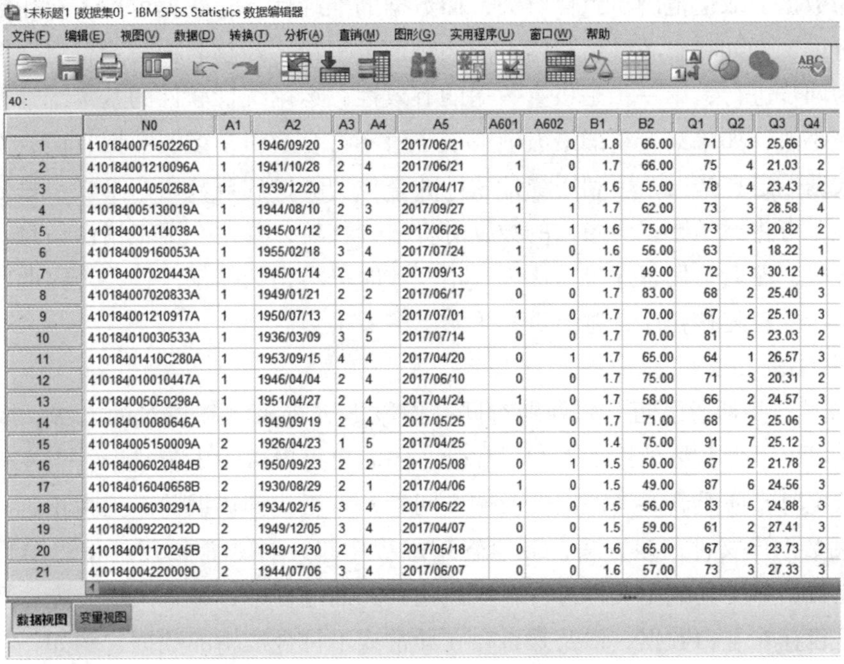

	N0	A1	A2	A3	A4	A5	A601	A602	B1	B2	Q1	Q2	Q3	Q4
1	410184007150226D	1	1946/09/20	3	0	2017/06/21	0	0	1.8	66.00	71	3	25.66	3
2	410184001210096A	1	1941/10/28	2	4	2017/06/21	1	0	1.7	66.00	75	4	21.03	2
3	410184004050268A	1	1939/12/20	2	1	2017/04/17	0	0	1.6	55.00	78	4	23.43	2
4	410184005130019A	1	1944/08/10	2	3	2017/09/27	1	1	1.7	62.00	73	3	28.58	4
5	410184001414038A	1	1945/01/12	2	6	2017/06/26	1	1	1.6	75.00	73	3	20.82	2
6	410184009160053A	1	1955/02/18	3	4	2017/07/24	1	0	1.6	56.00	63	1	18.22	1
7	410184007020443A	1	1945/01/14	2	4	2017/09/13	1	1	1.7	49.00	72	3	30.12	4
8	410184007020833A	1	1949/01/21	2	2	2017/06/17	0	0	1.7	83.00	68	2	25.40	3
9	410184001210917A	1	1950/07/13	2	4	2017/07/01	1	0	1.7	70.00	67	2	25.10	3
10	410184010030533A	1	1936/03/09	3	5	2017/07/14	0	0	1.7	70.00	81	5	23.03	2
11	41018401410C280A	1	1953/09/15	4	4	2017/04/20	0	1	1.7	65.00	64	1	26.57	3
12	410184010010447A	1	1946/04/04	2	4	2017/06/10	0	0	1.7	75.00	71	3	20.31	2
13	410184005050298A	1	1951/04/27	2	4	2017/04/24	1	0	1.7	58.00	66	2	24.57	3
14	410184010080646A	1	1949/09/19	2	4	2017/05/25	0	0	1.7	71.00	68	2	25.06	3
15	410184005150009A	2	1926/04/23	1	5	2017/04/25	0	0	1.4	75.00	91	7	25.12	3
16	410184006020484B	2	1950/09/23	2	2	2017/05/08	0	1	1.5	50.00	67	2	21.78	2
17	410184016040658B	2	1930/08/29	2	1	2017/04/06	1	0	1.5	49.00	87	6	24.56	3
18	410184006030291A	2	1934/02/15	3	4	2017/06/22	1	0	1.5	56.00	83	5	24.88	3
19	410184009220212D	2	1949/12/05	3	4	2017/04/07	0	0	1.5	59.00	61	2	27.41	3
20	410184001170245B	2	1949/12/30	2	4	2017/05/18	0	0	1.6	65.00	67	2	23.73	2
21	410184004220009D	2	1944/07/06	3	4	2017/06/07	0	0	1.6	57.00	73	3	27.33	3

图 2－4　健康数据导入 SPSS 图示

（三）信息清理

信息来源广泛，内容繁杂，信息清理的过程就是对信息组织的过程。通过信息整理，对数据进行分组、对数据质量进行检查，结合数据分布情况，检查异常值及数据是否符合特定的统计分析方法要求等，使信息从无序变为有序，成为便于分析和利用的形式。之后，为了保证健康信息录入的准确性，必须进行健康信息的鉴别与核实，也称数据核查。因此，检查录入信息准确性的过程称为信息清理。数据核查的原则包括：核查数据编码是否正确、问题到编码的转换是否正确、录入是否正确等。

1. 信息整理　信息整理是将所获得的信息资料分门别类地加以归纳，并使之能说明事物的过程或整体。包括形式整理与内容整理两个方面，形式整理基本上不涉及信息的具体内容，如资料按照某种顺序排序。进行分门别类地整理，便于检索。内容整理，主要指根据研究目的将原始数据进行归纳分组或计算等，如对信息进行编码，便于信息录入，对数据进行数据清洗，是对数据进行重新审查和校验的过程，目的在于删除重复信息，纠正存在的错误，使数据保持一致性。信息整理的过程一般可分为三步。

第一步是进行信息分类。根据信息资料的性质、内容或特征进行分类，将相同或相近的资料合为一类，将相异的资料区别开来。

第二步是进行资料汇编。资料汇编就是按照研究目的和要求，对分类后的资料进行汇总和编辑，使之成为能反映研究对象客观情况的系统、完整、集中、简明的材料。汇编有三项工作要做：①审核资料是否真实、准确和全面，不真实的予以淘汰，不准确的予以核实准确，不全面的补全找齐；②根据研究目的要求和研究对象客观情况，确定合理的逻辑结构，对资料进行初次加工；③汇编好的资料要条理清楚、层次分明，能系统完整地反映研究对象的全貌，还要用简洁明了的文章说明研究对象的客观情况，并注明资料来源和出处。

第三步是进行资料分析。运用科学的分析方法对整理后的信息资料进行分析，研究特定课题的现象、过程以及内外各种联系，找出事物的规律性，构成理论框架。

2. 数据核查 无论是机器录入还是手工录入，数据录入后，首要工作就是对录入的数据进行核查，以确保数据的质量。核查数据时，务必保证数据的有效性和准确性。数据的有效性，是确保数据有用性的基础，有效性与数据的取值范围一致性有关；而数据的准确性，是数据可用、有用的前提，如果健康信息中出现数据有误，例如将患者姓名写错，或药物剂量写错、药物名称写错，将会造成致命的危险。

核查数据分为两步进行，第一步是核查数据的有效性，运用统计软件的基本统计量过程，列出每个变量的最大值和最小值，如果某变量的最大值或最小值不符合逻辑，说明数据有误，例如年龄的最大值为900时，该组数据一定有错误，可利用统计软件的查找功能找到该数据。第二步是数据核对，该步骤确保数据的准确性，可将原始数据与录入的数据进行一一核对，并逐一更正错误信息，有时为了慎重起见，采用双录入方式，然后运用程序自动比较，不一致时一定是数据录入错误。因此，要求采集的所有信息，均应严格实行信息复核程序，避免重复采集、多头采集。

3. 信息清理的方法

（1）双录入法 是一种通过两个人分别对同一份数据进行录入和校对的方法，以减少数据错误的可能性。这种方法可以确保数据的准确性和一致性，同时也可以减少人为错误。当发现前后两次录入的数据有不符合的情况时，应重新参考源文件及调查问卷，直至找到错误并更正为止。

（2）直接审阅数据库文件 该方法在健康管理过程中是一种非常实用的信息清理方法。主要是通过专人，对存储在数据库中的数据文件进行直观地检查。此过程中，检查人员会查看数据文件中记录的格式是否一致，是否存在空白数据，以及是否存在异常或不符合逻辑的数据。例如，在健康管理的情境中，数据库中可能包含了患者的年龄、性别、身高、体重、血压等各类健康数据。直接审阅数据库文件的方法就是检查这些数据是否准确无误。如果发现年龄字段出现不合逻辑的数值，或者性别字段出现空值，那么就需要对这些数据进行清理和修正。对于数据中的缺失值已经进行过编码（如数据缺失时要录入99），如该项出现空白栏，则提示错误存在。

直接审阅数据库文件的方法虽然需要人工操作，但对于发现和纠正一些明显的错误非常有效。同时，这也是一种非常直观的方法，可以让检查人员直接看到数据的状态，从而更好地理解数据的特性和问题。需要注意的是，直接审阅数据库文件需要检查人员具备一定的专业知识和经验，能够理解数据的含义和逻辑，才能有效地进行信息清理工作。

（3）计算机查错 通过计算机程序对数据进行检查和验证，可以发现一些人为难以发现的问题。例如，可以通过程序对数据进行逻辑检查，发现不符合逻辑的数据。同时，也可以利用一些数据清洗工具对数据进行清洗和整理，提高数据的准确性和可读性。

具体做法有：①数据库设计时进行合理编码。在健康信息录入前的数据库程序设计阶段，需要确定每个变量的特定范围内的编码来确认其属性，并规定所要接受的合理范围。在录入数据时，数据库程序会自动检查编码的正确性。例如，在使用 Ep – Data 进行数据录入时，可利用建立核查文件（.CHK 文件）对录入信息进行纠错处理，如果发生录入错误，系统会发出“嘟嘟”的响声来提示录入人员及时更正。② 逻辑差错。在数据录入完成后，可应用逻辑检查的方法进行查错。这涉及在计算机上通过应用反证法的程序，检查对特定问题和其他问题的回答是否存在逻辑上的合理性。例如，前列腺癌的患者应该是男性，如果记录为女性，这就是逻辑上的错误。

（四）信息传递

在完成信息的录入、整理与分析后，应及时将结果按照规定的格式反馈给客户。信息的传递方法有以下几种。

（1）通知客户到健康管理中心　以面对面的方式将结果告诉客户。最好也同时打印出一份纸质版结果呈交给客户，同时对专业或不易理解的部分进行相应的解释。

（2）将打印好的纸质版结果通过邮寄方式邮寄给客户　如果有一些特殊问题需要解释，应该在书面给予说明解释。如果需要进行复查或进一步诊断的，则需要详细作出说明。

（3）电子邮件通知　要求与邮寄方法相同。

（4）电话通知　电话通知方式是最直接有效的方式，可以详细准确地解释健康检测报告。但是，电话通知过程中如果语言表达不当，容易造成客户的错误理解。通过邮寄（含电子邮件）纸质报告与电话通知相结合的方式可在一定程度上弥补二者的不足。

（5）短信通知　短信的描述比较简单，信息载量有限，可根据需要结合其他通知方式组合使用。

不管以什么样的方式进行信息的传递，传递出去的健康信息必须要得到客户收到的反馈。反馈的信息不仅包括是否收到信息，除了是否收到外，还应该包括客户对所传递的信息是否能理解的反馈以及个人的意见和建议。健康管理者应将传递出去的信息和接收回来的反馈信息详实记录，并按照要求及时传递给上一级健康管理者。

二、健康信息的采集和保存 微课2

（一）健康信息的采集

健康信息采集是指健康管理者在健康管理和医疗保健、卫生服务等过程中所产生信息，通过科学的方法、合理的渠道，按照一定的程序，有组织、有计划、有目的对真实、实用、有价值的信息进行采集的全过程。

1. 健康信息采集原则

（1）计划性　为了满足健康管理服务的需求，需要有计划地、分步骤地收集信息。为了实现有计划的信息采集，需要确保目标明确、重点清晰，并全面兼顾，根据实际需求制定详细的计划。

（2）系统性　根据服务单位的性质、专业的特点、学科的任务等，需要不间断地连续采集信息，确保信息的连续性和系统性。

（3）针对性　针对健康管理服务的实际需求，有目的、有重点、分专业、分学科地收集信息，按照计划和步骤进行，以最大限度地满足用户的信息需求。

（4）及时性　根据客户的信息需求，及时快速地采集到与健康相关的最新动态、最新水平、最新发展趋势的信息，确保信息的时效性。

（5）完整性　根据客户当前和潜在的信息需求，全面、完整地收集信息，确保数据的完整性和全面性，不能遗漏任何数据。

（6）真实性　根据用户的需求，采集真实、客观、准确、可靠的信息，确保信息的真实性和可信度。

2. 健康信息来源　健康信息的主要来源包括：各类卫生服务记录例如社区卫生服务、健康体检记录、专题健康或疾病调查记录等方面。

（1）各类卫生服务记录　例如城市社区或村卫生室的各类卫生服务记录，这些记录按照上级部门要求长期填写保存，内容详尽，客观且相对准确，可以充分利用。

（2）健康体检记录　健康体检是开展健康管理工作的基础，是健康信息采集过程中不可或缺的重要一环。而健康信息量的多少往往由不同的体检项目和次数来决定，除了常规的体检项目外，应根据受检者的年龄、性别、工作、生活方式、相关危险因素、既往身体状况、家族病史以及经济情况等综合考虑科学、合理地设置个性化的体检套餐，再根据不同的套餐内容完成信息的采集。

（3）专题调查　当需要解决某些专业或某特定问题时，常用的记录表和调查表通常不能提供足够数量的信息，因此需要通过专题调查来获取需要的信息。

3. 健康信息采集方法

（1）访谈法　是以访谈的形式了解某人、某事、某种行为或观点的一种调查方法，可以采用走访、邮寄或现代通讯工具与被调查者面对面交谈等形式获得信息。访谈法也是调查中，取得双方信赖的最佳方法。

（2）实地观察法　是由调查员到现场对调查对象进行直接观察、检查、测量取得资料，如医生对被调查者进行身高、体重测量等体格检查。实地观察法获得的资料更加真实、可靠，但比较耗费人力、物力、财力，因此在实际调查中，往往将访谈法与实地观察法结合使用、互相补充。

（3）问卷法　是调查者运用预先设计好的调查问卷向被调查者了解情况或征询意见和观点的一种书面调查方式。问卷调查是专题调查的主要方式之一，主要用于获取调查对象的基本情况、生活行为方式、对某些事件的态度观点等信息，以及获取满足研究目标的各种信息。关于问卷调查的详细内容见本章第一节。

（二）健康信息的保存

在当今社会，随着大数据、云计算、智能化、互联网等高科技的迅猛发展，医疗卫生服务信息化建设及健康信息化建设也在迅速发生改变。然而，快速发展的信息化技术背后，信息安全事故频频发生，如信息泄露、电信诈骗等各种不良社会事件。健康信息安全所带来的影响，不仅涉及客户群体，还会给健康管理人员带来更多的信誉问题，甚至会影响整个社会的安定团结和国家的长治久安。因此，科学、严谨、安全、高效保存健康信息，确保健康信息安全与可靠意义重大。

1. 健康信息保存的内容　健康信息保存的主要内容包括调查问卷所得数据的保存和数据录入计算机后的相应数据库文件的保存。常见的物理保存形式有居民健康调查所回收的纸质版问卷组成的社区健康档案或其他部门档案室的实体健康档案（纸质）资料等。随着全球信息化的发展，国家加快了医疗健康领域的信息化建设，以电子化的形式建立和保存健康档案被社会各方广泛采用，居民电子健康档案开始逐步建立，其主要来自存放在数据库中的海量健康数据资料及医疗卫生机构的电子病历。

2. 健康档案的保存

（1）健康档案的排列顺序　居民健康档案所涵盖的资料繁多，按照通常的分类，其排列次序一般为：个人基本信息，包括姓名、性别、年龄、出生日期、联系方式等基本身份信息；主要健康问题目录，记录疾病史、家族史、遗传病史等信息，有助于了解个人的健康状况和风险；周期性健康检查记录，包括定期的身体检查、实验室检查、影像学检查等结果；接诊记录，详细记录每次就诊的时间、症状、诊断和治疗情况；特殊人群健康管理的随访记录，针对特定人群，如老年人、儿童、孕妇等，进行定期的健康随访和指导；疾病会诊和转诊记录，描述在其他医疗机构接受会诊或转诊的情况，确保医疗连续性；其他辅助检查资料，包括心电图、B 超、CT 等检查结果。

（2）健康档案的保存　健康档案的保存策略需要充分考虑其数量大小、建档对象的具体情况（如地区、人口结构、社会工作类别等）。这一步骤确保了健康档案的安全性、连续性、完整性和便利性。

基层保管，利于更新：由于居民的健康信息是实时变化的，随着他们对健康需求的增长，健康档案的内容也需要持续更新。为了确保居民随时可以方便地更新和使用他们的健康档案，保管工作主要由社区卫生服务中心（或村卫生室/乡镇卫生院）负责。在后续的社区服务活动中，这些机构会不断更新健康档案，确保其时效性。

统一编码，方便查阅：在放置调查问卷等纸质文件时，为了便于利用，各保管单位可以采用 16 位编码制进行统一编码。这样可以为每份档案编制唯一的编码，并按顺序放置。同时，要预留出足够的空间，以备将来对档案进行扩充。

设施设备，保障安全：为了确保健康档案的安全与完整，必须配备相应的档案保管设施与设备。这些设施与设备应满足防盗、防晒、防高温、防火、防潮、防尘、防鼠、防虫等各项要求，以确保档案的妥善保管。

专人负责，保护隐私：档案室的管理必须由专人负责，以确保档案的安全与完整。档案室内应悬挂与档案管理相关的规章制度，以及查阅档案所需的步骤流程，为工作人员提供明确的指导。

此外，负责人员还需要负责各种健康档案资料的发放接收、整理归类、编码编号、保存保管、借阅和利用等工作。这些工作都需要严格遵守相关规定，确保健康档案的完整性和安全性。在处理健康档案时，必须严格遵守保密纪律，不得泄露任何敏感信息。这不仅是对患者的尊重，也是对整个社会的负责。

（三）电子健康档案等健康信息的保存与安全

2015 年 3 月，国务院办公厅发布了《全国医疗卫生服务体系规划纲要》，提出了一个重要目标：电子健康档案基本覆盖全国人口，并实现信息实时更新和规范管理。电子健康档案作为健康管理体系的重要组成部分，为社区工作者、医生以及居民提供了更加便捷、高效的服务。通过电子健康档案，可以节省大量时间，提高工作效率。同时，健康档案的信息化平台建设也是实现无纸化管理的关键手段。通过信息化平台，可以实现健康档案的数字化存储、传输和共享，提高管理效率和服务质量。这将为未来的健康管理提供更加便捷、高效的支持。积极推进健康档案的信息化平台建设，加强电子健康档案的规范管理，能够为居民提供更加便捷、高效的健康管理服务。

1. 电子健康档案的保存要点

（1）分级存储　按照国家规定，人口健康信息应当分级存储，各责任单位需按照统一规划要求，负责存储和管理其产生的人口健康信息。这些信息必须符合国家数据存储、容灾备份和管理规定，并建立可靠的人口健康信息容灾备份机制，定期进行备份和恢复检测，以确保数据的及时性、完整性和准确性。同时，这些信息不得在境外的服务器上存储或托管、租赁在境外的服务器进行健康信息储存。

（2）双重备份管理　为了实现健康信息的现代化管理，这些信息都需要存储在数据库中。在录入和清理完成后，数据库文件需要进行双重备份，分别保存在不同的计算机相应文件夹里，并向上一级管理者报告。此外，为了便于数据的传输和利用，部分健康信息的存储形成了标准化结构。例如，国家于 2009 年公布了《电子健康档案相关卫生服务基本数据集标准》（共 32 个数据集，2252 个数据源）和《电子病历基本架构与数据标准（试行）》。这些标准化的存储方式提高了数据的质量和可读性，为医疗保健工作者提供了更加便捷和高效的数据访问和使用体验。

2. 健康信息安全　在大数据、云计算、物联网、移动互联网等前沿科技的推动下，我国健康信息化建设正以惊人的速度取得显著的成果。然而，伴随着这些进步，信息安全风险也随之上升，频繁发生的信息泄露、勒索病毒等不良信息安全事件，对医疗行业带来了巨大的威胁。健康信息安全问题的危害性，不仅体现在对患者的隐私保护，医务人员的工作效率和医疗机构的正常运行上，更可能对社会稳定和国家安全产生深远的影响。因此，保障健康信息安全是一项至关重要的任务。

三、健康档案的建立

（一）健康档案的概念

1. 健康档案　健康档案（health records）是一个全面记录个人生命体征变化以及与健康相关的一切行为和事件的重要资料。它涵盖了每个人的生活习惯、既往病史、诊断治疗情况、家族病史以及历次体检结果等关键信息。

2. 居民健康档案 居民健康档案是城乡居民个人基本信息和医疗卫生活动的重要历史记录。这些档案不仅为社会的多项工作提供了重要的参考依据，体现了当地公共卫生服务的公平性，而且保障了医疗卫生机构提供的医疗卫生服务质量。同时，居民健康档案也是建立健全基本医疗卫生制度的重要措施，更是人口健康信息化建设的重要资源。

居民健康档案是一个系统性的、科学记录个体所有健康要素的完整资料。为了更好地满足城乡居民的健康需求，提供全面、经济、便捷有效的社区基层卫生服务，居民健康档案应包括疾病预防、临床诊疗、医疗保健、疾病康复、健康教育和生育健康等方面内容。

3. 电子健康档案 电子健康档案在卫生信息化建设中具有重要意义，但不同国家和地区对其定义存在差异。尽管如此，电子健康档案通常包括两个方面：一是各个医疗卫生服务部门对不同人群整个生命周期的完整医疗健康信息及医疗活动的记录；二是这些信息能够被经授权的合法部门共享使用。在我国，电子健康档案的定义由个人基本信息和主要卫生服务记录信息两部分构成。这包括个人在社区卫生服务机构的健康资料、来自医院电子病历的主要部分以及疾病预防控制中心、妇幼保健院、卫生监督等部门的公共卫生服务记录。

近年来，我国发布了一系列关于健康档案构架及平台建设的标准及指导性文件，旨在规范各个地区的居民健康档案，构建以电子健康档案为核心的区域卫生电子信息平台。这些文件对电子健康档案的解释是：以计算机可处理形式存储和管理的，有关个人全生命周期健康状态和医疗保健行为的信息资源数据库。通过这些标准和指导性文件的实施，我国卫生信息化建设得到了进一步推动，医疗服务质量得到了提升，同时也有助于政府和相关部门进行公共卫生管理和研究，为制定更科学、更有效的卫生政策提供数据支持。

在人口健康信息化发展的推动下，电子健康档案则逐步发展成为健康信息保存的重要形式与载体。

（1）电子健康档案的信息来源 电子健康档案的信息来源丰富多样，既包括主动推送的数据，也包括从各类卫生服务记录中收集的信息。这些信息来源于日常的医疗卫生服务工作，能够及时、准确地反映个体的健康状况和医疗需求。为了确保电子健康档案的时效性和准确性，信息收集工作应融入医疗卫生机构的日常服务工作中，实现动态的数据交换和共享利用。

电子健康档案的信息内容主要来源于各类卫生服务记录，如预防、保健、医疗、康复等过程中的发现和记录。这些记录能够全面反映个体的健康状况和疾病问题，为医生提供准确的诊断和治疗依据。此外，电子健康档案还来源于健康体检记录和专题健康或疾病调查记录。这些记录能够补充和完善个体的健康信息，为医生提供更全面的诊断和治疗参考。

通过以上多种来源的信息收集和整合，电子健康档案能够为医务人员和健康管理者提供全面、准确的患者信息，提高诊断、治疗效率。同时，也有助于患者更好地了解自己的健康状况，积极参与自我健康管理。

（2）电子健康档案的基本内容 具体包括以下几个方面。

个人基本信息：主要包括人口学、社会经济学等基础信息以及基本健康信息。其中，一些基本信息反映了个人固有特征，贯穿整个生命周期，内容相对稳定，客观性强。

人口学信息：如姓名、性别、出生日期、出生地、国籍、民族、身份证件、文化程度、婚姻状况等。

社会经济学信息：如户籍性质、联系地址、联系方式、职业类别、工作单位等。

亲属信息：如子女数、父母亲姓名等。

社会保障信息：如医疗保险类别、医疗保险号码、残疾证号码等。

基本健康信息：如血型、过敏史、预防接种史、既往疾病史、家族遗传病史、健康危险因素、残疾情况、亲属健康情况等。

建档信息：如建档日期、档案管理机构等。

（3）电子化的主要卫生服务记录　具体包括疾病预防记录、疾病管理记录、医疗服务记录。

疾病预防记录：涵盖了传染病报告信息、结核病防治信息、艾滋病防治信息、寄生虫病信息、职业病信息、伤害中毒信息、行为危险因素监测信息以及死亡医学证明信息等。

疾病管理记录：特别关注健康管理信息，尤其是高血压、糖尿病、肿瘤、重症精神疾病等病历管理信息。

医疗服务记录：包括门诊诊疗信息、住院诊疗信息、住院病案首页信息以及健康体检信息等。

（二）建立居民健康档案的意义及要求

1. 建立居民健康档案的目的和意义　对于社区居民而言，个人健康档案是日常生活中进行自我保健不可缺少的重要医学资料。健康档案记载了每个人疾病的发生、发展、治疗和预后及转归及康复的整个过程。通过比较档案中不同时间段的资料和数据，社区居民可发现自己身体状况的变化趋势，疾病发展的方向、临床治疗效果等情况，有利于居民采取相应的预防保健措施。

享有健康档案的居民还可以在本辖区的社区卫生服务机构得到科学有效、及时方便、免费的社区公共卫生服务。

如果居民能够带着有效的健康档案去医院就诊，就会给医生诊断和治疗提供可靠依据，医生看到有些检查在社区已经做过，就可去除重复的且浪费时间的检查项目，是全科医师掌握居民健康状况的基本工具。

对于基层社区卫生服务中心而言，可以通过建立个体、家庭和社区完整真实的健康档案，全面了解和掌握社区居民的健康状况和疾病分布情况，为制定更科学、更有效的卫生政策提供数据支持。

2. 建立健康档案的基本要求　建立健康档案的基本要求包括资料的真实性、科学性以及记载信息的完整性、连续性和可用性。

（1）真实性　健康档案由多种原始资料所构成，真实、客观地反映居民当时的病情变化、治疗过程、康复情况等详尽资料，在建立健康档案时，对于某些不确定的信息，一定要通过详细调查，获取真实结果，决不能凭空想象随意描述，已经记录好的资料不允许任意改动。健康档案除了具有医学效应还具有法律效应，需要保证资料真实可靠。

（2）科学性　居民健康档案作为重要的医学信息资料，应当按照现代医学科学通用的规范进行记录，包括各种图表制作、文字描述、计量单位、医学专用名词等的使用都要按照国家标准进行书写，做到准确无误。

（3）完整性　基层卫生服务中心或机构中使用的居民健康档案，在记录形式上虽然比较简单，但记录内容必须保证完整性。这种完整性一方面体现在各种资料必须齐全，一份完整的健康档案应该包括个人基本信息和从出生开始直到生命结束所表现出的所有生命体征变化的详细记载，及其所接受的各项卫生服务的记录；另一方面体现在所记录的内容必须完整，包括患者的医疗背景、疾病变化、评估结果、计划安排等，并能够从生物、心理、社会等多个方面去记录。

（4）连续性　以问题为导向的记录方式及其使用的一些表格与传统的以疾病为导向的记录方式有显著的区别。以疾病为导向的记录方式是以患者某次患病为一个完整资料保存下来，对患者整个生命过程中的健康变化很难形成一个连续的资料。而以问题为导向的记录方式是把居民的健康问题进行分类计量，每次患病的资料可以累加，从而保持了资料的连续性。而且通过病情流程表，可以把健康问题的动态变化记录下来。

（5）可用性　一份理想的健康档案应是保管妥当，查找方便，能充分体现其使用价值的“活资料”，这需要对健康档案科学、合理地设计，记录格式要简洁、明了，文字描述要条理清晰，善于使用关键词、关键句。

此外，居民健康档案信息涉及个人隐私，在建立健康档案信息时，务必要注意做好社区居民信息保密工作。

（三）建立健康档案的内容

个人健康档案是指从一个人出生到死亡的整个过程，其健康状况的发展变化情况以及所接受的各项卫生服务记录的总和。健康档案包括个人基本信息表、健康体检信息记录表和中医药健康管理服务记录表。

1. 健康档案个人基本信息　个人基本信息表见表2－1。

（1）档案编号　采用16位编码制统一为健康档案进行编码，以国家统一的行政区划分作为编码的基础，以街道为划分范围，居委会为基本单位，编制居民健康档案唯一编码。

（2）身份证号　将建档个人的身份证号作为统一的身份识别码，为在信息平台下实现资源共享奠定基础。统一使用二代身份证，为18位数字。

（3）工作单位　应填写目前所在工作单位的全称。离退休者填写最后工作单位的全称；下岗待业或无业人员须注明。

（4）民族　注意少数民族应填写全称。

（5）血型　在前一个“□”内填写与ABO血型对应编号的数字；在后一个“□”内填写是否为“Rh阴性”对应编号的数字。

（6）文化程度　指截至建档时间，本人接受国内外教育所取得的最高学历或现有水平所相当的学历。

（7）药物过敏史　信息表中药物过敏这一项主要列出青霉素、磺胺及链霉素过敏三种药物，如有其他药物过敏情况，需额外说明。

（8）既往史　①疾病，填写现在正患有的和过去曾经罹患过的全部疾病，包括在建档时还未治愈的慢性病或某些反复发作的疾病，并标注确诊时间，如有恶性肿瘤，请写明具体的部位或疾病全称，如有职业病，注意标注所从事的具体工作及职业病的具体名称。对于经医疗单位明确诊断的疾病都应附有一级及以上医院的正式诊断，有病史卡的以卡上的疾病名称为准，没有病史卡的应有证据证明是经过医院明确诊断的。可以多选。②手术，填写曾经接受过的手术治疗。如有，应填写具体手术名称和手术时间。③外伤，填写曾经发生的后果比较严重的外伤经历。如有，应填写具体外伤名称和发生时间。④输血，填写曾经接受过的输血情况。如有，应填写具体输血原因和发生时间。

（9）家族史　指直系亲属（父亲、母亲、兄弟姐妹、子女）中是否患过所列出的具有遗传性或遗传倾向的疾病或症状。有则选择具体疾病名称对应的编号，可以多选。没有列出的请在“其他”中写明。

（10）生活环境　农村地区在建立居民健康档案时需根据实际情况选择填写此项。

2. 健康体检信息　健康体检信息记录表见表2－4。

（1）一般情况　①体重指数（BMI）＝体重（kg）/身高的平方（m^2）。②生活自理能力评估：65岁及以上老年人需填写此项。③认知功能粗筛方法：告诉被检查者“我将要说三件物品的名称（如铅笔、卡车、书），请您立刻重复”。过1分钟后请其再次重复。如被检查者无法立即重复或1分钟后无法完整回忆三件物品名称为粗筛阳性，需进一步进行“简易智力状态检查量表”检查。④情感状态粗筛方法：询问被检查者“你经常感到伤心或抑郁吗”或“你的情绪怎么样”。如回答“是”或“我想不是十分好”，为粗筛阳性，需进一步行“抑郁量表”检查。

（2）生活方式 ①体育锻炼：指主动锻炼，即有意识地为强体健身而进行的活动。不包括因工作或生活其他需要而必须进行的活动，如为上班骑自行车、做强体力工作等。锻炼方式填写最常采用的具体锻炼方式。②吸烟情况：“从不吸烟者”不必填写“日吸烟量”“开始吸烟年龄”“戒烟年龄”等。③饮酒情况：“从不饮酒者”不必填写其他有关饮酒情况项目，已戒酒者填写戒酒前相关情况，“日饮酒量”折合成白酒量。（啤酒/10 = 白酒量，红酒/4 = 白酒量，黄酒/5 = 白酒量）。④职业暴露情况：指因患者在工作过程中所接触的化学品、毒物或射线接触情况。如有，需填写具体化学品、毒物、射线名或填不详。⑤职业病危险因素接触史：指因患者职业原因造成的粉尘、放射物质、物理因素、化学物质的接触情况。如有，需填写具体粉尘、放射物质、物理因素、化学物质的名称或填不详。

（3）脏器功能 ①视力：填写采用对数视力表测量后的具体数值（为 5 分记录），对佩戴眼镜者，可戴其平时所用眼镜测量矫正视力。②听力：在被检查者耳旁轻声耳语“你叫什么姓名”（注意检查时检查者的脸应在被检查者视线之外），判断被检查者听力状况。③运动功能：请被检查者完成以下动作，“两手触枕后部”“捡起这支笔”“从椅子上站起，行走几步，转身，坐下。”判断被检查者运动功能。

（4）查体 如有异常请在横线上具体说明，如可触及的淋巴结部位、个数；心脏杂音描述；肝脾肋下触诊大小等。建议有条件的地区开展眼底检查，特别是针对高血压或糖尿病患者。

（5）辅助检查 该项目根据各地实际情况及不同人群情况，有选择地开展。免费辅助检查项目按照各专项规范要求执行。

（6）现存主要健康问题 指曾经出现或一直存在，并影响目前身体健康状况的疾病。可以多选。若有高血压、糖尿病等现患疾病或者新增的疾病需同时填写在个人基本信息表既往史一栏。

（7）住院治疗情况 指最近 1 年内的住院治疗情况。

（8）主要用药情况 对长期服药的慢性病患者了解其最近 1 年内的主要用药情况。

（9）非免疫规划预防接种史 填写最近 1 年内接种的疫苗的名称、接种日期和接种机构。

（10）健康评价 无异常是指无新发疾病、原有疾病控制良好无加重或进展，否则为有异常，填写具体异常情况，包括高血压、糖尿病、生活能力、情感筛查等身体和心理的异常情况。

（11）健康指导 指对纳入健康管理的患有高血压、糖尿病、严重精神障碍患者等慢性病的重点人群的定期随访和健康体检。减重的目标是指根据居民或患者的具体情况，制定出在下次体检之前需要减重的目标体重值。

知识链接

建设健康信息化服务体系

——《“健康中国 2030”规划纲要》节选

第二十四章 建设健康信息化服务体系

第一节 完善人口健康信息服务体系建设

全面建成统一权威、互联互通的人口健康信息平台，规范和推动“互联网 + 健康医疗”服务，创新互联网健康医疗服务模式，持续推进覆盖全生命周期的预防、治疗、康复和自主健康管理一体化的国民健康信息服务。实施健康中国云服务计划，全面建立远程医疗应用体系，发展智慧健康医疗便民惠民服务。建立人口健康信息化标准体系和安全保护机制。做好公民入伍前与退伍后个人电子健康档案军地之间接续共享。到2030年，实现国家省市县四级人口健康信息平台互通共享、规范应用，人人拥有规范化的电子健康档案和功能完备的健康卡，远程医疗覆盖省市县乡四级医疗卫生机构，全面实现人口健康信息规范管理和使用，满足个性化服务和精准化医疗的需求。

第二节　推进健康医疗大数据应用

加强健康医疗大数据应用体系建设，推进基于区域人口健康信息平台的医疗健康大数据开放共享、深度挖掘和广泛应用。消除数据壁垒，建立跨部门跨领域密切配合、统一归口的健康医疗数据共享机制，实现公共卫生、计划生育、医疗服务、医疗保障、药品供应、综合管理等应用信息系统数据采集、集成共享和业务协同。建立和完善全国健康医疗数据资源目录体系，全面深化健康医疗大数据在行业治理、临床和科研、公共卫生、教育培训等领域的应用，培育健康医疗大数据应用新业态。加强健康医疗大数据相关法规和标准体系建设，强化国家、区域人口健康信息工程技术能力，制定分级分类分域的数据应用政策规范，推进网络可信体系建设，注重内容安全、数据安全和技术安全，加强健康医疗数据安全保障和患者隐私保护。加强互联网健康服务监管。

练习题

答案解析

一、选择题

1. 信息录入常见的错误不包括（　）

A. 读不懂手写文字　　B. 编码错误

C. 错误的编码位置　　D. 不遗漏数据

2. 下列为不合逻辑信息记录的是（　）

A. 中年调查对象记录中有高血压疾病

B. 男性调查对象记录中有前子宫疾病

C. 调查对象范围年龄在25～64岁，调查表中无<25岁或>64岁调查对象

D. 调查对象均为女性，调查表中无男性调查对象出现

3. 信息的传递方法不包括（　）

A. 通知客户到健康管理中心

B. 将打印的结果通过邮寄方式寄给客户

C. 等待客户上门自取

D. 电话通知客户

4. 不符合调查问卷保存的环境要求是（　）

A. 潮湿的环境　　B. 留有空间以备扩充

C. 必需的档案保管设施设备　　D. 便于取用和查阅

5. 健康档案应妥善保管，不泄露健康信息体现的是以下各项中（　）的要求

A. 以人为本　　B. 保守秘密

C. 有利和主体　　D. 优质服务

二、简答题

1. 简述信息录入的方法。
2. 信息清理的方法有哪几种，如何操作？
3. 信息的传递方法有哪些？

（吕 婵 王春鹏）

书网融合……

本章小结　微课 1　微课 2　题库

第三章　健康风险评估与分析

学习目标

知识目标

1. 掌握　健康危险因素的概念和分类；健康风险评估的定义、基本原理；疾病危险性的表示方法；健康风险评估的作用；群体健康风险表示方法。

2. 熟悉　健康风险评估问卷、报告。

3. 了解　健康风险评估的模型。

能力目标

1. 培养学生能够根据客户的健康信息识别健康危险因素的能力。

2. 培养学生正确全面解读健康风险评估报告的能力。

素质目标

通过本章学习，能够运用相关工具对健康风险进行有效的分析和预测；具有良好的沟通和人际交往能力，能与客户建立信任关系并提供个性化的服务；具有持续学习和适应新技术的能力，以及高尚的道德情操和人文情怀。

全面发展的人必然追求健康，健康也是经济社会发展的基石。国民健康长寿，既是国家富强、民族振兴的象征，也是全体人民的共同期盼。为了捍卫居民的“健康权”，党和国家颁布了诸如《“健康中国 2030”规划纲要》《健康中国行动（2019—2030）》等政策，首次以法律形式确保居民的健康权益。

然而，随着工业化、城镇化及人口老龄化加速，我国居民的生产生活方式和疾病谱随之变化。现阶段，居民健康知识普及率低，吸烟、过量饮酒、锻炼不足、饮食不合理等不健康生活方式导致心脑血管疾病、癌症、慢性呼吸系统疾病、糖尿病等慢性非传染性疾病日益严重。为应对人民健康需求增长与慢性病及不健康生活方式普遍存在的矛盾，中国特色的健康管理模式应运而生。

这种以个体为中心的管理模式，综合运用多种手段，旨在提升居民健康素养和自我健康管理能力，促使形成健康生活方式。通过健康管理，可有效预防及控制慢性非传染性疾病的发展，提高居民健康水平及生命质量。健康管理是一种积极维护健康的方法，主要包括收集健康信息、健康风险评估与分析、健康危险因素干预及效果评价。其中，健康风险评估和分析为核心环节，全面掌握健康危险因素相关知识及评价方法，成为开展健康管理活动的必备知识基础和核心技能。

情境导入

情境：王先生，56 岁，公务员，高血压病史 15 年，服药依从性较差，吸烟，晚餐经常在外面餐厅进行，口味较重，喜欢甜食，交通出行以自驾为主，基本无休闲性体力活动，偶尔做家务劳动。王先生母亲有高血压史，父亲患糖尿病 10 余年，其单位组织员工到健康体检中心进行体检。

工作任务：

1. 识别王先生的健康危险因素。

2. 对王先生的健康危险因素进行分类。

3. 对王先生进行健康风险评估并解读健康风险评估结果。

课前思考：

健康管理师对王先生进行健康干预，优先干预哪些健康问题和健康危险因素？

PPT

第一节　健康风险识别

健康风险的识别在健康管理中具有至关重要的地位。它是整个健康风险评估与分析的基础，也是实施有效干预措施的关键。通过及时发现个人和群体中的健康危险因素，能够针对性地采取措施，防止或减缓疾病的发生，提高人们的健康水平。健康风险的识别不仅有助于实现疾病的“三级预防”，更有助于充分利用有限的资源，实现最大的健康收益。因此，健康风险的识别对于实现“人人享有健康”这一目标来说，具有重要的价值与意义。

一、健康危险因素的概念与分类

（一）健康危险因素的概念

健康危险因素是指可能增加疾病或死亡发生风险的各类因素，包括个人特征、环境因素、行为因素、生物遗传因素等。这些因素可能来自个体内部或外部环境，了解和识别这些危险因素对于预防和管理慢性疾病，提高公众健康水平具有重要意义。通过减少这些危险因素，人们可以降低患病风险，从而改善自己的整体健康状况。因此，对公众进行健康教育，提供相关的预防策略和建议至关重要。同时，医疗专业人员和政策制定者也需要考虑到这些因素，以制定更有效的公共卫生策略。

（二）健康危险因素的分类

健康危险因素种类繁多，可以从不同角度进行分类。根据对健康影响的对象，可分为群体危险因素和个体危险因素；根据是否可以改善或纠正，分为可改变危险因素和不可改变危险因素；从来源来看，可以分为环境危险因素、行为生活方式危险因素、生物危险因素和医疗卫生服务危险因素。以下是其中几种重要的健康危险因素。

1. 环境危险因素　环境与人类健康紧密相连，是社会生存的重要基石。疾病往往是在机体与环境因素相互作用下产生的，因此，环境质量对人类健康具有直接影响。环境危险因素可分为自然环境危险因素和社会环境危险因素。

（1）自然环境危险因素　自然环境危险因素主要包括生物性、物理性和化学性因素。生物性危险因素，如细菌、病毒和寄生虫等，常常是传染病、寄生虫病和自然源性疾病的直接诱因。物理性危险因素如高温、噪声、振动、电离辐射和电磁辐射等也比较常见。此外，化学性危险因素如化学毒物、粉尘、农药、工业废水和汽车尾气等也对健康构成威胁。

（2）社会环境危险因素　社会环境危险因素对健康的影响逐渐受到人们的关注。随着现代化、网络化和信息化的快速发展，社会环境对人类健康的影响不断加大。例如，贫困、教育落后、精神压抑、社会隔离、就业困难和生存压力等社会健康危险因素相互作用，加剧了国家之间、地区之间和群体之间的健康差距。

2. 行为与生活方式危险因素　行为与生活方式是人们在日常生活中逐渐形成的行为模式，涵盖了风俗习惯、运动、吸烟、酗酒、饮食习惯等多个方面。这些危险因素是由不健康的生活方式或行为所引发的，也被称为自创性危险因素。例如，不合理膳食、吸烟、酗酒、滥用药物、缺乏体力活动、特殊嗜好及不洁性行为等都是常见的行为与生活方式危险因素。

世界卫生组织（WHO）在2002年的报告中指出，全球十大健康危险因素包括营养不良、不安全性行为、高血压、吸烟、酗酒、不安全饮用水和不良卫生设施与习惯、铁缺乏、室内烟尘污染、高胆固醇和肥胖。此外，《2017年世界卫生统计报告》显示，全球70%的死亡与慢性非传染性疾病相关，而心血管疾病、癌症、慢性呼吸系统疾病和糖尿病是前四大死因。2018年，WHO进一步指出，烟草使用、缺乏运动、不健康饮食和有害使用酒精等会增加患慢性非传染性疾病的风险。

这些数据清晰地表明，不健康的行为和生活方式与慢性病的发生和发展有着密切关系，甚至是起到了决定性的作用。因此，改善个人行为与生活方式，培养健康的生活习惯，对于提高整体健康水平具有重要意义。通过教育和宣传，鼓励人们采取健康的生活方式，减少危险因素对健康的负面影响，有助于降低慢性病的患病风险，促进全球健康水平的提升。

3. 生物危险因素 生物危险因素是与生物遗传相关的健康风险因素。随着分子生物学和遗传基因研究的不断深入，许多疾病的发病机制已经找到了遗传学的依据。例如，单基因遗传病如血友病、蚕豆病等，其发病与特定的基因突变有关。此外，多基因遗传病如高血压、糖尿病等，其发病不仅与遗传因素有关，还受到环境因素的影响。

生物遗传因素在疾病发生中起到重要作用，而这种作用随着分子生物学和遗传学研究的不断深入而逐渐被揭示。了解家族病史可以帮助预测个人患病风险，并为预防和治疗提供依据。因此，对生物遗传因素的认识和关注对于维护人类健康具有重要意义。

需要注意的是，生物遗传因素只是影响疾病发生的一部分因素，而环境和生活方式因素同样不可忽视。综合各种因素的考量对于制定有效的预防和治疗策略至关重要。在维护健康的过程中，我们需要关注生物遗传因素，同时也要注意改善环境和生活方式，以降低患病风险并促进整体健康水平的提升。

4. 医疗卫生服务危险因素 医疗卫生服务中的危险因素是指在提供和接受医疗护理过程中，可能导致健康状况受损的不利因素。这些因素存在于整个医疗体系中，如资源配置不当、人员配置不平衡、公共卫生体系薄弱、医疗质量差、误诊漏诊、滥用药物、交叉感染控制不力，以及不恰当的诱导消费等。这些因素直接或间接地威胁着人们的健康，因此需要采取有效措施来消除或减少它们的影响。

二、常用健康风险评估指标与信息采集方法

（一）常用健康风险评估指标

1. 体重、体重指数（BMI）和腰围等数值 详见第二章第二节。

2. 血压 血压是指血液在血管内流动时对血管壁产生的侧压力。根据测量的收缩压和舒张压可以评估人的血压水平。评估结果分为正常血压、正常高值、高血压1级、高血压2级、高血压3级、单纯收缩期高血压。血压水平的定义和分类见表3-1。

表3-1 血压水平的定义和分类

分类	收缩压/mmHg	舒张压/mmHg
正常血压	<120	<80
正常高值	120~139	80~89
高血压	≥140	≥90

续表

分类	收缩压/mmHg	舒张压/mmHg
1 级高血压（轻度）	140～159	90～99
2 级高血压（中度）	160～179	100～109
3 级高血压（重度）	≥180	≥110
单纯收缩期高血压	≥140	<90

3. 血糖 正常情况下，体内糖的分解与合成处于动态平衡中，血糖浓度相对稳定，是体内能量的重要来源。根据被评估人的血糖水平，评估结果分为正常、糖调节受损和糖尿病。血糖水平评估结果见表 3－2。

表 3－2 血糖诊断标准

静脉血	正常	糖调节受损（糖尿病前期）	糖尿病
空腹血糖	3.9～6.1	6.1～7.0	≥7.0
餐后 2 小时血糖	<7.8	7.8～11.1	≥11.1

4. 血脂 血脂是血浆中的胆固醇、甘油三酯和类脂（磷脂、糖脂、固醇、类固醇）的总称，广泛存在于人体中。血清脂质检测可作为脂代谢紊乱及相关疾病的诊断标准。通常检测的指标包括总胆固醇（TC）、甘油三酯（TG）、高密度脂蛋白胆固醇（HDL－C）和低密度脂蛋白胆固醇（LDL－C）4 项。评估结果分为正常、临界值、升高和降低。血脂水平判断标准见表 3－3。

表 3－3 中国 ASCVD 一级预防低危人群非糖尿病患者主要血脂指标的参考标准（mmol/L）

分类	TC	LDL－C	HDL－C	TG	非 HDL－C
理想水平	–	<2.6	–	–	<3.4
合适水平	<5.2	<3.4	–	<1.7	<4.1
边缘升高	≥5.2 且<6.2	≥3.4 且<4.1	–	≥1.7 且<2.3	≥4.1 且<4.9
升高	≥6.2	≥4.1	–	≥2.3	≥4.9
降低	–	–	<1.0	–	–

注：ASCVD 为动脉粥样硬化性心血管疾病，TC 为总胆固醇，LDL－C 为低密度脂蛋白胆固醇，HDL－C 为高密度脂蛋白胆固醇，TG 为甘油三酯；表中所列数值是干预前空腹 12 小时测定的血脂水平；－为无。

5. 家族史、既往疾病史和日常生活行为方式 通过问卷调查可以了解到相关的详细信息，如家族史、本人曾患疾病情况、是否吸烟、是否缺乏运动、膳食摄入是否均衡等。

（二）健康危险因素信息采集方法

健康危险因素信息采集主要通过问卷采集、访谈采集和健康体检三种方式。

1. 问卷采集 调查问卷是最常用的一种健康信息收集方法。问卷是指为了调查和统计用的一种问题表格，是常用的一种收集资料的工具。健康问卷又称健康危险因素调查问卷，是进行健康信息收集的常用工具，最常用的是生活方式评估问卷。生活方式评估问卷是指通过所收集的大量的个人健康相关信息，分析建立生活方式、环境、遗传等危险因素与健康状态之间的量化关系，确定服务对象的主要健康危险因素，并预测个人在一定时间内发生某种特定疾病或因为某种特定疾病导致死亡的可能性，为服务对象提供一系列的评估报告。

2. 访谈采集 访谈法是以谈话为主要形式来了解某人、某事、某种行为或态度的调查方法。即访问者通过入户、信件或现代通讯工具直接与被调查者进行口头交谈，从而获得信息的方式。这种形式可以是访谈者单独访问被调查者，也可以与多个调查对象进行集体访谈。

3. 健康体检 健康体检是为健康管理提供准确信息的重要途径。由于健康体检是以服务对象的健康需求为基础的，因此体检项目的选择不仅仅是一般体格检查，还会依据服务对象的实际需求，增加相应具有针对性的检查项目，以便得到更多精准的指标和数据，从而更加准确地了解服务对象的健康状况。通过健康体检，为后期进行健康风险评估，制订有针对性的干预措施奠定基础。

三、健康危险因素与健康风险评估指标的关系

在进行健康风险评估时，首先需要建立健康风险评价指标体系，而与健康风险评价指标相对应的正是影响健康的相关危险因素，因此，健康危险因素的危险程度恰恰决定了健康风险评价指标的高低程度。目前，健康管理范畴中所提及的健康风险指标一般包含影响人类健康的生物、社会和自然因素以及不良的心理和行为等因素。如慢性病风险评价指标包括可改变和不可改变的危险因素。可改变的危险因素主要包括不良的生活方式（如吸烟、过量饮酒、运动不足、膳食不均衡等）、肥胖、心理不健康等；不可改变的危险因素主要包括年龄、性别、家族遗传史、既往史等。

知识链接

老年人 BMI 指标的意义

人人都会变老、家家都有老人，对老年人的关爱是社会文明进步的标志之一。体重指数（BMI）是全球公认的评价体重及健康情况的重要指标，现行相关 BMI 标准指南主要适用于儿童和成年人，国内外尚未有专门针对 80 岁及以上高龄老年人的 BMI 适宜范围推荐标准及体重管理指南。针对中国人群的研究发现高龄老年人中死亡和功能受损风险随 BMI 的增加呈下降趋势，提示现行成年人 BMI 适宜范围和管理模式可能不适用于高龄老年人，面对日益增加的高龄老年人群体，亟须制定有针对性的 BMI 适宜范围和个性化的体重管理指南。

第十四届亚洲营养大会期间发布《中国高龄老年人体质指数适宜范围与体重管理指南》团体标准中提出：高龄老年人个体保持在适宜 BMI 范围（$22.0\text{kg/m}^2 \leqslant \text{BMI} < 26.9\text{kg/m}^2$），以预防不良健康结局事件的发生、减少或延缓相关疾病及其并发症发生为管理目标。本标准首次明确高龄老年人 BMI 适宜范围推荐值和体重管理建议，不仅填补了高龄老年人健康标准的空白，也为我国养老服务体系建设提供了科学支撑。

练习题

答案解析

一、选择题

1.（共同题干题）患者，男，63 岁，A 型血，考古学者，每天吸烟 10 支以上，经常吃腌制饮食，每天蔬菜水果摄入 300g，体重 72kg，身高 180cm，曾有慢性胃部疾病史，母亲死于直肠癌。

（1）该客户的信息中不可控的危险因素是（　）

A. 直肠癌家族史　　B. 腌制饮食

C. 吸烟　　D. 体重

（2）该客户不属于下列疾病中（　）的高危人群

A. 高血压　　B. 肺癌

C. 糖尿病　　D. 心血管病

（3）对该客户重点开展的评估为（　）

A. 功能评估　　B. 心理评估

C. 生活方式评估　　　　D. 理想风险评估

（4）该客户需要进一步筛查的指标是（　）

A. 前列腺特异抗原　　　　B. 血磷

C. 幽门螺旋杆菌　　　　D. 血钙

（5）该客户需要干预的生活方式危险因素是（　）

A. 血压和饮酒　　　　B. 精神压力大

C. 膳食和吸烟　　　　D. 睡眠不足

2.（共同题干题）患者，男，42 岁，身高 170cm，体重 90kg，某企业负责人，工作应酬多，长期作息不规律，喜食煎炸烧烤，疏于运动。近期，该患者常心慌、头晕，头晕，头部常出汗，食量大增，体重剧增。

（1）该客户的体型是（　）

A. 消瘦　　　　B. 正常

C. 肥胖　　　　D. 超重

（2）该客户肥胖合并以下疾病中的（　）危险性最高

A. 冠心病　　　　B. 高脂血症

C. 高血压　　　　D. 糖尿病

3.（共同题干题）患者，男，48 岁，身高 175cm，体重 80kg，投资公司经理，工作紧张压力大，几乎每天都长时间坐着看书，缺乏运动，吸烟，每天蔬菜水果摄入充足，父亲有冠心病病史。近期常常感觉头晕，血压 155/90mmHg，总胆固醇 5.09mmol/L，甘油三酯 1.75mmol/L，空腹血糖 6.3mmol/L，现到健康管理中心咨询。

（1）该客户的不可控危险因素是（　）

A. 疾病家族史　　　　B. 血压

C. 高胆固醇血症　　　　D. 体力活动过少

（2）该客户的生理指标中危险因素异常的是（　）

A. 吸烟、肥胖、血压高

B. 血压高、血脂高、血糖高

C. 血压高、血脂高、缺乏运动

D. 精神压力大、血压高、血脂高

二、简答题

简述健康危险因素的分类。

（陈　娟）

书网融合……

本章小结　　　　题库

第二节　健康风险评估基本原理

PPT

健康风险评估是一个基于特定规则的过程，通过数字量化被测对象的健康概念和相关事物，从而将抽象的健康概念转化为具体的数据。当前，健康风险评估的范围正在不断扩大，不仅局限于对死亡和疾病的负面评估，而是逐渐转向以健康为核心的全面评估。评估内容也从单纯的生物学因素扩展到心理、行为和生活因素的综合性评估。这种转变旨在更全面地了解个体的健康状况，为制定个性化的健康管理方案提供依据。

一、健康风险评估的定义及原理

（一）健康风险评估的定义

健康风险评估（health risk appraisal，HRA）是通过收集个人的健康信息，分析建立危险因素（生活方式、环境、遗传和医疗卫生服务等因素）与健康状态之间的量化关系，预测个人在未来一定时间内发生某种特定疾病（生理疾患和心理疾患）或因为某种特定疾病死亡的可能性，即对个人的健康状况及未来患病或死亡危险性的量化评估。

健康风险评估是由 Lewis C. Robbins 博士首次提出的预测健康风险的科学方法，它采用独特的分析方法来描述和预测个体未来可能患某种特定疾病或因该疾病导致的死亡风险。作为一种前瞻性的评估手段，健康风险评估能够准确预测某一群体在特定阶段的健康状况，为制定有针对性的健康教育或健康促进计划提供坚实基础。这种分析的核心在于评估特定事件发生的可能性，而非进行确切的诊断。通过健康风险评估，可以更好地理解个体的健康状况，及时发现潜在风险，并采取有效的干预措施来改善健康状况。

健康风险评估是健康管理过程中关键的专业技术步骤，是健康管理的核心，是健康管理服务流程中的关键步骤，也称为危险预测模型。

（二）健康风险评估的基本原理

健康风险评估包括三个基本模块：个人健康信息收集（问卷调查、体格检查、实验室检查）、危险度计算、评估报告。

1. 个人健康信息收集　个人健康信息收集是进行健康风险评估的基础，主要包括问卷调查、健康体检等。体格检查及实验室检查主要包括身高、体重、腹围、臀围、血压、人体成分、血脂、血糖等。问卷调查主要包括以下几项。

（1）一般情况调查　包括性别、年龄、职业、婚姻状况、文化程度、生活环境等。

（2）生活方式调查　主要包括吸烟、饮酒、运动、营养状况、睡眠等。

（3）目前健康状况　包括个人既往史、家族疾病史等。

（4）其他危险因素　如精神紧张、工作压力等。

个人健康信息收集常用表格主要包括个人基本信息与病史表、健康体检及辅助检查表、膳食营养问询表、体力活动问询表、心理问询表、健康相关知识问询表等生活方式危险评估表。

2. 危险度计算　危险度计算，也称为风险评估或风险计算，是健康风险预测的核心环节。它主要分为一般风险评估和疾病风险评估两大类。传统的健康风险预测模型多以死亡为评估结果，但随着科技发展和健康管理需求的演变，评估范围已扩展至基于疾病的危险性评价。这种评价方法运用统计学手段，对前期收集的各类暴露因素（如遗传、行为生活方式、临床测量数值等）与结局（如患病、死亡）之间的关联进行估计。基于疾病的危险性评价更具优势，它能够帮助个体更深入理解危险因素的作用，并实施更为有效的控制措施，从而降低费用。

3. 评估报告 健康风险评估报告种类繁多，各种报告的组合也千差万别，一份较为完善的评估报告应该包括一份给受评估者个人的报告和一份总结了所有受评估者情况的人群报告。无论是个体评估报告还是群体评估报告都应与健康风险评估目的相对应。

具体来说，个体健康风险评估报告主要内容包括以下几项。

（1）健康状况的基本信息 如血压值、血糖值、体重指数及有无肥胖等。

（2）健康危险因素信息 如体力活动水平、膳食不合理、吸烟、酗酒、心理压力大等。

（3）患病风险的大小、降低或消除健康危险因素有可能改善的健康状况 如糖尿病的危险因素包括高血压、高血脂、肥胖等，如果控制体重、降低血压则可能提高健康状况等。

（4）制订健康干预计划 如制定合理的膳食计划、开展针对健康生活方式的健康教育、提供戒烟的相关措施、安排定期的随访等。群体健康风险评估报告主要包括受评群体的人口学特征、患病状况、健康危险因素总结、建议的人群干预措施和方法等。

评估结果是健康风险评估报告的主要内容，其表达方式是多种多样的，但应该包含个人患病风险（绝对风险）、人群风险（相对风险）以及个人可降低风险。另外，为了方便个人理解，评估提供者一般都会辅以报告的简要解释和医生的详细解读，并依据个人的评估结果有针对性地给出健康教育信息。

二、疾病危险性评价及预测方法

1. 疾病危险性评估的方法

（1）单因素加权法 单因素加权法是建立在单一危险因素与发病率基础上的，即将这些单一因素与发病率的关系以相对危险性表示其强度，得出的各相关因素的加权分数即为患病的危险性。由于这种方法简单实用，不需要大量的数据分析，是健康管理发展早期的主要危险性评价方法，目前仍被很多健康管理项目所使用。其中包括哈佛癌症风险指数、Carter Center 危险度评估模型、密歇根大学健康风险评估系统等。

哈佛癌症指数风险评估模型是20世纪90年代哈佛大学公共卫生防癌中心开发的健康风险评估模型，该方法根据疾病的危险因素在人群中的暴露水平及其比值比的大小，划分个人疾病的发病风险的等级。

该风险模型一般按照以下步骤进行计算：①先确立疾病的危险因素；②将危险因素转化为危险分数；③确定各个危险因素的人群暴露水平；④计算人群平均风险分数 = Σ（各个危险因素暴露率 × 各个危险因素的危险分数）；⑤计算个体该疾病危险分数；⑥个人风险值 = 个人风险分数/人群平均风险分数；⑦最后将根据个人风险值确定评估个体的等级风险水平。

（2）多因素模型法 多因素模型法是建立在多因素数理分析基础上的，即采用统计学概率理论的方法得出患病危险性与危险因素之间的关系模型。所采用的数理方法，除了常见的传统方法，如多元回归分析（logistic 回归和 Cox 回归）外，基于模糊数学的神经网络方法、基于 Monte - Carlo 的模型等也逐渐被应用于健康风险评估领域。这类方法的典型代表是 Framingham 的冠心病模型，它是在前瞻性队列研究的基础上建立的。该模型也被很多机构作为构建其他模型的基础，并由此演化出适合自己国家、地区的评价模型，例如中国的心血管疾病风险评估模型。

2016年，我国学者利用中国动脉粥样硬化性心血管疾病风险预测（prediction for ASCVD risk in China，China - PAR）研究随访的大样本队列数据，建立了用于心血管病10年风险和终生风险评估的 China - PAR 模型，并提出了适合国人的风险分层标准。对于20岁及以上没有心血管病的个体一般先进行心血管病10年风险评估，并进行10年风险分层；对于年龄在20～59岁且心血管病10年风险中、低危个体，还应进行心血管病终生风险评估，终生风险 < 32.8%，视为终生风险低危；终生风险 ≥ 32.8%，视为终生风险高危。评估流程如图3-1所示。

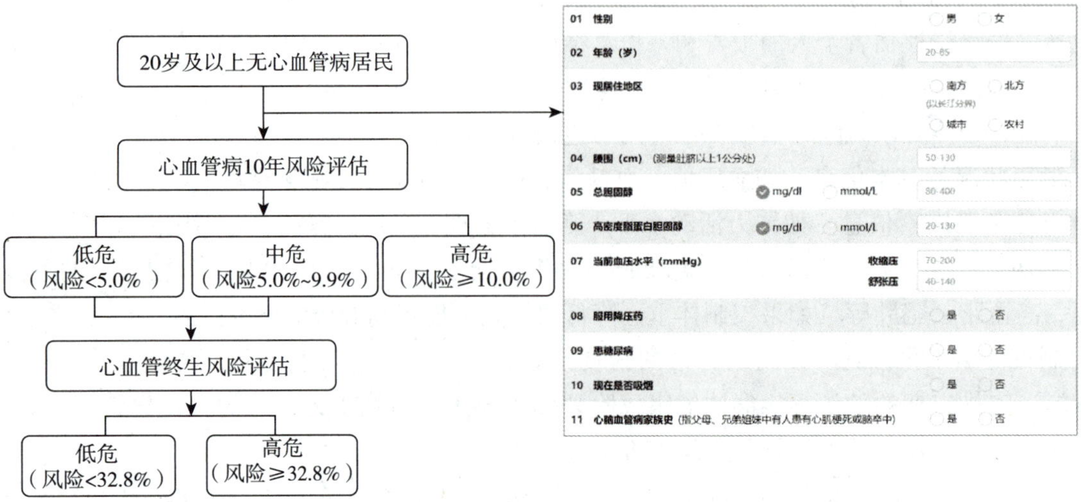

图3－1　20岁及以上居民心血管病风险评估流程

注：心血管病10年风险指个体在10年内首次发生心血管病的风险；心血管病终生风险指个体终生（至85岁）首次发生心血管病的风险

2. 风险评估或预测结果的表示方法　风险评估或预测的结果主要用绝对危险性和相对危险性来表示，绝对危险性评估是基于队列研究构建的，它是估计未来若干年内患某种疾病的可能性，用以估计多个危险因素对疾病的效应。如5年患病的绝对危险性为10%，表示5年内将发生被评估疾病的概率为10%。评估疾病绝对危险性的主要目的在于确定干预措施的绝对效果。相对危险性是暴露于某因素、某事件的发生率（危险度）与未暴露于该因素同样事件发生率（危险度）的比值，反映的是相对于一般人群危险度的增减量。一般人群的危险度是按人口的同年龄、同性别死亡率计算的。如果把一般人群的相对危险性定为1，那么其他的相对危险性就是大于1或小于1的值。

三、健康风险评估的操作方法

健康风险评估在操作上通常采用现代信息技术，通过软件或各种信息系统平台来收集健康状况的各种信息，为服务对象提供健康信息清单、疾病危险性评价报告、健康管理处方及健康改善行动指南。调动个人及集体的积极性，在个人与医生之间建立交流平台，从而有效地预防和控制肥胖、高血压糖尿病、冠心病、脑卒中、癌症等慢性病的发生和发展。

（一）工作条件

1. 风险评估表格、软件或网站，如适用于医疗机构和体检机构的健康管理平台、家庭健康管理平台等健康风险评估软件，以及适合中国居民心血管病风险评估的科学工具China－PAR风险预测模型。

2. 计算机等基本配置和录入软件程序等，如办公软件、SPSS数据分析软件等。

3. 人体成分仪、身高体重计、血压计、体检设备及常规生化实验检查设备等。

（二）内容和方法

1. 个人健康信息管理　包括疾病史、家族史、膳食及生活方式、体力活动、体格测量、心电图检查和临床实验室检查等个人健康信息。

2. 个人疾病危险性评价　对个体主要慢性疾病（肥胖、高血压、冠心病、糖尿病、脑卒中等）的危险性进行定量评价：包括未来若干年内患某种疾病的可能性（绝对危险性）和与同年龄同性别的人群平均水平相比，个人患病危险性的高低（相对危险性）。

3. 个人健康指导　制定以降低及控制个人危险因素为目标的个体化健康管理处方及相应的健康促进措施并进行跟踪；对疾病危险程度处于高、中、低危的服务对象进行随访，跟踪其危险因素的变化，对健康干预的效果进行评价，为下一步的健康促进措施的调整提供依据。

（三）步骤

以某健康风险评估软件为例，将健康风险评估基本步骤演示如下。

1. 个人健康相关信息采集并录入 服务对象在健康管理者或医生的指导下单独或共同填写“个人健康及生活方式信息记录表”，内容包括疾病史、家族史、膳食及生活方式、体力活动等，并进行体格测量、心电图检查和临床实验室检查等。（图3－2、图3－3、图3－4）

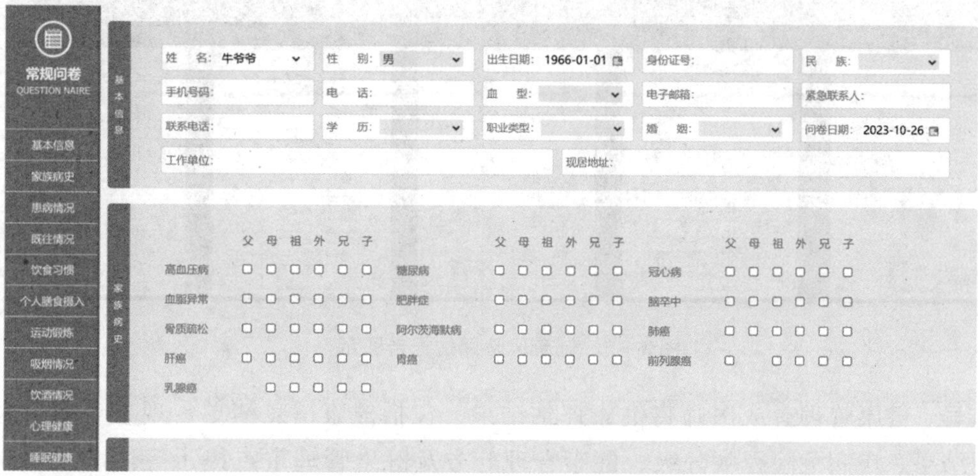

图3－2 生活方式问卷录入图示

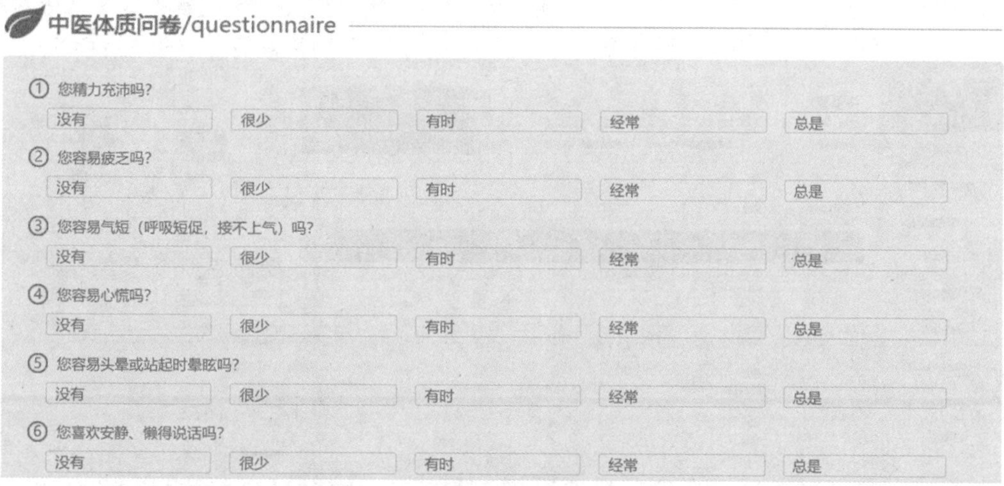

图3－3 中医体质问卷录入图示

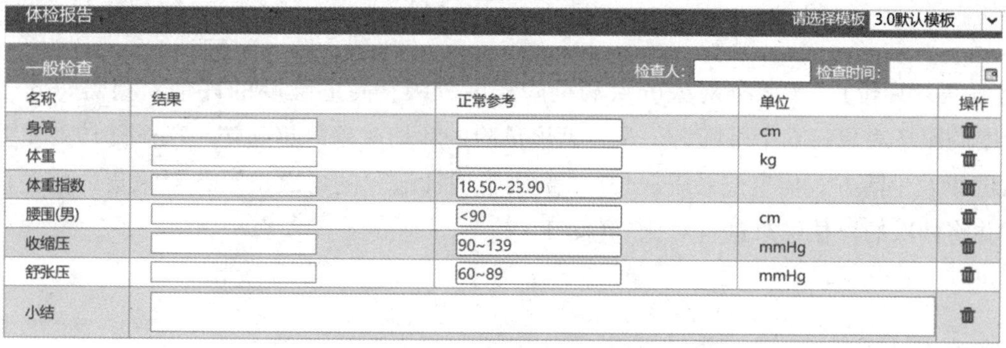

图3－4 体检报告录入图示

2. 健康风险评估和报告打印 信息收集完成后，由健康管理者或医师利用互联网评估或计算机软件评估个人的危险因素情况，即特定疾病的患病风险，进而汇总“个人健康信息清单”、按病种分类的“疾病危险性评价报告”及“个人健康管理处方”等报告。(图3-5)

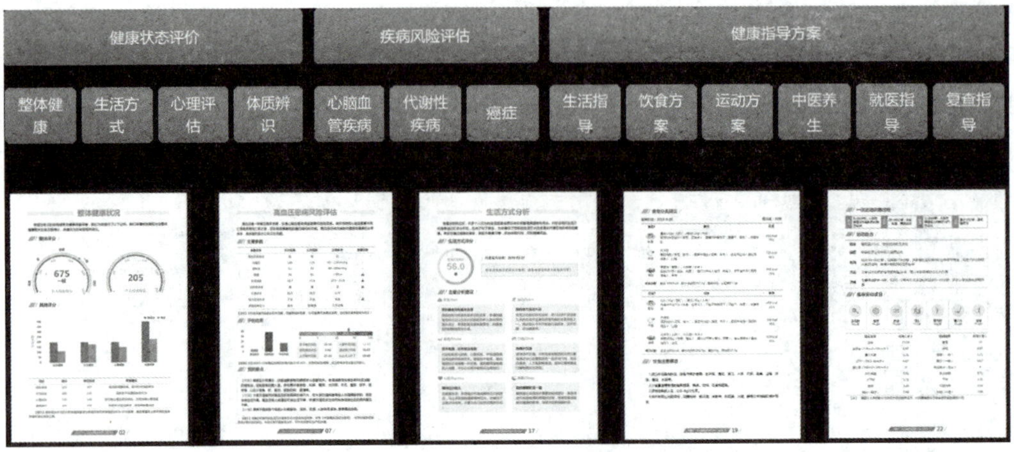

图3-5 健康风险评估报告图示

3. 跟踪指导 健康管理者或医师将健康评估结果，包括健康信息清单、现患疾病及家族史、疾病危险性评价结果、疾病危险程度分级、健康管理处方及医生管理重点提示等信息定期提供给服务对象并解释，定期与服务对象保持联系，提醒服务对象按健康管理处方及健康行动计划去实施。(图3-6)

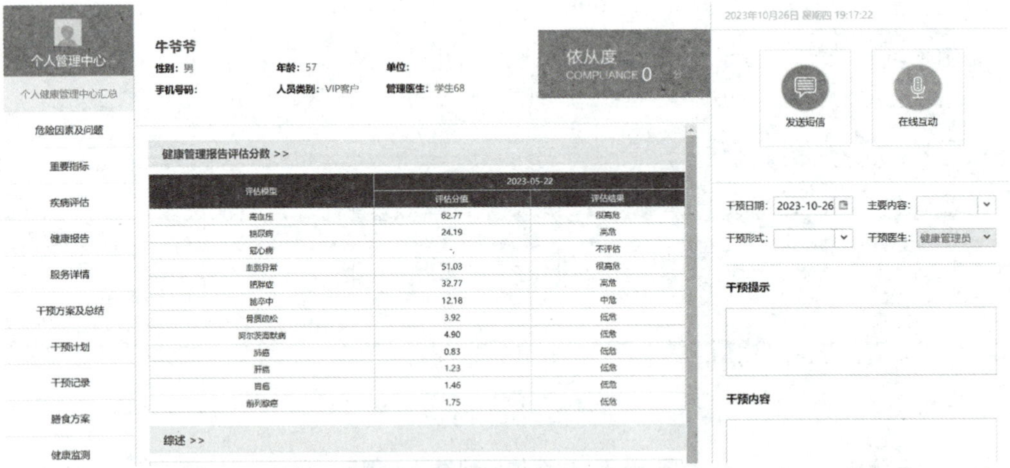

图3-6 跟踪指导记录图示

4. 随访（再次评价） 按服务对象的疾病危险程度分级，高危险度的评估对象需每3个月随访一次，中危险度的服务对象每6个月随访一次，低度危险的评估对象每年随访一次。随访的重要目的是可通过“个人健康及生活方式信息记录表”“个人健康管理日记”的再次填写，对采集的相关信息进行补充和更新，并将两次的评估结果进行对比。(图3-7)

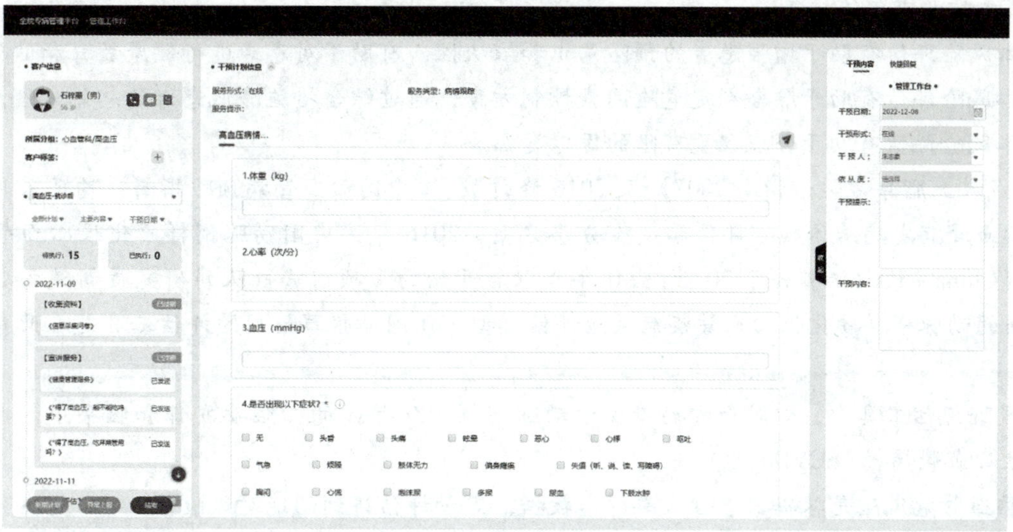

图 3－7　随访记录图示

5. 效果考核与评价　双向考核，一方面是考核服务对象，另一方面则针对健康管理人员或医师进行考核。服务对象个人考核方面主要包括危险信息的知晓度、个人行为变化情况、危险因素的控制情况、疾病的控制率和有效率等。健康管理人员和医师方面，考核的内容主要包括工作量、服务态度、服务满意度等。（图 3－8）

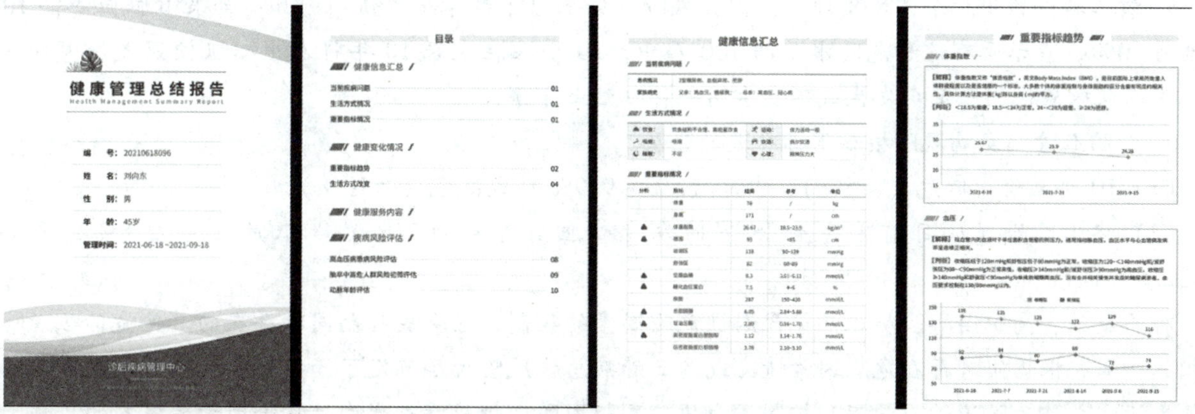

图 3－8　效果考核与评价结果图示

知识链接

心脑血管病总体风险综合评估之一：工具介绍

心脑血管病，又称心血管病，其危险因素常同时出现在同一个体，而多个危险因素的共同作用决定了个体发生心血管病风险的大小。因此，估计每个个体发生心血管病的风险不能只根据某一个危险因素的水平，还应全面考虑个体同时具有的危险因素的数目和水平。

目前，心血管病总体风险综合评估的概念已被国内外相关指南广泛采用，并将降低心血管病总体风险作为心血管病防治的目的。心血管病总体风险评估和风险分层在心血管病防治中的作用包括以下几项。

1. 通过总体风险评估，综合判断个体未来发生冠心病、脑卒中等心血管病的风险（可能性）。

2. 进行心血管病总体风险评估和风险分层是预防和控制心血管病的必要前提，也是临床医生制定个体化治疗方案的重要依据。

3. 总体风险评估有助于增强患者的预防意识和依从性，有助于对患者进行健康教育和健康管理。

4. 总体风险评估有助于综合制定危险因素控制方案，通过综合措施降低患者的总体危险。

5. 总体风险评估有助于合理配置有限的医疗资源。

《中国成人血脂异常防治指南2007》及2016修订版、《中国心血管病预防指南》均已采用了适合中国人群的心血管病发病总体风险评估和风险分层方案。2016年，中国动脉粥样硬化性心血管疾病风险预测研究（China－PAR）整合了20世纪90年代以后开始的多项前瞻性队列研究最新随访数据，建立和验证了新的动脉粥样硬化性心血管疾病风险评估模型，该网站推荐使用的评估工具是在此模型基础上开发的。

1. 该风险评估工具中，心脑血管病指由于动脉粥样硬化导致的心脏病发作和脑卒中，也称为动脉粥样硬化性心血管病（ASCVD）。

2. 心脑血管病风险是根据代表性人群样本数据，定量评估得到的绝对风险值。

3. 个人应用风险评估时，可以参考危险因素在理想状态下的风险。理想危险因素状态是指相同年龄、性别和地域的个体，其他危险因素水平为：总胆固醇200mg/dl，高密度脂蛋白胆固醇40mg/dl，未治疗的收缩压120mmHg，腰围男性90cm、女性85cm，当前不吸烟，没有糖尿病，无心脑血管病家族史。据此可以得到危险因素理想状态下的心脑血管病风险，供个体风险评估时参考。

4. 在10年心脑血管病风险中危人群和中青年人群中，还应进行终生风险评估，作为10年风险评估的补充。

5. 该工具虽然用于个体风险评估，但其风险数据来源于群体平均值。例如：如果心脑血管病10年风险为10%，表示具有这种危险水平的100人中，10个人在未来10年将发生心肌梗死或脑卒中。但是，并不意味着他们一定会发生或不发生同一种心脑血管事件。

6. 心脑血管病发病风险按如下标准进行分层。

（1）10年风险　低危（<5%）、中危（5%~9.9%）或高危（≥10%）

（2）终生风险（从目前生存至85岁时发生心脑血管病的风险）　低危（<32.8%）或高危（≥32.8%）

对高血压、高胆固醇、糖尿病等代谢性危险因素的控制，应考虑控制同时存在的其他危险因素，我国相关指南也根据同时存在危险因素情况或心血管病总体风险大小确定了治疗目标和干预措施。指南将改善生活方式作为防治心血管病和控制高血压、高胆固醇、糖尿病等代谢性危险因素最根本的措施。

练习题

答案解析

一、选择题

1. 开展健康风险评估，首先要建立（　）

A. 健康风险指标评价体系　　B. 健康危险因素评价体系

C. 遗传因素评价体系　　D. 心理、行为因素评价体系

2. 健康风险评估包括三个基本模块：问卷、（　）、评估报告

A. 疾病筛查　　B. 健康体检

C. 危险度计算　　D. 信息采集

3. 相对危险度表示的是与人群（　）相比，危险度的升高或降低

A. 总体水平　　B. 预估水平

C. 平均水平　　D. 预测水平

4. 健康风险评估的主要用途不包括（　）

A. 识别主要健康问题及危险因素，确定健康管理方案

B. 评价风险因素的控制效果

C. 评价患病危险性的变化

D. 满意度评价

二、简答题

张先生，50 岁，25 年吸烟史，本人无糖尿病，血压 150/90mmHg，体重指数 25，总胆固醇 5.46mmol/L。经采用我国“十五科研攻关项目”冠心病和脑卒中综合危险度评估方法对张先生进行评估，评估结果为：张先生的缺血性心血管病的患病风险是 7.6%，比一般人群高 2.8 倍。建议其尽快控制健康危险因素，降低发病风险。以本案例为例，请简述健康风险评估的三个基本模块。

（陈　娟）

书网融合……

本章小结　　题库

第三节　健康风险分析

PPT

情境导入

情境： 刘奶奶，退休教师。随着年龄增大，刘奶奶对自己的健康尤为关注，并到某医院健康管理中心寻求健康管理服务。健康管理中心对刘奶奶进行了专业的健康风险评估后，出具了一份健康评估报告，详细地分析了刘奶奶存在的健康风险。

工作任务：

指导刘奶奶阅读健康评估报告。

课前思考：

详细的健康风险评估对管理刘奶奶的健康有哪些作用？

风险是指某种不利事件发生的可能性或者某种事件预期后果中较为不利的一面。在日常生活中，由于受到各种不确定因素的影响，人们会面临各种各样的风险，这些风险可能来自工作、生活、健康等各个方面。可以说，风险无处不在，无时不在。而健康风险则是人们日常生活中最为关注的风险之一。为了尽可能地降低个人或群体的健康风险，必须正确认识健康风险，采取有效的管理措施，以尽可能降低风险的发生概率和负面影响。

风险管理是指面临风险者进行风险识别、风险估测、风险评价、风险控制等一系列决策和行动的过

程，其目的是减少风险带来的负面影响。在健康管理中，风险评估是一个核心环节，它包括风险识别、风险评估、风险控制和风险管理效果反馈四个方面。通过这些步骤，可以有效地评估健康风险，为后续的管理和控制提供有力的支持。同时，在健康管理中还需要注意数据的收集和分析，以便更好地掌握风险的情况和制定相应的管理策略。

总之，正确认识和评估健康风险是健康管理的重要基础。只有通过有效的风险管理措施，才能最大程度地降低个人或群体的健康风险，保护人们的身体健康。

一、群体健康风险的表示方法 微课

（一）疾病频率指标

用于描述疾病和健康事件在人群中分布的疾病频率测量指标，是流行病学研究中最基本、最常用的工具。疾病频率测量常用的指标有：发病频率测量指标、疾病负担指标和死亡指标。发病频率测量指标主要包括发病率、罹患率、续发率、累积发病率等；疾病负担指标包括患病率、感染率等；死亡指标包括死亡率、病死率和生存率等。

1. 发病频率测量指标 发病频率测量指标主要包括发病率、罹患率、续发率、累积发病率、发病密度等，这里详细介绍前三种。

（1）发病率　表示一定期间内（一般以年为时间单位），特定暴露或易感人群中某病新发生的病例出现的频率。其公式表示为

$$发病率 = （一定时期某暴露人群中某病新发病例数/同期暴露人口数）\times k$$

式中，$k=100\%$、1000‰、10 000/万或 100 000/10 万……发病率反映的是疾病发生的频率，需要注意的是若在一定时间内（一般为一年）同一个人多次发病，则应记为多个新发病例，而不能只记为一个新发病例，另外公式的分母同期暴露人口数，指有可能发生该病的人口数，这里原则上需要将这一时间段内正在患病的人口数和不可能患病的人（曾经患过此病或通过相关的疫苗接种而已经获得免疫力的人群）口数去除。

发病率是一个常用指标，是由发病报告或队列研究获得的单位时间内的疾病频率和强度，是动态指标，其常被用来描述疾病的分布，对于不同人群相同疾病的发病率进行比较，有利于对发病因素的探讨和防治措施的效果评价。

（2）罹患率　公式与发病率相同，不同之处在于观察时间短，发病率的观察时间一般以年为单位，而罹患率的观察时间可以是小时、日、周、月。由于观察时间短，所以罹患率往往被用于疾病暴发原因的探讨。

（3）续发率　往往是在集体单位发生传染病时使用，是某种疾病最短潜伏期到最长潜伏期之间易感接触者中发病人数占所有易感接触者总数的比例。其公式表示为

$$续发率 = （一个潜伏期内易感接触者中发病人数/易感接触者总人数）\times k$$

式中，$k=100\%$。续发率需要注意的是在计算过程中需要将原发病例从分子与分母中去除。

2. 疾病负担指标 疾病负担指标主要包括患病率、感染率、病残率等。

（1）患病率　又称现患率，指某特定时间内总人口中某病新患病例和旧病例的人数总共所占的比例。其公式表示为

$$患病率 = （特定时间里某病新旧病例数/特定时间里的观察人口数）\times k$$

式中，$k=100\%$、1000‰、10 000/万或 100 000/10 万……患病率值的大小在 0 与 1 之间。患病率往往被用于研究病程较长的慢性病的流行状况。虽然影响患病率的因素有很多，但最突出的则是发病率和病程这两个因素。因此患病率、发病率和病程之间的关系为

患病率＝发病率×病程

此关系成立的前提是该地区某种慢性病的发病率和病程在相当长的时间内始终保持在较为稳定的状态。通过这个公式，也可以根据患病率和发病率计算出该疾病的病程。

（2）感染率　指某一特定时间内所检查的人群样本中，某病现有感染者所占的比例，其中感染者包括显性感染和隐性感染。其公式表示为

感染率＝（受检者中阳性人数/受检人数）$\times k$

式中，$k=100\%$。感染率常常被用于调查人群对某些疾病的感染状况，如乙肝、寄生虫病等。

3. 死亡指标　常包括死亡率、病死率和生存率等。

（1）死亡率　是表示在一定时期内，某人群中所有死亡原因死亡的总人数在该人群中所占的比例。观察时间常以年为单位。其公式表示为

死亡率＝（某人群某时期总死亡人数/该人群同时期平均人口数）$\times k$

式中，$k=100\%$、1000‰、10 000/万或100 000/10万……死亡率是测量人群死亡危险度最常用的指标。它既可以反映一个地区不同时期人群的健康状况和卫生保健工作水平，也可以为该地区卫生保健工作的需求和规划提供科学依据。该计算方法由于没有考虑地区差异、性别差异和年龄差异等因素，因此被称为是粗死亡率。按照疾病的种类、年龄、性别、职业、种族等分类计算得到的死亡率称为死亡专率，当面对一些死亡率高的疾病时，可用死亡率替代发病率。

（2）病死率　表示一定时期内因某病死亡人数占患该病全部患者数的比例，表示某病患者因该病死亡的危险性。其公式表示为

病死率＝（某时期因某病死亡人数/同时期确诊的某病患者人数）$\times k$

式中，$k=100\%$、1000‰、10 000/万或100 000/10万……病死率往往受疾病的严重程度、当地医疗水平、疾病的诊断水平和病原体的毒力等因素的影响，其常被用于病程较短的急性传染病，较少用于慢性病。

（3）生存率　又称存活率，指某病患者中，从病程某时点起，经若干年随访后到随访结束时尚存活的病例数所占观察病例的比例。其公式表示为

n年生存率＝（随访满n年尚存活的病例数/随访满n年的病例数）$\times k$

式中，$k=100\%$。生存率的计算时间往往以年为单位，如1年、3年、5年、10年等，其往往被应用于某些病程长、致死性强的慢性疾病，如癌症。

（二）危险度

危险度是在观察的总数量中发生某事件的数量频率。它的计算与慢性疾病的前期暴露因素有关，而这些前期暴露危险因素则是指已经被流行病学研究所证实的，与一种或几种健康结果之间有定量关系的因素。如不良的生活行为因素（吸烟、酗酒、缺乏运动等）、临床测量指标（高血脂、高血糖等）、历史因素（家族遗传史等）。健康结果指因前期危险因素暴露而产生的结果。危险度的计算有很多种，相对危险度则是最为常用的一种方法。

1. 相对危险度（relative risk，*RR*）　相对危险度也称为率比，表示的是与人群平均水平相比，危险度的升高或降低，指暴露在某因素或某事件的危险度（I_e）同未暴露在该因素该事件的危险度（I_o）的比值。公式为

$$RR=I_e/I_o$$

当$RR=1$时，则表示暴露的该因素与疾病无关联；当$RR<1$时，表示暴露的该因素与疾病为负关联性，即该因素是保护因子，是对健康有益的；当$RR>1$时，表示暴露的该因素与疾病正关联，即该因素为危险因素。比值越大，表明关联性越强。

2. 归因危险度（attributable risk，*AR*） 归因危险度又被称为率差，指暴露组发病率与非暴露组发病率之差，是反映发病归因于暴露因素的程度。公式为

$$AR = I_e - I_o$$

式中，*AR* 表示暴露者中完全因为某种暴露原因所导致的发病率或死亡率。

3. 理想危险度（achievable risk） 指健康风险降低的空间，即鼓励个体修正自己的所有不良行为且达到目标水平后重新计算得到的危险度。

（三）评估分值

尽管 HRA 报告的种类多种多样，但是它都会包含一份个人报告和一份人群报告。在受评估者的个人报告中有一些共同因素，我们把这些共同因素称评估分值，而此评分则是通过某种方法从评估危险度计算得到的，如评价年龄。

（四）目标分值

在评估报告上往往还会显示目标分值，所谓目标分值即假设受评估者严格按照所有建议成功改变了之前不利于健康的行为后所得到的分值。如果受评估者无不利于健康的行为，即收集的信息显示与 HRA 建议的所有目标已经达到一致，则目标分值也就等同于评估分值。

（五）评价年龄

指具有相同评估总分值的男性或女性人群的平均年龄。当个体的评估危险度与人群平均危险度相等时，则个体的评价年龄就是其自然年龄。如果个体的评估危险度大于人群平均危险度时，则个体的评价年龄大于其自然年龄。如果个体的评估危险度小于人群平均危险度，则个体的评价年龄小于自然年龄。

二、健康风险评估的作用

健康风险评估是健康管理的关键环节。它通过个人信息的收集将筛查出的相关数据转变成健康信息，对群体和个体进行未来健康或疾病风险的判断，并对个体和群体进行分层，以利于进一步采取有效的干预措施。可以说健康风险评估在整个健康管理过程中起到承前启后的作用。

（一）健康风险评估对个体的作用

1. 帮助认识健康危险因素 随着经济的高速发展，人们的生活水平也在不断提高，但慢性病的发病率和死亡率也在迅速上升，人们越来越关注自身的健康状态，通过健康风险评估，能充分地帮助个体了解自己机体内外存在的能使疾病发生和死亡率增加的诱发因素，为其进一步采取干预措施奠定基础。影响健康的危险因素主要包括个人不良的生活行为方式（如吸烟、酗酒、运动缺乏、膳食不均衡、睡眠障碍等）、环境因素（如家庭氛围、生活环境等）、生理参数（如血脂异常、血压异常、血糖异常、肥胖等）、疾病家族史、疾病或临床前疾病状态等。

2. 鼓励修正不健康的行为 健康风险评估最早是为了更好地开展健康教育而提出来的，健康教育不仅仅是简单的健康宣教，而是通过有计划、有组织、有系统的社会和教育活动，促使个体自觉地采纳有益于健康的行为和生活方式，消除或减轻影响健康的危险因素，从而达到预防疾病、促进健康和提高生活质量的目的。其核心就是通过个性化、量化的评估结果，促使个体或群体改变不健康的生活行为方式。当个体认清自己身体健康状态，全方位了解身体健康数据，认识影响自己健康的各种危险因素后，就需要为其指明方向，即告知个体应该努力改善的方向，帮助其有针对性地修正自己不健康的行为。

3. 制订个体化的健康干预措施 通过健康风险评估，可了解了个体的主要健康问题以及影响健康的危险因素，通过对这些相关数据的进一步分析，可以将这些数据进行分类，针对可改变的危险因素及其出现的频率、强度、干预措施的成本－效果/效益等制定出适合个体的有效、经济的健康干预措施。

4. 评价干预措施的有效性评价 对干预措施的评价一般发生在对个体的干预措施开始实施一段时间后或者是干预措施实施结束后，它指通过干预后所达到的客观实际与制订措施时的预期结果之间的比较，只有通过不同时间节点的多次评价，才能及时发现问题、分析原因、调整方案、完善执行，最终达到提高干预措施有效性的目的。准确的信息是评价成功的保障，而评价指标的选择则是评价干预措施有效性的关键。评价指标一般包括健康干预依从性、对健康状况的评价指标、经济评价指标、参与者参与率和满意度指标、卫生服务利用指标等。

（二）健康风险评估对群体的作用

健康风险评估对群体的作用主要体现在对健康管理人群的分类，分类的依据则是根据健康风险评估的评估结果。①根据评估结果得出健康风险的高低，进而分为低风险阶段、中风险阶段和高风险阶段。②根据卫生服务的利用水平、设定的阈值或标准等进行医疗花费高低的划分。③其他分类，如根据疾病类别、根据人群的性别、年龄和职业等。总之，对人群进行分类管理和干预可以提高干预的针对性和有效性，有利于成本的减少和资源利用的最大化，使健康达到最佳效果。

（三）健康风险评估对健康保险的作用

健康保险是以人的身体健康为目标的，是对因健康原因导致的损失给付保险金的保险。精算是健康保险的基础工作之一，其主要包括费率制订、赔付率计算和准备金提取。健康风险评估目前已被广泛地应用于健康保险的核保及服务管理中，根据评估得出的数据可以进行健康保险费率的计算以及健康保险费用的预测，从而帮助保险公司制订保费费率，量化回报效果。

三、健康风险评估工具的选择和使用

健康风险评估描述的是具有一定特征的一群人的病死率或患病率，目的是通过他们与人群平均水平进行对比来判断危险度的升高或降低。在对个体进行风险评估的过程中，需要收集大量的信息，而且在评估过程中需要多次评价干预措施的有效性，也需要实时动态跟踪，以获得最真实、有效的信息。这些大量的数据统计工作都需要采用计算机软件或互联网平台的形式来进行，通过这些形式既可以计算健康风险的大小，同时又可以依据被评估者存在的健康危险因素，通过软件计算生成个性化的膳食和运动干预处方，以便进行评估后的后续干预活动。但是它也有一定的局限性，软件提供的是趋势性分析，并不是诊断工具，软件生成的评估报告不能诊断疾病，不能替代医学检查，报告的内容应该辅以医师的详细解读，另外，可以根据个人的评估结果有针对性地给出健康教育信息。

1. 评估软件的选择 评估软件的种类不同，常用的健康风险评估软件基本能满足健康信息和体检结果的数据管理与汇总分析，对个体和群体进行健康风险评估，并针对不同的风险等级制订个性化的健康干预方案。如 China - PAR 风险评估研究开发的具有自主知识产权的风险评估工具，包括网站和手机 App 软件，该评估工具可作为基层开展心血管病防控的简单实用性工具，为个体化心血管病防治提供重要技术支撑。

2. 评估模型的选择 针对同一种疾病，在不同的地区、国家或者人群之间可能有不同的风险评估模型。以心血管疾病为例，在过去的 20 年间，一些欧美国家开发了结合多种危险因素的心血管疾病风险评估模型，比如 Framingham 风险评分、QRISK、PROCAM、ACC/AHA、Reynolds 等。

Framingham 风险评分的研究是基于社区的队列环境进行的，经过对 30 ~ 74 岁之间的 2489 名男性和 2856 名女性进行为期 12 年的随访发现，总胆固醇、血压和低密度脂蛋白胆固醇可以有效预测中年白人人群样本中的冠心病风险；随着该模型的实际使用，不断纳入了新的风险因素以助于完善该模型。

QRISK 是英国推出的心血管疾病风险评分模型，该模型通过对 128 万患者组成的推导队列和 61 万患者组成的验证队列进行推导和验证，得到了 QRISK 风险评估工具，该工具可以评估患者的 10 年心血管疾病风险，并且比 Framingham 更适合英国人。

PROCAM 的研究是基于 5389 名 35 ~65 岁的男性在 10 年内发生的 325 起急性冠状动脉事件，研究者采用年龄、低密度脂蛋白胆固醇、吸烟史等 8 个因素开发了 Cox 比例风险模型独立风险变量。

ACC/AHA（美国心脏学院/美国心脏学会）于 2013 年 11 月发布了心血管风险评估新指南，新指南根据源于不同人种和地域的大型队列研究数据，纳入了性别、年龄、收缩压等危险因素，提出了一个新的风险评估模型。

Reynolds 风险评分是针对女性开发的心血管疾病风险评估模型，该研究对 24558 名 45 岁及以上的初始健康的美国女性开展了为期 10 年的随访，分析了 35 项危险因素，对预测的 10 年心血管事件的发生率和实际心血管事件进行了对比。

值得注意的是，随着人们日常生活方式的转变，各类疾病的危险因素也可能发生改变，因此评估模式也应与时俱进地进行修正。

3. 信息采集问卷及量表 健康风险评估步骤的第一步就是健康信息的收集，而信息的收集中采用的主要方式即为信息调查问卷以及一些量表的使用，采集信息的准确性和全面性直接关系到后面评估结果的有效性，如果收集的信息不准确或者不够全面，那么软件将无法生成准确的评估报告。

4. 评估报告 由不同软件生成的健康风险评估报告种类多样，通常包含一份个人报告和一份人群报告，在受评估者的个人报告中会有一些共同因素。通过各种计算机软件的计算，得出的评估报告一般包括个人健康信息汇总、缺血性心血管疾病评估、糖尿病风险评估报告、肺癌风险评估报告、高血压评估报告、生活方式评估报告、个性化膳食处方、个性化运动处方、危险因素重点提示等。这些内容为受评估者提供未来若干年内患某种疾病的可能性相对于同年龄、同性别的一般人群的相对危险性，提示评估对象应该修正和改善的行为。

四、健康风险评估报告

健康风险评估报告可以采用多种形式呈现，包括文字、图表、图片、影像、互联网等。无论采用何种形式，其核心目的是向受评估者提供有关其未来患某种疾病可能性的预测结果，以及相对于同年龄、同性别一般人群的相对危险性。此外，报告还会提示评估对象存在哪些可改善的空间，以便他们能够更好地了解自己的健康状况并采取相应的措施。健康风险评估报告的内容主要包括以下几个方面。

1. 个人健康信息汇总报告 个人健康信息汇总报告主要是包含了评估对象的个人健康信息。如日常吸烟、饮酒、运动及膳食情况；疾病史和家族史；体检所得的各项指标；本次评估之前所记录的相关健康指标等。这些信息都是作为评估计算的基础，当评估对象为老年人或受教育水平较低的人群时，应考虑其知识文化程度以及接受能力，建议多采用图片等简单易懂的形式对内容进行解释与说明。

例如：刘奶奶健康风险评估报告中，个人健康信息汇总报告部分内容可以用表 3 -4、表 3 -5 和表 3 -6 的形式呈现。

表 3 -4　刘奶奶个人疾病史情况

疾病名称	患病情况
糖尿病	无
缺血性心血管病	无
慢性阻塞性肺疾病	无
高血压	有
其他疾病	慢性肾病

表 3-5 刘奶奶膳食情况

项目	具体情况
营养均衡	营养不均衡（优质蛋白摄入不足）
饮食规律	三餐规律
饮食偏好	高盐、高油脂，喜食动物内脏
其他问题	无

表 3-6 吸烟、饮酒、体育活动情况

项目	具体情况
吸烟情况（数量及频率）	不吸烟
喝酒情况（数量及频率）	不喝酒
体育活动评级	中等

2. 疾病风险评估报告 疾病风险评估报告应包含缺血性心血管疾病、糖尿病、高血压、慢阻肺等高发慢性病的风险评估。疾病风险评估报告内容主要涉及疾病风险评估结果、危险因素状况、可改善的危险因素提示三部分：①疾病风险评估结果，在疾病风险评估结果中都会对风险等级（相对危险性）和发病率（绝对危险性）进行描述，为了让受评估者更直观地了解自己的健康状况，不仅仅使用文字来表述风险等级，往往还会借助图表，这样更加直观和易理解。风险等级（相对危险性）反映的是相对于一般人群危险性的增减量，一般将人群危险性分为5个等级：极低风险、低风险、中等风险、高风险和极高风险。当前风险就是通过计算得出的受评估对象目前的风险等级，其对应的发病率也是针对当前状况计算得出的；而理想风险则是降低或消除可改变危险因素后计算得到的发病率及对应的风险等级。②危险因素状况，一般常用列表的形式展现，更加清晰、直观。③可改善的危险因素提示，直接告知受评估者可以通过哪些行为来改善自己的健康状况，也为后续制订有针对性的干预措施提供依据。

例如：根据刘奶奶的体检结果，利用风险评估软件，计算出刘奶奶的高血压风险等级，并进行了危险因素的分析，表示方法可见表3-7~3-11。

表 3-7 刘奶奶的高血压风险等级

项目	评定结果
高血压等级	2级高血压
高血压危险度	高危（年龄大于年龄为55岁及以上、高血脂、心血管病家族史、肾病）

表 3-8 与高血压相关的危险因素

危险因素	本次结果	参考值
年龄	65岁	随着年龄增加而增加
父母高血压史	有	无
收缩压	160	<140mmHg
舒张压	100	<90mmHg
体重指数（BMI）	25.4	18.5≤BMI≤24
吸烟状况	不吸烟	不吸烟
高盐饮食	高盐	6g左右

表 3－9　高血压发病风险生活方式建议

可改变危险因素	改善建议
高盐饮食	清淡饮食，减少盐摄入量，增加优质蛋白摄入
超重	控制总能量摄入，减少油、糖的摄入
高血脂	减少油的摄入，少吃动物内脏

表 3－10　参考意见

项目	参考意见
随访频率	至少每 1 个月随访 1 次
随访内容	及时发现高血压危象，了解血压控制情况，加强规范降压治疗，强调按时服药，密切注意患者的病情发展和药物治疗可能出现的副作用
处理建议	发现异常情况及时向患者提出靶器官损害的预警与评价，督促患者到医院进一步治疗
降压目标	130/80mmHg

表 3－11　患者健康素养提升要点

项目	提升要点
代谢综合征健康管理	高血压伴血脂异常患者，应在治疗性生活方式改变的基础上，积极降压治疗，适度降脂治疗
高盐的危害	《中国居民膳食指南（2022）》推荐成人每天盐摄入量应小于 5g，《健康中国行动（2019—2030 年）》推荐成人每天盐不应超过 5g。据调查，高钠、低钾膳食是我国人群重要的高血压发病危险因素
超重或肥胖的危险	中国成年人超重和肥胖与高血压发病关系的随访研究，结果发现，随着体重指数（BMI）的增加，超重组和肥胖组的高血压发病风险是体重正常组的 1.16～1.28 倍
学习参考	《中国高血压防治指南》（2021 版）、《中国居民膳食指南（2022）》

3. 健康促进与指导信息　根据所采集的个人健康信息，可以对受评估者的整体生活方式及评价年龄进行评价。对于这部分内容，工作人员需要详细地为受评估者进行解释，以帮助他们理解健康评价年龄的意义。另外可以将危险因素对健康的危害，以及降低和改善这些因素后会带来哪些改变和益处进行重点提示，有助于受评估者明确自身的健康目标。

知识链接

心脑血管病总体风险综合评估之三

——中国人自己的心脑血管病风险预测模型如何应用

心血管疾病导致的死亡及疾病负担已成为在中国乃至世界范围的首要原因。10 年前刘静、武阳丰等根据 Framingham 公式开发了中国冠心病和缺血性心脏病的风险预测模型。但 10 年间，人均收入、社会老龄化、生活方式的西化以及预期生存寿命的延长均导致中国心血管危险因素发生了巨大的变化，同时冠心病、卒中等疾病负担逐渐加重，也成为我国基层医疗面对的主要挑战。

因此，中国医学科学院阜外医院顾东风教授团队，开发出针对国人的新的风险预测工具——China－PAR 模型，以评估 10 年内发生动脉粥样硬化性心血管病（ASCVD）的风险。

在此基础上，为了比较不同年龄段、不同地区的 10 年 ASCVD 发病风险，并结合传统的心血管疾病危险分层，顾东风教授团队提出如何应用 China－PAR 风险预测模型区分 ASCVD 发病风险的低危、中危、高危人群，以方便基层医务工作者和普通大众使用 China－PAR 预测模型，进行自身 ASCVD 的风险预测和早期防治。

本次分析，主要应用 China－PAR 研究中平均随访超过 10 年的近 3.5 万人群队列，发现我国北方地区、年龄段在 55 岁以上的男性或女性，10 年内 ASCVD 发病风险均超过 5%，属于心脑血管病防治的重点人群。

进而，根据《中国心血管病预防指南》（2011 年）公布的传统危险分层方法，结合现有队列数据，将研究对象分为心血管发病风险不同的五组，依次是“很低”“低”“中”“高”“很高危”组。

分析表明，在“中危”组 ASCVD 的 10 年累计发病率为 4.61%（95% CI：4.11%，5.10%），近似 5%；而“高危”组发病率为 8.74%（95% CI：7.82%，9.66%），接近 10%。

而且，如果以 <5%、5% ~10% 和 ≥10% 将研究对象划分为三组人群，应用 China – PAR 风险预测模型对我们的研究对象进行 10 年内 ASCVD 发病风险的预测，预测概率与所观察到的累积发病率有很好的一致性（图 3 –9）。

图 3 –9 所示为 10 年 ASCVD 发病风险预测模型在 China – PAR 队列中的验证。横坐标是将 3.5 万 China – PAR 队列人群分男性、女性，按照 China – PAR 模型预测的 10 年 ASCVD 发病风险分为三组（包括：预测风险 <5%、5% ~10% 和 ≥10%）；纵坐标是观察到的 ASCVD 累积发病率（白色）和模型预测概率（黑色）。

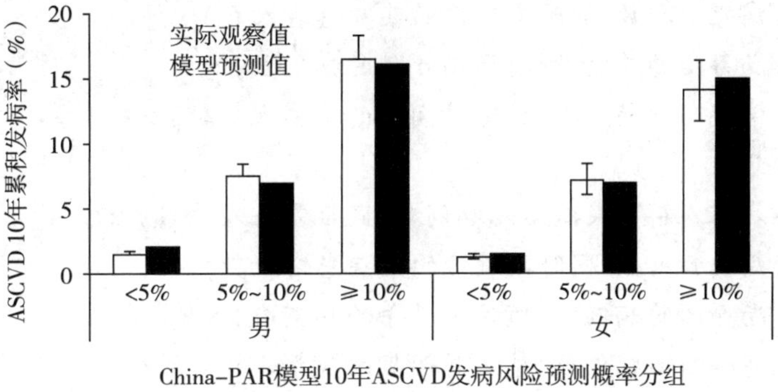

图 3 –9　China – PAR 队列研究 10 年 ASCVD 发病风险预测模型

从图 3 –9 中可见，观察到的累积发病率和 China – PAR 模型预测风险接近，说明按照 5% 和 10% 的切点划分，China – PAR 模型对 10 年 ASCVD 发病风险也具有良好的预测能力。

为了方便 ASCVD 发病风险的评估和实际应用，兼顾国内外高血压指南、血脂指南等已有的心血管病风险分层办法，提出如下应用 China – PAR 风险预测模型方法。

对于 10 年 ASCVD 发病风险 <5%，可视为低危人群，需要采取恰当的生活方式以保持健康状态；

如果 10 年 ASCVD 发病风险大于等于 5% 而小于 10%，则需要纠正危险因素（如：戒烟、控制体重等），必要时接受药物治疗；

而对于 10 年 ASCVD 发病风险 ≥10% 的高危人群，需要在生活方式干预的同时，根据自身危险因素状况在医生指导下进行降压、调脂、降糖等药物治疗，以降低未来心血管病风险。

此外，在 7952 名高血压人群中的分析，表明 5%、10% 的切点划分也适用于区分低危、中危和高危的高血压人群。

应用 China – PAR 预测模型确定 ASCVD 发病的低危、中危、高危人群，对传统的心血管病危险分层是一个很好的补充，可以通过简便快速的方法，进行自身 ASCVD 发病风险的评估，未来结合手机应用软件等移动客户端工具的开发，将更有利于老百姓和基层医务工作者使用 China – PAR 风险预测模型，开展 ASCVD 的防治工作。

答案解析

练习题

一、选择题

1. 发病率的计算公式是（　）
   A.（一定时期某暴露人群中某病新发病例数/同期暴露人口数）$\times k$
   B.（某时期因某病死亡人数/同时期确诊的某病患者人数）$\times k$
   C.（随访满 n 年尚存活的病例数/随访满 n 年的病例数）$\times k$
   D.（特定时间里某病新旧病例数/特定时间里的观察人口数）$\times k$
2. 患病率的计算公式是（　）
   A.（一定时期某暴露人群中某病新发病例数/同期暴露人口数）$\times k$
   B.（某时期因某病死亡人数/同时期确诊的某病患者人数）$\times k$
   C.（随访满 n 年尚存活的病例数/随访满 n 年的病例数）$\times k$
   D.（特定时间里某病新旧病例数/特定时间里的观察人口数）$\times k$
3. 生存率的计算公式是（　）
   A.（一定时期某暴露人群中某病新发病例数/同期暴露人口数）$\times k$
   B.（某时期因某病死亡人数/同时期确诊的某病患者人数）$\times k$
   C.（随访满 n 年尚存活的病例数/随访满 n 年的病例数）$\times k$
   D.（特定时间里某病新旧病例数/特定时间里的观察人口数）$\times k$
4. 病死率的计算公式是（　）
   A.（一定时期某暴露人群中某病新发病例数/同期暴露人口数）$\times k$
   B.（某时期因某病死亡人数/同时期确诊的某病患者人数）$\times k$
   C.（随访满 n 年尚存活的病例数/随访满 n 年的病例数）$\times k$
   D.（特定时间里某病新旧病例数/特定时间里的观察人口数）$\times k$
5. 健康风险评估报告的内容主要包括（　）
   A. 个人健康信息汇总报告　　B. 疾病风险评估报告
   C. 健康促进与指导信息　　D. 以上都是
6. 健康风险评估的第一步是（　）
   A. 指导购买健康保险　　B. 健康信息收集
   C. 健康教育　　D. 干预方案制定

二、简答题

请简述健康风险评估对个体的作用。

（杨　黎）

书网融合……

本章小结　　微课　　题库

第四章　健康指导

学习目标

知识目标

1. **掌握**　健康教育、跟踪随访的概念；健康教育指导的常用方法；健康教育的基本程序；跟踪随访的技巧。

2. **熟悉**　健康教育的意义；健康教育的基本理论；健康调查的方法。

3. **了解**　社区健康教育。

能力目标

能运用健康教育的基本方法为教育对象提供健康教育指导。

素质目标

通过本章学习，培养分析概括技能，将所学知识应用于实践，塑造良好的职业态度与职业价值观、职业意识与职业情感（同情心、责任心、事业心）。

健康指导是一个于2014年被明确定义的概念，广泛应用于全科医学与社区卫生领域。其核心理念是，根据个体或特定群体的健康需求，为其提供有针对性的指导，帮助其掌握必要的卫生保健知识，并鼓励其实践健康生活方式。这一过程包括健康教育以及后续的跟踪随访，旨在确保健康信息的有效传递和个体行为的持续改善。健康管理者在为个体提供健康指导时，需制定明确、具体的计划，并运用恰当的健康信息传播方法，以确保指导的有效性和针对性。

第一节　健康教育

PPT

情境导入

情境：李大爷，69岁，体重96kg，初中文化，退休前的职业是厨师，是个偏内向且优柔寡断的人。1个月前偶有出现烦躁、乏力等症状，未予重视。近日，他晨起时出现乏力症状，因担心糖尿病加重，心情焦虑，其老伴和儿子将其送往医院寻求帮助。护士小张热情接待并询问李大爷："大爷，您现在感觉怎么样？好些了吗？"大爷说："其实没啥事，就是老伴和儿子非要我来，我糖尿病都5年多了，乏力时休息一下就好了，再说血糖高也不是什么大病。"儿子说："我们作为子女就希望爸爸身体健康的，可又不知道具体该怎么做"。

工作任务：

1. 模拟练习常见的健康教育方法。
2. 为李大爷制定糖尿病健康教育目标。
3. 为李大爷制定糖尿病跟踪随访计划。

课前思考：

健康管理师对王先生进行健康教育时，需要制定哪些目标？

在现代社会，健康已与每个人的幸福生活密切相关，它与人们的生活质量、心理健康以及幸福感紧密相连。健康不仅关乎个人福祉，也是家庭和整个社会福祉的基石，因此，每个人都有责任也有义务去关注和促进自身的健康，同时也关心他人的健康。早在 1988 年，世界卫生组织就提出了一个宏大的全球战略目标："人人为健康，健康为人人"。健康教育被视为实现这一目标的关键策略之一。随着医学模式的转变和护理观念的更新，人们越来越意识到，医学工作的核心不仅仅是消除疾病带来的痛苦，更重要的是预防疾病的发生和促进全民健康。因此，掌握健康教育的基本知识和技能至关重要。这有助于健康管理者在工作中更好地选择和应用健康教育的方法和途径，持续提升健康教育能力，更好地服务于人民，为人民的健康事业贡献更多力量。

一、健康教育概述

（一）健康教育的概念

健康教育（health education）是通过信息传播和行为干预，帮助个人或群体掌握卫生保健知识，树立健康观念，并自觉采纳有益于健康的行为和生活方式的一种教育活动和过程。它的目的是提高人们的健康水平和生活质量，其核心是改变人群的健康相关行为，消除或减轻影响健康的危险因素，从而预防疾病的发生。从医学角度来看，健康教育是对个体或群体进行卫生保健知识和健康技能传授，以及促进健康相关行为的过程，旨在解决健康问题，保护和促进人们的健康。同时，健康教育也是人类教育的一部分，它通过将医学和健康科学的知识和技术转化为提升人们的健康素养和形成有益于健康的行为，来实现医学和健康科学的普及化和社会化进程。

（二）健康教育的定位、意义及原则

1. 健康教育在健康管理中的定位

（1）健康教育被视为一种适宜的工具，用于推动公众广泛参与健康管理。作为赋权的主要手段，健康教育在健康管理的各个阶段和环节中发挥着重要的作用，激发个体和群体积极采纳健康行为的积极性。

（2）健康管理对健康教育效果评价具有重要的价值。在日常健康教育工作中，效果评价环节常常面临评价指标难以确立、难以量化等问题。然而，健康管理具备信息化、标准化、系统化、量化等特点，使得健康管理能够有效地解决上述问题，使健康教育工作更加科学、高效。因此，健康管理是实现健康教育效果评价的有效手段。

（3）健康教育相较于传统意义上的卫生宣传教育，有着更为深入和广泛的内涵。卫生宣传教育主要作为健康教育的一种重要手段，其核心是卫生知识的单向传播，旨在提高人们的知晓率并促使其态度发生改变。然而，这种教育方式往往忽视了反馈信息和行为改变的效果。

健康教育则是一种更为全面、有计划、有组织、有评价的教育活动和过程。它在功能上对卫生宣传教育进行了扩展，在内容上进行了深化。健康教育更注重明确对象、双向传播、反馈信息以及行为改变的效果。例如，仅仅向群众宣传吸烟对健康的危害、指出吸烟是一种不健康的行为，并不能完全等同于健康教育。健康教育需要更系统、更科学的方法，以引导人们真正改变不健康的行为习惯，提升生活质量。

2. 健康教育的意义

（1）健康教育是实现初级卫生保健的重要先导。初级卫生保健是实现"人人享有卫生保健"全球卫生战略目标的基本途径和策略，而健康教育被视为初级卫生保健八要素之首。《阿拉木图宣言》明确指出，健康教育在所有卫生问题、预防方法及控制措施中具有至关重要的地位，是成功实现初级卫生保

健任务的关键所在。

（2）健康教育是卫生事业发展的核心战略措施，其重要性不容忽视。在过去的百年里，中国卫生健康事业不断蓬勃发展，为人民健康水平的持续提高奠定了坚实基础。自党的十八大以来，中国政府更加重视人民健康，将之置于优先发展的战略位置，并做出了“全面推进健康中国建设”的重大决策部署。

在未来的卫生事业发展中，应将健康教育作为战略重点，全面推进健康中国建设。通过加强制度建设、完善政策措施、加大投入力度等手段，推动健康教育工作的深入开展，为实现全民健康的目标而努力。同时，还应注重借鉴国际经验，加强国际合作与交流，共同促进全球卫生事业的发展。

（3）健康教育是提升国民健康素养，激发自我健康管理的有效途径。随着中国疾病谱的转变，与不良生活习惯、环境、健康行为等因素相关的慢性病逐渐成为威胁人们健康的主要因素。通过健康教育，可以帮助个体和群体掌握健康知识和技能，提升健康素养，从而做出明智的健康选择，提高自我保健能力，自觉采纳有益于健康的行为和生活方式。

（4）健康教育是节约医疗卫生资源、提高效益的重要措施之一。作为健康促进策略中最活跃的一部分，健康教育具有低投入、高产出、高效益的特点，是一项极具价值的保健措施。各国实践证明，只要人们改变不良的行为方式和生活习惯，采取有益于健康的行为，就能有效地降低疾病的发病率和死亡率，减少医疗费用支出。健康教育的成本投入所产生的效益远远大于高昂医疗费用投入所产生的效益，是实现可持续卫生保健的重要手段。

3. 健康教育的原则

（1）科学性原则　健康教育的内容应当严谨、准确，避免受到伪科学的渗透。在传递健康信息时，必须确保信息的真实性和准确性，避免误导受众。

（2）针对性原则　根据教育对象的年龄、文化背景、健康需求等方面的差异，因人、因地、因时地开展相应的健康知识传播。例如，针对儿童、老年人、城市居民、农村居民等不同群体，应设计符合他们需求的教育内容。

（3）通俗性原则　健康教育的内容应浅显易懂，避免过于深奥和难以理解。在设计健康教育材料时，应使用通俗的语言和形象化的表述方式，使健康教育对象能够快速理解和掌握健康知识。

（4）实用性原则　健康科普知识应紧密结合日常生活，贴近受众的实际需求，具有可操作性，能够帮助健康教育对象解决实际问题。例如，针对常见的健康问题如高血压、糖尿病等，应提供实用的预防和治疗建议。

（5）趣味性原则　健康教育的形式应多样化，采用有趣的方式进行传播，使健康教育对象愿意倾听、观看并且乐于接受。例如，可以通过生动的故事、有趣的动画、互动的游戏等形式，吸引他们的注意力，提高他们的参与度。

（6）时效性原则　对于突发事件或与季节有关的疾病防治、相关的健康知识或典型事例，应及时抓住时机，开展健康教育。例如，在疫情暴发时，应及时推广有关预防和控制疫情的信息。

（7）权威性原则　选择具有公信力的专家、学者、公众信赖的人员进行健康教育。在传播媒介上，应采用主流媒体、官方媒体、官方活动等方式进行健康教育的推广和宣传，以增强可信度、提高影响力。例如，可以邀请权威医学专家在电视节目或网络直播中讲解健康知识，以增加受众对信息的信任度。

（三）健康教育的分类

1. 按照目标人群或场所划分

（1）社区健康教育　在社区环境中进行的健康教育活动，旨在增强社区居民的健康意识和健康行为能力，如慢性病防治、老年人保健等。

（2）学校健康教育　在各级学校中开展的健康教育活动，旨在提高学生的健康知识水平，培养健康的生活方式，如体育课程、卫生课等。

（3）医院健康教育　在医院环境中进行的健康教育活动，主要针对患者及其家属，提供与疾病相关的健康教育，如疾病预防、康复训练等。

（4）职业人群健康教育　针对特定职业人群的健康教育活动，旨在增强职业人群的健康意识和健康行为能力，如办公室健康、职业病防治等。

（5）公共场所健康教育　在公共场所进行的健康教育活动，旨在增强公众的健康意识和健康行为能力，如公共卫生宣传、健康提示等。

2. 按照教育目的或内容划分

（1）疾病防治的健康教育　旨在提高公众对疾病的认知和预防能力，包括疾病预防、早期发现、自我管理等。

（2）营养健康教育　旨在提高公众的营养知识水平，培养健康的饮食习惯，如合理膳食、营养补充等。

（3）人生三个阶段的健康教育　针对人生不同阶段的健康教育活动，包括儿童期、青少年期和老年期，旨在增强各阶段人群的健康意识和健康行为能力。

（4）环境保护的健康教育　旨在提高公众对环境与健康关系的认识，促进环境保护和健康行为的养成，如环保宣传、健康出行等。

（5）心理卫生健康教育　旨在提高公众的心理健康知识水平，促进心理健康发展和预防心理疾病，如心理咨询、心理健康宣传等。

（6）生殖健康教育　针对性与生殖健康方面的健康教育活动，包括性疾病预防、避孕知识、性侵犯防范等。

（7）安全教育　旨在增强公众的安全意识，预防意外事故的发生，如交通安全、消防安全等。

（8）控制吸烟、酗酒和滥用药物（吸毒）的教育　旨在提高公众对吸烟、酗酒和吸毒危害的认识，促进相关行为的控制和戒除，如戒烟宣传、戒酒辅导等。

（9）生命死亡教育　针对生命和死亡的教育活动，旨在提高公众对生命和死亡的认识，促进珍惜生命、关注生命质量的意识。

二、健康教育的基本理论

健康教育是一门交叉学科，涉及医学、行为学、心理学、教育学、传播学、社会学等，其基本理论也与上述学科相关。健康教育相关理论与模式是健康教育活动的指南，可以帮助理解、分析行为变化的过程，可用于评估健康需求、实施健康计划、评价健康效果。

其中，行为学和传播学是健康教育相关理论中最为重要的两个领域。行为学理论关注个体和群体的行为模式、行为改变的过程和影响因素，这些理论可以帮助了解人们的行为习惯和倾向，从而制定出更具针对性的健康教育策略。传播学理论则关注信息传播的过程和效果，包括信息传播的渠道、方式、效果评估等，这些理论为选择合适的传播渠道和方式来传递健康信息提供了指导。

（一）健康相关行为改变理论

健康相关行为改变理论对解释和预测健康相关行为并指导采取针对性的健康教育干预措施提供理论依据。

1. 知－信－行模式 知－信－行模式（knowledge，attitude，belief，practice，KABP 或 KAP）最早出现于 20 世纪 70 年代，以认知理论和动机理论为基础。该模式将人的行为改变分为获取知识（knowledge，对相关知识的认识和理解）、产生信念（attitude，正确的信念和积极的态度）以及形成行为（practice，行动）三个连续的过程，可以简单地表示为如图 4－1 所示的过程。

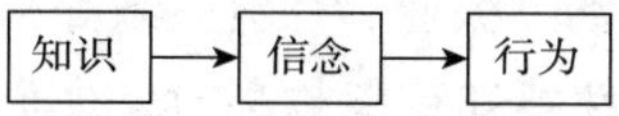

图 4－1　知－信－行模式

知－信－行模式强调了卫生保健知识和信息在塑造积极、正确的信念与态度，进而改变健康相关行为中的基础作用。只有当人们获得了有关健康的知识和技能，并建立起积极、正确的信念和态度，他们才有可能主动形成有益于健康的行为，并改变那些危害健康的行为。以戒烟为例，吸烟作为一种危害个体健康的行为已经存在多年，并形成了一定的行为定式。为了改变吸烟行为，首先要让吸烟者明白吸烟是危害健康的行为以及戒烟对健康有益，并了解戒烟的方法，这是吸烟者戒烟的基础；在具备了基本的知识之后，吸烟者通过思考加强对自己和他人健康的责任感，进而形成吸烟有害健康的信念，产生自觉、自愿戒烟的积极态度，并相信自己有能力戒烟，这表明吸烟者已经有动力去采取行动；最终产生戒烟行为。

知－信－行模式具有直观易懂和广泛应用的特点。然而，从接受知识到改变行为是一个漫长而复杂的过程，受到许多因素的影响，使得知识转化为行为并非总是顺利的。虽然知识是行为改变的必要条件，但它并非充分条件。只有当人们对所获得的知识进行积极地思考，才有可能形成积极的信念，从而达到改变行为的目的。

2. 健康信念模式 健康信念模式（HBM）在 20 世纪 50 年代首次出现，由美国公共卫生领域的社会心理学家提出。该模式强调个体在心理上的主观过程，如期望、思维、推理和信念等，这些过程在决定行为方向中起到主导作用。它阐述了人们在进行健康行为时的心理活动过程。

HBM 的核心概念是感知（perception），这是指对疾病威胁和行为后果的感知，也就是健康信念。对疾病的易感性和后果的严重性的理解直接影响了这种感知。同时，健康信念也包括了对于行为改变的有效性、行为改变所需付出的代价以及实施行为过程中可能遇到的障碍的理解。该理论主张，信念是人们采纳有益健康行为的基础。如果人们具备与疾病和健康相关的积极信念，他们就更可能采取健康行为，从而改变那些可能危害健康的行为（图 4－2）。

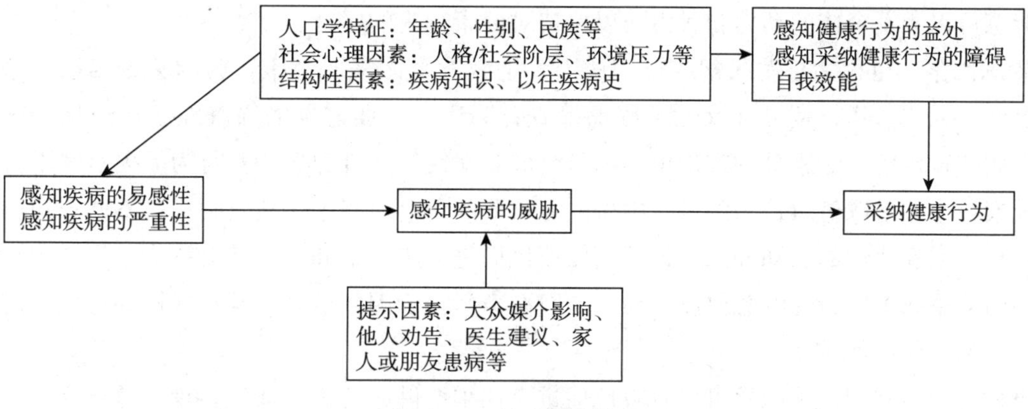

图 4－2　健康信念模式

在健康信念模式中，健康信念的形成主要涉及以下几个因素。

（1）感知疾病的威胁　感知疾病的威胁是指对某种疾病或危险因素的感知并认识到问题的严重性，

包括对疾病易感性的感知和对疾病严重性的感知。

感知到的易感性是指个体对自身患某种疾病或出现某种健康问题可能性的判断，其程度取决于个人对健康和疾病的主观感受。而感知到的严重性则是指个体对自己罹患某种疾病、暴露于某种健康危险因素或对已患疾病不进行防治可能导致的后果的感知，包括疾病引起的临床后果（如死亡、伤残、疼痛等）和社会后果（如工作问题、家庭生活、失业、社会关系等）。

当个体对某种疾病的易感性和严重性感知程度越高时，他们采取相应行为的动机也会越大。例如，面对容易发生、症状严重、病死率高的疾病，如艾滋病、严重急性呼吸综合征等，人们通常会更加重视并采取相应的预防措施。相反，对于一些威胁感程度较低的疾病，如高血压、血脂异常和高尿酸血症等，人们的重视程度可能会相对较低。因此，了解和正确评估个体对疾病的易感性和严重性感知程度对于促进健康行为具有重要意义。

（2）感知健康行为的益处和障碍　感知健康行为的益处和障碍（行为效果信念）是指对采纳某种行为或放弃某种行为结果的主观判断，包括对行为有效性的认识和对实施或放弃行为障碍的认识。

感知到的益处也被称为有效性，是指个体对采取某种健康行为或放弃某种危害行为是否可以有效降低疾病的发生率或减轻疾病后果的判断。如果人们意识到采取健康行为的益处，或者认为益处很多，那么他们采纳该行为的可能性就较高。

另一方面，感知到的障碍是指个体在采取健康行为的过程中对困难和阻力的主观判断。研究表明，只有对行为改变过程中存在的困难有足够的认识，才能在思想上和应对方式上做好准备，从而养成良好的健康行为习惯。如果个体感知到过多的障碍，他们就会对健康行为持有消极态度。因此，了解和正确评估个体对健康行为益处和障碍的感知程度对于促进健康行为也同样具有重要意义。

（3）自我效能　自我效能理论是由美国心理学家 Albert Bandura 在 20 世纪 70 年代提出的。Bandura 认为，个体的自我效能是影响其行为和结果的关键因素之一。自我效能在本质上是指个体对自己能力和信心的评估，它影响着个体选择和执行特定行为的动力和持久性。

根据自我效能理论，个体的自我效能感会影响其面对挑战时的态度和努力程度。高自我效能的个体更有可能积极面对挑战，坚信自己有能力克服困难并取得成功。相反，低自我效能的个体可能对挑战感到恐惧或无力应对，从而限制了他们的努力和成果。

自我效能在健康行为领域具有特别重要的意义。在戒烟等健康行为的例子中，自我效能高的个体更有可能相信自己有能力克服吸烟的诱惑，采取必要的步骤来戒烟，并最终实现不吸烟的目标。这种信念和自我效能感可以激发个体的动力和毅力，以保持对健康行为的坚持。

（4）提示因素　也称为行动线索或行动诱因，是激发个体采取健康行为的关键因素。这些提示因素可以是事件、人或事物，例如在女性乳腺癌筛查行为中，亲朋好友的筛查经验、医院悬挂的宣传条幅、街头发放的宣传册、健康日的宣传单等都可能成为女性接受乳腺癌筛查行为的提示因素。

提示因素在个体采取健康行为的过程中扮演着重要的角色。当个体接收到来自不同渠道的提示信息时，这些信息会激发他们的认知和兴趣，从而促使他们进一步了解和关注健康行为。提示因素的数量和质量会影响个体采取健康行为的意愿和行动。一般而言，提示因素越多，其权威性和可信度越高，个体采取健康行为的可能性就越大。

在健康教育中，利用提示因素可以有效地促进个体采取健康行为。通过各种渠道传递有关健康行为的提示信息，可以增加个体对健康问题的认知和关注度，激发他们的兴趣和动机，进而促使他们采取积极的行动来改善自己的健康状况。

（5）社会人口学因素　包括年龄、性别、民族、人格特征、社会阶层、同伴影响和个体所具备的疾病与健康知识的因素。具备卫生保健知识的个体更容易采纳促进健康行为。

总之，健康信念模式广泛应用于预测各种与健康有关的行为，是健康教育调查研究、问题分析及指导行为有关研究的理论基础。

3. 行为改变的阶段理论 20 世纪 80 年代美国心理学家 Prochaska 首次提出行为改变的阶段理论，以心理治疗的诸多理论为基础，用于描述和解释吸烟者在戒烟过程中行为变化的各个阶段以及在每个阶段主要的变化过程。该理论认为，人的行为变化是一个连续、动态、逐步推进的过程，而不是一个事件，而且每个改变行为的人都有不同的需要和动机，只有针对其需要提供不同的干预帮助，才能促使教育对象向下一阶段转变，最终采纳有益于健康的行为。

行为改变的阶段理论，把行为转变分为 5 个阶段，对于成瘾行为来说，还有第 6 个阶段即终止期。

（1）前意向期（pre – contemplation） 即没有打算阶段，在未来 6 个月内，不打算改变自己的行为，或者有意坚持不改变。个体处于此阶段的原因是不知道或没意识到自己存在不利于健康的行为及其危害性，对于行为转变没有兴趣，或者觉得浪费时间，或者认为自己没有能力改变自己的行为。处于该阶段的人不喜欢阅读、谈论或考虑与自身行为相关的问题或内容，有些人甚至有诸多理由为自身的行为辩解，不愿意接受治疗或参加健康管理或健康促进项目。

（2）意向期（contemplation） 即打算阶段，在未来 6 个月内，人们开始意识到问题的存在及其严重性，意识到改变行为可能带来的益处，也知道改变行为可能遇到的困难和代价，因此在益处和代价之间权衡，存在犹豫不决的矛盾心态。

（3）准备期（preparation） 即改变预备阶段，在未来 30 天内，人们郑重地做出行为改变的承诺，如向亲属、朋友宣布自己要改变某种行为，并有所行动，如参加健康教育课程，咨询专业人员或医生有关行为改变的事宜，购买自我帮助的书籍，制订行为改变时间表等。

（4）行动期（action） 即行动阶段，指在过去 6 个月内，人们已经开始采取行动且行为上呈现变化，但是由于许多人的行动没有计划性，没有设定具体目标、实施步骤，没有社会网络和环境的支持，最终导致行动的失败。

（5）维持期（maintenance） 即行为维持阶段，指改变原来的行为，采取新行为已经超过 6 个月，此时，个体已经取得行为转变的成果并加以巩固，防止复发。许多人在取得了行为改变的初步成功后，由于自身的松懈、经不起外界的诱惑等原因造成复发。

（6）终止期（termination） 即终止阶段在某些行为，特别是成瘾性行为中可能有这个阶段。在此阶段中，人们不再受到诱惑，对行为改变的维持有高度的自信心。可能有过沮丧、无聊、孤独、愤怒的情绪，但能坚持、确保不再回到过去的行为习惯。研究表明，一般 20% 的人达到这个阶段。经过这个阶段便不会再复发。

处在不同阶段的人，以及从前一个阶段过渡到下一个阶段时，会发生不同的心理变化过程。从前意向期到意向期，主要经历对原有不健康行为的重新认识，产生焦虑、恐惧的情绪，对周围提倡的健康行为有了新认识，然后意识到应该改变自己的不健康行为；从意向期到准备期，主要经历自我再评价，意识到自己应该抛弃不健康的行为；从准备期到行动期，要经历自我解放，从认识上升到改变行为的信念，并做出改变的承诺；当人们一旦开始行动，需要有许多支持条件来促使行动进行下去，如建立社会支持网络、社会风气的变化、消除促使不健康行为复发的事件、激励机制等。

在进行健康管理干预中，第一步要确定目标人群所处的阶段，然后有针对性地采取干预措施，才能取得预期的效果。表 4 – 1 中以戒烟为例，提出了针对不同阶段使用的干预策略。

表 4-1　戒烟干预在不同阶段使用的干预策略

变化阶段	干预策略
没有打算阶段	普及吸烟有害健康的知识，让人们对吸烟行为感到恐惧、焦虑、担心等，意识到在自己周围环境中，吸烟已经成为一种不健康行为
打算阶段	刺激人们尽快行动，让他们充分认识吸烟的坏处，应该改变这种行为
准备阶段	要求人们做出承诺，使他们的行动得到监督
行动阶段	了解戒烟有哪些困难和阻碍，如何克服
维持阶段	建立社会支持网络，取得家庭成员、同事和朋友的支持；对家庭、工作场所的戒烟行为给予奖励，或举办戒烟竞赛，形成一种以不吸烟为荣的社会风气
终止阶段	较长期的随访，当戒烟者遇到其他生活问题时给予他们支持，帮助防止反复

行为改变的阶段理论是一种强调个人行为的理论，它强调行为变化是一个渐进的过程，而非一蹴而就。大多数人会经历无打算、打算、准备、行动和维持这五个阶段。然而，部分个体可能会出现复原现象，例如在戒烟行为中，约有 15% 的吸烟者会在打算、准备或行动阶段中退回到无打算阶段。这表明达到行为改变的维持阶段并非易事，往往需要经过多次尝试与努力。

4. 社会认知理论　社会认知理论（social cognitive theory，SCT）源于社会学习理论（social learning theory，SLT）。是指一种用于解释人类行为的心理学理论，它认为人类行为受到来自环境和个人认知的互动影响，假设个体认知、环境、行为之间不断进行交互作用，形成了“三元互惠作用”。

社会认知理论的核心观点是三元交互决定论，即个体的行为既不是单由内部因素驱动，也不是单由外部刺激控制，而是个人的认知、环境与行为三者之间是相互决定、相互作用的。

（1）个人因素（personal factors）　个人因素属内部驱动因素，主要指自我效能，自我效能感是指个体对自己能完成某一特定活动所具有的信念和自身能力的主观感知，通俗讲，就是一个人对自己能达成某一特定目标的能力和信心的判断。自我效能感可能受到四个决定因素的影响：表现成就、替代经验、言语说服和生理状态。

（2）行为因素（behaviors factors）　其中以结果预期为主要内容，结果预期（outcome expectations）是指个体对自己执行某一项行为可能带来的结果与反馈做出的预判，比如可能获得的物质奖励、感官体验、精神回报等。如果一个人认为通过模仿他人的行为可以获得类似的成功，他就会受到结果预期的激励。

（3）环境因素（environmental factors）　该因素对个人行为的影响可能来自社会支持和家庭支持；此外，社会认知理论还考虑了个人过去的经验可能会影响个人行为的动机和期望。

社会认知理论认为，人们的行为会影响环境，同时，环境会反过来影响人们的生活方式。环境能影响个人的感知，不同的环境（主要是社会环境）对个体健康相关行为的自我效能可能起到促进作用或阻碍作用；个人对环境的影响主要体现在一个群体对环境的影响，一个社区或社会的集体意识与认知水平将成为社区或社会文化的一部分。个体的认知会支配其行为，行为也会影响个体感知。在健康管理与健康促进实践中，应考虑三者的交互作用。

（二）健康传播理论

传播（communication）一词本意为“共同分享”，是一种社会性传递信息的行为，具有社会性、普遍性、符号性、互动性、共享性的特征。

健康传播是传播学的一个分支，是健康教育的重要手段和策略。关于健康传播的定义有多种，最为著名的是美国传播者 Everett Rogers（埃弗里特·罗杰斯）在 1994 年提出的：“健康传播是一种将医学研究成果转化成大众的健康知识，并通过态度和行为的改变，以减少疾病的患病率和死亡率，有效提高一个社区或国家生活质量和健康水准为目的的行为”。1996 年，罗杰斯对健康传播的定义进行简化：“凡是人类传播的类型涉及健康的内容，就是健康传播”。我国健康教育学者认为：健康传播是通过各种传播媒介渠道，运用各种传播媒介和方法，为维护和促进人类健康而获取、制作、传递、交流分享健康信息的过程，即健康传播是一般传播行为在医学领域的具体和深化，并有其独特的规律。

1. 拉斯韦尔“五因素”传播模式 拉斯韦尔“五因素”传播模式是美国著名社会学家、政治学家、传播学的奠基人之一哈罗德·拉斯韦尔（H. D. Lasswell）在1948年提出的，它被誉为传播学研究经典的传播过程的文字模式，即综合、简洁地把繁杂的传播现象用五个因素概括（图4－3）。拉斯韦尔“五因素”传播模式不但提出了一个完整的传播结构，还提出了对应的五个研究范围和内容，从而形成了传播学研究的五大领域，为传播学研究奠定了基础。

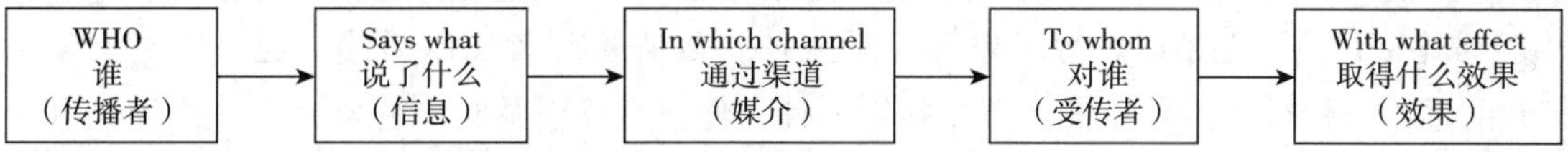
WHO
谁
（传播者）
Says what
说了什么
（信息）
In which channel
通过渠道
（媒介）
To whom
对谁
（受传者）
With what effect
取得什么效果
（效果）

图4－3 拉斯韦尔“五因素”传播模式

（1）传播者（communicator） 是指在传播过程中信息的主动发出者和媒介的控制者。传播者可以是个人（如有关领导、专家、医生、讲演者、节目主持人、教师等）或团体和组织（如报社、电台、电视台等）。传播者是相对于受传者而存在的，两者相互依存，又可相互转换角色。这种角色的互换，正是信息沟通和产生共识的基础，是社会性传播活动的保证。

（2）信息（information） 信息泛指情报、消息、数据、信号等有关周围环境的知识，是传播者所传递、受传者要接受的内容。健康信息是指与人健康有关的信息，泛指一切有关人的身体、心理、社会适应能力的知识、技术、观念和行为模式，即健康的“知、信、行”。

（3）媒介（media） 又称传播渠道，是信息的载体，传递信息符号的中介、渠道。根据健康信息的特点，可以采纳的传播媒介是多种多样的。①语言传播（健康咨询、个别劝导、小组讨论、专题讲座等）；②文字传播（传单、报纸、杂志、手册、书籍、展板和墙报等）；③形象化传播（照片、图画、模型、标本和实物等）；④电子媒体传播（电影、电视、广播和互联网等）。

（4）受传者（audience） 是指信息的接受者和反应者，传播者作用的对象，即在传播过程中“受”的一端的个体或团体的谈话者、听众、观众的总称。受传者一般被视为信息传播中的被动者，但其却拥有接受或不接受和怎样接受传播的主动选择权。个人或个别团体的受传者称为受者、受方，若多数则简称为受众。

（5）效果（effect） 指受传者接收信息后，在情感、思想、态度、行为等方面发生的反应。根据健康传播的目的，健康传播的效果由低到高可以分为4个层次：知晓健康信息、健康信息认同、态度转变和采纳健康行为。

2. 施拉姆双向传播模式 基于传播过程直线模式的局限，1954年，被誉为传播学之父的美国传播学者威尔伯·施拉姆（Wilbur Schramm）在《传播是怎样运行的》一文中，受美国心理学家奥斯古德观点的启发，提出了双向传播模式。该模式认为在传播过程的循环中，传播者和受传者没有主客之分，两者的角色并不是固定不变的，而是相互可以转换的。并且强调了传受双方对信息的编码、解码处理，从而突出了传播的互动性。

在施拉姆双向传播模式中，有两个重要的传播要素。

（1）传播符号 是指人们在进行信息传播时，将自己的想法、观点转换成语言、动作、文字、图画或其他形式的感知觉符号。信息传播的实质是符号的往来过程。作为传播者要编码、制作和传递符号；作为受传者，要接收和还原符号，并做出自己的理解和解释。

（2）反馈 是指接收者在接收到信息传播者的信息后引起的心理和行为反应。反馈是信息交流的重要机制，体现了传播过程双向性和互动性，是一个完整的传播过程不可或缺的要素。

该模式强调了社会传播的互动性，并把传播双方都看作是传播行为的主体，这无疑是正确的。但是，它把传播双方放在完全对等或平等的关系中，与现实情况不符。另外，这个模式能够体现人际传播特别是面对面传播的特点，却不能适用于大众传播的过程。

三、健康教育常用的指导方法

健康教育的方法有多种，健康管理者要根据健康教育的目的，针对教育对象的特点，选择相应的方法。常用的健康教育指导方法包括语言教育方法、文字教育方法、实践教育方法、展示和视听教育方法四类。

（一）语言教育方法

1. 小组讨论 讨论法是指以教育对象为互动主体，健康管理者加以引导，通过面对面谈话，传递信息，交流情感，进行行为指导。具有简便易行、针对性强和反馈及时的特点，是入户家访和个别教育的基本形式。

2. 健康咨询 健康咨询是以单独咨询或现场咨询的形式解答咨询者提出的有关健康问题，教学者解答问题并帮助他们解除疑虑，做出行为决策，保持或促进身心健康的一种方法。此方法应由有经验的相应的专业人员承担。

3. 专题讲座法 专题讲座是一种比较正式、传统和最常用的健康教育方式。通过组织集体听课的形式，由专业人员就某一专题进行讲授，为学习者观念、态度及行为的转变打下基础。此方式专业性、系统性、针对性强、目的明确、内容突出，能在有限的时间内提供较多的知识和信息。但是此种方法具有单向性传递思想的特点，教学效果对教学者个人的语言素养依赖较大，如果听众较多，健康管理者难以了解教育对象对讲授内容的反应，无法与听众进行良好的沟通，不能充分照顾听众的个别差异，也不利于提高学习者的主动性。

4. 小组座谈 座谈人数一般控制在6～20人。由健康管理者组织、引导与协调，小组成员集体讨论，互帮互学，获得知识，改变行为。座谈过程中小组成员精力集中，交谈内容针对性强，反馈及时，常用于技能训练和行为改变时，如戒烟支持小组、家庭营养与烹饪技能小组、运动方案制定组等。

（二）文字教育方法

文字教育方法是将健康教育信息通过文字、图画等形式进行展示的方法。

1. 针对个体的传播材料 是指卫生传单、卫生小册子和折页等供个人阅读观看的材料。

（1）卫生传单 卫生传单制作简单，价格低廉，卫生机构可以设计制作后发放到社区，社区也可以自己设计制作。设计制作时要主题突出，一张传单最好只宣传一方面的信息，如一种疾病的预防。传单一方面可以放置于社区卫生服务机构，居民就诊时发放给他们；也可以直接入户发给居民；还可以在开展义诊、举行大型健康讲座时发给居民。

（2）卫生小册子 大部分都是卫生机构编写、印刷，其形式和书籍差不多，文字信息所占篇幅较大，内容丰富，系统完整，如《糖尿病预防手册》。健康手册信息量比较大，适合初中及以上文化程度的居民系统学习。

（3）折页 通常采用彩色印刷，内容简明精干，并注意版面美观、字体清楚、简单易懂，适用于文化程度较低的居民。常见的折页有二折页和三折页。

2. 针对群体的传播材料 是指卫生标语或横幅、卫生墙报或海报、卫生宣传栏等供大众传播的材料或媒介。

（1）卫生标语或横幅 采用卫生标语或横幅进行信息传播往往是为了制造舆论、渲染气氛，必须选择与受众群体健康利益密切相关，并利于群众认知疾病、预防疾病、保护健康的信息内容，而且要简练、通俗。标语或横幅可以短期挂放，如纸质标语、布制横幅等，也可以长期保留，如农村墙壁上的健康相关标语。

（2）卫生墙报或海报　适用场所相对广泛，可以张贴在社区或者医院的宣传栏中，也可以张贴在居民楼道、电梯里，以及社区卫生服务中心（站）室内。墙报或海报通常有较突出的主题，这有利于唤醒人们对健康的关注。

（3）卫生宣传栏　是指悬挂于社区或医院走廊里或置于室外常用的健康宣传形式。内容更新快，一般1～3个月要更新一次。黑板报、没有玻璃橱窗的宣传栏最好一个月更换一次。能够跟进健康问题的动态，如国家的政策法规、季节性疾病、重大疾病、重点关注对象等。

3. 针对大众的传播材料　是指报纸或杂志等大众可以共享的健康传播信息。

（1）报纸的优点　发行量大、种类多且信息量大，内容深浅适宜；读者可以根据自己的需求选择报纸类别并反复阅读；价格便宜。缺点：不适于文化程度较低的人群；不如电视、电影感染力强；和电视、广播相比缺乏时效性。

（2）杂志的优点　专业性强，比报纸的内容更详细、具体，具有学术和史料价值；信息量大；读者队伍相对固定；携带方便，易查阅；比报纸更易长久保存。缺点：出版周期较长，读者需要具备一定的文化水平和一定的专业知识。

（三）实践教育方法

1. 角色扮演法　角色扮演是通过行为模仿或行为替代来影响个体心理过程的方法。通过制造或模拟一定的现实生活场景，使教学内容具有情景化，学习者扮演其中的某一角色，使之在观察、体验和分析讨论中理解知识，受到教育。此法适用于儿童和年轻人。

2. 实地参观法　参观法是根据教学目的，组织教育对象到实际场景中观察某种现象，以获得感性知识或验证已经学习过知识的过程。如带领孕妇实地参观产房，以降低初产妇对分娩的恐惧。

3. 示范法　示范法是指健康管理者通过具体的动作展示，是教育对象直接感知所要学习动作的结构、顺序和要领的一种教学方法。即学习者通过观察他人行为，从而学得或改变行为的过程。

（四）展示和视听教学法

展示和视听教学法是以图表、标本、模型或录像、电视、电影等视听材料向人们讲解健康知识与技能的教学方法。其特点是直观性、真实性强，能激发学习者的学习兴趣，而加强健康教育的效果，如通过展示畸形胎儿标本，可强烈激发人们妊娠保健及优生优育意识。DVD属于影像材料，比较直观、生动，可以在卫生服务机构的候诊区域或者健康教育室进行循环播放，也可以发放到各个企事业单位、社区或者学校等场所进行播放，还可以发放到居民个人手中，供居民学习使用。通过声像或图像传播信息，覆盖面广，深受大众喜欢。

为了增加学习者的知识，可选择个别会谈、讲授、提供阅读材料、讨论等方式；为了改变学习者的态度，可用小组讨论、角色扮演、辩论等方式；为了帮助学习者获得某种技能，可用示范法、角色扮演法等。

四、健康教育的基本程序 e 微课1

健康教育是一项系统的工程，其基本程序包括评估教育需求、设立教育目标、制定教育计划、实施教育计划和评估教育效果五个步骤。

（一）教育需求评估

教育需求评估是指收集辖区内学习者的有关资料和信息，进行整理、分析，明确辖区内主要健康问题，开展目标人群的健康需求评估。主要内容包括学习者的学习需求、学习能力、教学资源和教育者的准备情况。

1. 评估学习需求 在进行健康教育之前，需要了解学习者的基本情况，如职业、文化程度、信仰、工作环境、生活方式、行为习惯、经济条件以及对健康教育的兴趣或态度，判断学习者健康知识与技能现状，从而确定健康教育的主要内容。不同个体健康教育的内容不同，例如对孕产妇教育内容的重点是围产期健康管理、产褥期保健和新生儿喂养及护理；对老年人教育的重点是健康生活方式、健康体检等；对等待手术患者的教育重点是帮助其减轻手术恐惧。

2. 评估学习能力 根据学习者的年龄、听力、视力、记忆力、反应能力等，确定教育方法和内容。例如对视力下降的老年人可以采用讲解式教育；对听力障碍者可采用演示、图片等方式；对记忆力、反应力下降者应耐心、细致、反复强化；对有剧烈疼痛、身体不适、疲乏等情况的患者，可适当推迟健康教育的时间或简单交代重点事项，待患者状况好转后再进行健康教育。

3. 评估教学资源 即评估达到健康教育的目标所需要的时间、参与人员、教学环境、教学资料及设备等。

4. 评估准备情况 在正式进行健康教育前，教育者应评估自己的准备情况，包括计划是否周密、备课是否充分、教具是否齐全、对象是否了解等，以指导自己做好充分的准备。

（二）设立教育目标

任何一个健康教育计划都必须有明确的目标，它是制订项目干预策略和活动的前提，也是计划实施、检测和效果评价的根据，如果缺乏明确的目标，整个计划将失去意义。

1. 目标应具有针对性和可行性，充分考虑学习者的学习能力和需求。

2. 目标应具体、明确、可测量，应表明具体需要改变的行为、达到的程度及预期的时间等。如戒烟的目标可以明确为：某某在一个月内了解吸烟的危害，每天减少两支烟。

3. 目标应以学习者为中心，尊重学习者的意愿，通过共同商讨，达成共识，这样有利于调动学习者的主观能动性，取得较好的效果。

（三）制定教育计划

计划是健康管理者根据教育对象的实际情况，提出在未来一定时期内所要实现的目标及实现这一目标的详细措施和步骤等。一份具体的计划可以使工作变得井然有序，减少不确定性和变化的冲击，同时，计划也是一种协调，可以减少重复与浪费。所以，一个好的健康教育计划是实现目标的行动纲领。

教育内容必须以教育目标为导向，遵循目标原则、前瞻性原则、弹性原则和参与性原则，适合学习者的年龄特点、学习能力和学习需求。制定计划时要列出实现计划所需的各种资源，可能遇到的问题和障碍，找出相应的解决办法，确定计划完成的时间，一份完整的教育计划应以书面形式表达出来，包括参加人员、教学内容、具体时间、地点、方法、进度、所需设备、资料等都应有详细的说明。

（四）实施教育计划

实施教育计划就是将计划付诸实践的过程。在实施计划前先制定实施计划的工作时间表；对参加健康教育的人员做相应的培训，使其详细了解教育目标和具体任务。在实施计划过程中，要与学习者建立和谐的人际关系，创造轻松、愉快的学习环境；要及时了解教育效果，实施过程中定期进行阶段性的小结和评价，根据需要对计划进行必要的调整，以保证计划的顺利进行。

（五）评价教育效果

评价教育效果是将健康教育的结果与预期教育目标进行比较的过程。评价的目的在于及时修改和调整教育计划、改进教学方法、完善教学手段，以取得最佳的教育效果。健康教育效果评价分为阶段评价、过程评价和结果评价。评价的内容包括：所提供的健康教育内容是否为公众所需要，教学目标及计划是否切实可行，教育计划是否得到有效执行，是否达到教学目标，是否需要修订教育计划等。

五、社区健康教育 微课2

社区健康教育（community health education）是指在社区范围内，以家庭为单位，社区人群为教育对象，以促进居民健康为目标，有计划、有组织、有系统、有评价的社会教育活动。其目的是挖掘个人、家庭、社区及社会的保健潜力，促使人们自觉地采纳有益于健康的行为和生活方式，消除或减轻影响健康的危险因素，从而增进健康，减少残障，提高生活质量。

（一）社区健康教育的对象

社区中的健康教育对象包括社区内居民和社区所辖企事业单位、学校、商业和其他服务行业的从业人员，其重点人群是儿童、青少年、妇女、慢性病患者及老年人、残疾人等脆弱人群。

（二）社区健康教育的研究领域

1. 根据社区健康教育目的和内容划分 人生三阶段的健康教育、疾病防治的健康教育、心理健康教育、环境保护的健康教育、营养健康教育、生殖健康教育、药物滥用及不良行为成瘾的健康教育、安全教育、死亡教育。

2. 根据社区健康教育的目标人群划分 可分为学校健康教育、职业人群的健康教育、城市社区健康教育、农村社区健康教育、患者健康教育、卫生相关服务行业的健康教育。

3. 根据社区健康教育的业务技术划分 可分为健康教育的组织与管理、健康教育的计划设计、健康教育的队伍培训、健康教育的实施、健康教育效果评价、健康教育的传播材料制作与媒介开发。

（三）社区健康教育的程序

社区健康教育是有计划、有组织、有目的的教育活动，其最终结果取决于全过程有无周密的组织和计划。其过程可分为五个步骤：评估社区健康教育需求、设立社区健康教育目标、制定社区健康教育计划、实施社区健康教育计划、评估社区健康教育效果。

1. 评估社区健康教育需求 社区健康教育需求评估是指采用社会学调查方法和流行病学调查方法收集有关教育对象和教育环境等相关资料，了解社区需要解决什么问题；是什么原因导致这些问题；解决这些问题已具备的条件；存在哪些问题和困难等。具体内容主要包括以下几个方面。

（1）教育对象 首先要确定教育对象的健康教育需求，包括一般情况，如年龄、性别、身体健康状况、生物遗传学因素等；生活方式，如吸烟、酗酒、饮食、睡眠、性生活、锻炼等生活习惯；学习能力，如文化程度、学习经历、学习特点、学习方式、学习愿望、学习态度及心理压力等；对疾病和健康知识的认识与掌握情况，如预防疾病、并发症和重症出现的方法，服药的注意事项，不健康的生活方式和生活习惯对疾病影响的认识等。

（2）教育环境 评估和分析影响社区人群健康的主要生活、学习和社会环境因素。如经济收入、文化、工作职业、住房状况、交通设备、学习条件等。

（3）医疗卫生服务资源 包括社会与经济状况、医疗卫生机构的地理位置，享受基本医疗卫生服务的状况、当地卫生政策、卫生立法。

（4）健康管理者 包括健康管理者的能力水平、学习经验，对健康卫生事业的热情等。

通过以上内容的评估，确定优先项目，即根据社区真实存在的群众最关心的健康问题，以及反映各种特殊人群存在的特殊健康问题，决定开展健康教育最重要、最有效的、所用人力和物力最少而能达到最高效益的项目。

2. 设立社区健康教育目标 当社区健康教育项目确定后，依据社区健康教育评估收集的资料，进行分析和判断，设立明确、有针对性和可行性的目标，包括确定目标人群、范围、计划要达到的目标以及根据实现目标要求而制定的各项指标。目标分为计划的总目标和计划的具体目标。

（1）计划的总目标　又称计划的目的，或称远期目标，具有战略性或战役性特点，是指健康教育工作的方向、理想效果，一般不要求可测量。有一些健康教育计划的总目标可能永远也不会完全实现，一般只有在执行时间比较长的计划或规划中才会提出总目标。例如某社区控烟计划项目的总目标可以定为：通过开展“无烟社区”活动，使社区内吸烟率降低，与吸烟相关的慢性病发病率得到控制，营造有益健康的生活环境，提高社区居民的健康水平。

（2）计划的具体目标　是指为实现总目标而设计的具体的、明确的和可测量的指标。具体目标的确定必须满足五个基本条件，这五个条件可归纳为 SMART 5 个英文字母，即 S－special（具体的）、M－measurable（可测量的）、A－achievable（可完成的）、R－reliable（可信的）、T－time bound（有时间性的）。具体地说，一个具体目标应该能够对以下问题做出回答。

Who—对谁，可以是个体，也可以是群体。

What—实现什么变化（知识、信念、行为、发病率等）。

When—在多长时间内实现这种变化。

Where—在什么范围内实现这种变化，如果是针对个体的目标，此项可以忽略。

How much—变化程度多大。

How to measure it—如何测量这种变化。

如某地区在社区内实施艾滋病健康教育项目，其具体目标为：活动实施 1 年后，开展项目地区社区中 95% 的人知道艾滋病通过性、血液、母婴三种渠道传播；90% 的人相信不卖淫嫖娼、不共用针头吸毒能够有效预防艾滋病。

3. 制定社区健康教育计划　社区健康教育计划的制定要以教育对象为中心，让健康教育对象参与到计划的制定过程中。健康教育计划制定的结果就是产生一份计划书，计划书的内容由摘要、前沿、总体目标和具体目标、实施方法、效果评价、经费预算和参考资料等内容组成。

（1）摘要　用简洁扼要的文字概括计划的整个内容，包括设计与执行本计划的必要性、可靠性，本计划的目标，主要研究方法和干预方案，研究的目标人群，整个计划所需时间，收集资料和分析资料的方法等。

（2）前沿　对所研究的健康问题进行文献综述，对迄今为止这一健康问题的研究进展进行总结，明确社区健康教育的意义、目标和内容，即为什么进行此项健康教育、通过健康教育要达到哪些目标以及健康教育的具体内容是什么。选择教育内容时需要考虑教育对象的需求，选择有针对性、科学性和指导性，能让受教育者心悦诚服、乐于接受的内容。

（3）总体目标和具体目标　制定本健康计划后预期应达到的理想效果。

（4）实施方法　社区健康教育实施方法直接影响健康教育的效果，在选择健康教育方法时，首先考虑满足服务对象的需求，以充分利用教育对象的优势为原则考虑教育场所、教育资料和教育策略。

社区健康教育场所可以选择社区卫生服务中心，还可以选择在学校、工作场合、居民家庭等。

社区健康教育资料是健康教育内容传递的媒介，包括视听资料和阅读资料。

社区健康教育的策略包括教育策略、环境策略和政策策略。教育策略包括通过电子媒介（电视节目、广播节目、公益广告、网络信息等）、印刷媒介（手册、折页、挂图、传单等）、人际传播活动（讲座、讲课、小组讨论、个别咨询、示范法、观摩学习、入户指导、同伴教育）、因地制宜的社区活动（墙体标语、板报、墙报、义诊等）、民俗和文体活动（相声、戏曲、民歌、庙会、赶集）进行健康教育。环境策略是通过改变物质环境、条件，从而使人们自愿采纳健康行为，如餐厅提供低脂低盐食物，工作场所增设锻炼设施等。政策策略包括两个方面，一是宏观上支持并促使这些行为得以实现，如某企业创立无烟单位，规定厂区里全面禁烟。二是通过影响资源配置、环境改善，从而促进健康行为，如医院里的弹性轮班制度。

（5）效果评价　评价贯穿于整个计划及其实施的全过程，所以要根据健康教育的目标和计划选择评价方式、评价指标和评价方法等，可以采用过程性评价、效应评价和结局评价相结合的形式。

（6）经费预算　根据完成计划所需要的各种资源的市场价格或预期价格相关信息，估算和确定各种活动的成本及整个项目的总成本。

（7）参考资料　参考资料是辅助了解社区健康教育需求、制定健康教育目标、确定健康教育实施方法以及进行健康教育评价的一个权威佐证。参考资料的搜集整理阶段既表明了对现状（不明白/不了解）的承认，也是在试图积极地解决问题。

4. 实施社区健康教育计划　社区健康教育的实施是在社区健康教育项目确定后，将计划付诸行动，实现预期目标，获得预期效果的过程。其中，计划的实施是主体，也是重点和关键。社区健康教育的实施工作应着重把握四个环节：组织、准备、实施和质量控制。

（1）组织　开发领导参与、支持健康教育计划，完善基层组织与部门间的合作关系是健康教育项目成败的关键。一个社区健康教育计划往往涉及社区中的多个单位、机构，甚至市级、省级等各部门，因此，与该计划实施直接相关的领导机构和主持实施工作的业务负责人应了解计划内容、熟悉相关措施，对计划的实施给予政策和环境的支持。项目执行人员要分解计划中的每项活动，将计划的意图付诸实施，组织活动的开展，同时，向领导机构汇报工作进展情况，接受领导机构的指导。社区各部门之间建立协调机制和工作网络，形成社区联盟，动员社区群众参与健康教育项目。

（2）准备　社区健康教育的准备阶段包括以下内容。

制定计划实施时间表：根据实施计划，按照社区健康教育实施工作的时间、内容、地点、具体负责人员、经费预算和特殊需求等制定科学可行的时间表，引导各部门及所有参加人员相互协调。

计划实施的人员培训：为保证社区健康教育计划规范地进行，需要对参与健康教育项目的教育者和辅助人员进行培训。培训的内容包括项目管理规章、项目实施方法、实施过程中的注意事项、可能涉及的法律问题及其对策、专业知识和相关技能等。

物资准备：提前准备好计划实施教育项目所需要的物品，如健康教育的传播材料、经费和其他配套设备和物件。

积极动员目标人群参与项目：告知目标人员社区健康教育的主要内容、时间和地点等。

（3）实施　在实施过程中要注意以下几个方面。

取得社区领导的支持，营造良好的学习环境。

鼓励教育对象积极参与教育活动的各步骤，如对于学习态度认真者给予口头表扬、对表现突出者给予物质奖励。

根据教育对象的具体情况安排教育活动的时间并决定课程时间的长短。健康教育指导应该从简单到复杂，内容从具体到抽象、从部分到整体，每次讲授的内容不要太多，要适当地安排实践内容。根据学习对象采取形式多样的教学方法，重视健康教育信息的反馈。

培养开展健康教育较好的典型社区，及时总结工作，向其他社区推广经验，以点带面。同时在健康教育实施的过程中，还要注意对教育者的培养，包括协调者、卫生人员和当地群众积极分子等。

（4）质量控制　在实施过程中要运用过程评估的方法和手段进行质量检测，了解实施进程和实施效果，发现并解决实施过程中存在的问题，及时调整策略和工作方法，调整人力、物力和财力的分配，控制实施质量。质量控制的内容主要包括对工作进程、活动内容、活动开展状况的检测，对人群知－信－行水平及影响因素的检测，对经费开支的检测等。要建立反馈信息系统，对各种信息及时记录，做好资料的收集和保存等工作。

5. 评估社区健康教育效果　健康教育评估贯穿于社区健康教育的全过程，主要目的就是对健康教育活动进行全面检测、检查和控制，及时了解实施的效果和存在的问题，以便随时调整实施策略、工作方法和人力物力的分配等，进而总结工作、交流及推广经验。

（1）健康教育评价的方式包括过程评价、近期效果评价和远期效果评价。

过程评价，又称质量控制或计划质量保证审查，是对健康教育程序中的每一步骤加以评价。其目的是检测、评价教育步骤的各项活动是否按计划执行，计划实施是否取得预期效果，以便及时发现项目执行过程中的问题，并有针对性地对计划中的干预方法和策略等进行修订，使之更符合客观实际，促进计划目标成功实现。

近期效果评价，是指对教育对象在知识、态度、行为等方面的变化程度进行评价。

远期效果评价，是指评价教育活动促进健康教育计划目标的实现程度。包括环境状况的改变、社会和经济效益、疾病和健康状况的变化、生活质量的变化等。

（2）评价指标常用的评价指标包括如下几项。

反映个体或群体卫生知识水平的指标：

$$\text{卫生知识及格(满分率)}\frac{\text{卫生知识测验及格(满分)人数}}{\text{参与测验的总人数}}\times 100\%$$

$$\text{卫生知识达标率}=\frac{\text{某一范围内卫生知识达标人数}}{\text{该范围内应达标人数}}\times 100\%$$

反映个体或群体对卫生保健工作态度（支持或反对）的指标，例如：

$$\text{对戒烟的支持(反对)率}=\frac{\text{被调查范围内支持(反对)戒烟的人数}}{\text{被调查总人数}}\times 100\%$$

反映个体或群体卫生习惯或卫生行为形成情况的指标：

$$\text{卫生保健活动参与率}=\frac{\text{某范围内坚持参与某项卫生保健活动的人数}}{\text{该范围内有能力参与卫生保健活动的总人数}}\times 100\%$$

$$\text{不良行为习惯转变率}=\frac{\text{某范围内已改变或纠正某种不良行为或习惯的人数}}{\text{该范围内原有某不良行为或习惯的人数}}\times 100\%$$

反映健康教育深度和广度的指标：

$$\text{卫生知识普及率}=\frac{\text{某范围内已达到卫生知识普及要求的人数}}{\text{该范围内总人数}}\times 100\%$$

$$\text{社区健康教育覆盖率}=\frac{\text{某范围内接受某种形式健康教育的人数}}{\text{该范围内总人数}}\times 100\%$$

反映人群健康状况的指标：发病率、患病率、死亡率、平均寿命、人均期望寿命及少年儿童的生长发育指标等。

（3）评价方法　健康教育评价方法多种多样，常用的方法有座谈会、家庭访问、直接观察、问卷调查、卫生学调查、卫生知识小测验等。

知识链接

初级卫生保健的任务

初级卫生保健的任务分为四个方面、八项要素。

四个方面为：健康促进、预防保健、合理治疗、社区康复。

八项要素分别是：

1. 对当前主要卫生问题及其预防和控制方法的健康教育；
2. 改善食品供应和合理营养；
3. 供应足够的安全卫生水和基本环境卫生设施；
4. 妇幼保健和计划生育；
5. 主要传染病的预防接种；
6. 预防与控制地方病；
7. 常见病和外伤的合理治疗；
8. 提供基本药物。

练习题

答案解析

一、选择题

1. 某社区拟针对辖区内糖尿病患者开展健康教育干预活动，制定了用药、饮食、运动、血糖监测一系列计划。糖尿病患者教育过程中记录了参与健康教育活动的情况，这属于（　）
   A. 过程性评价　　B. 近期效果评价
   C. 远期效果评价　　D. 总结评价
2. 健康教育的核心是（　）
   A. 增强人群的健康意识　　B. 增加人群的健康知识
   C. 转变人群的态度　　D. 改变人群的健康相关行为
3. 以下关于卫生宣传与健康教育关系的表述，不正确的是（　）
   A. 卫生宣传更强调知识的普及，健康教育更注重行为改变
   B. 健康教育比卫生宣传更注重循证决策
   C. 卫生宣传是有计划、有组织、有评价的活动过程
   D. 卫生宣传是健康教育干预活动的重要形式
4. （多选）以下健康教育指导方法中属于语言类健康教育方法的是（　）
   A. 小组讨论　　B. 健康咨询
   C. 小组座谈　　D. 专题讲座
   E. 角色扮演

二、简答题

简述健康教育的程序。

（刘太芳）

书网融合……

本章小结　　题库

第二节　健康调查与跟踪随访

PPT

情境导入

情境： 李女士，35岁，怀孕36+1周，2年前生育一子，初中文化，自觉头晕、恶心入院检查，患者血压160/109mmHg，尿蛋白（-），医生诊断为妊娠期高血压疾病，经过住院观察治疗，一般状态良好，有轻微水肿，血压控制在可以接受的范围内，胎儿的状态良好，遂出院回家。

工作任务：

1. 掌握跟踪随访的技巧。
2. 针对李女士的孕期情况制定跟踪随访计划。

课前思考：

健康管理师对李女士进行跟踪随访时的注意事项有哪些？

一、健康调查 微课3

健康是人与社会经济发展的必要前提条件，人口健康状况及其变化可以为确定国家健康相关发展战略提供依据，是十分有价值的数据。2002年开始，我国开展了《中国居民营养与健康状况调查》，在构建人口健康调查监测系统方面迈出了第一步。2010年卫生部将《中国居民营养与健康状况调查》由初定的每10年开展一次改为以5年为一个周期，在全国城乡一百余个监测点进行常规性的居民营养与健康状况监测，我国人口健康监测由此步入了常态化。2013年12月国家卫生和计划生育委员会《关于加快推进人口健康信息化建设的指导意见》提出了建设人口健康三大信息数据库：全员人口信息、电子健康档案和电子病历，将为全面了解我国居民人口健康状况提供依据。

（一）健康调查的概念

健康调查是指在一定地区范围内对居民或具有某种相同特征的一部分人，运用社会学的调查方法，研究人们的心理行为因素、社会环境因素对人体身心健康的影响，各种内外应激和干预对人类健康和疾病影响和行为改变的一种选择性检查规划。其目的是评价居民的身体健康状况。及时发现那些可实施预防措施的情况，是卫生防疫工作的重要方面。一次全面、系统的健康调查，可提供下面一些资料。

（1）居民的健康状况，尤其是一般的发病情况，一种疾病或一类（或几类）疾病在人群中的发生比例及分布规律，因病丧失工作能力的情况，人体测量的各种结果。

（2）影响健康的各种因素，主要包括社会和经济条件、饮食条件、环境因素、生活方式和遗传因素。

（3）探索疾病的原因、传播途径、流行因素等，并制定有效的防护措施。

（4）各种卫生和医疗服务情况，特别是关于卫生服务的物质需要情况，对卫生规划的评价以及对预防和治疗服务的评价。健康情况调查，可帮助卫生防疫机构更好地掌握居民的健康，了解居民对医疗预防的需要和评价，从而为正确地做出管理工作决策提供可靠数据和其他方面的资料，是了解群众需求，改进卫生管理工作的极好方式。

（二）健康调查的研究方法

健康调查研究是认识疾病在人群中的发生和分布规律，并探讨影响健康或疾病相关因素的重要方法，因此，它是疾病防治工作中的一个首要步骤。健康调查的方法是多方位、多层次、多学科的综合，主要采用流行病学相关方法进行研究，按照设计类型可分为描述性研究、分析性研究和实验性研究三类。

1. 描述性研究 描述性研究是根据观察记录或专题调查所获得的资料，按照时间、地点、人群分布特征进行描述，查明人群中健康状态或疾病及其影响因素的分布特征，并初步提出病因假设。常用的研究方法有个案调查、爆发调查和现况调查。

（1）个案调查 是指研究者通过询问或现场观察等方法，对个别发生的病例、病例的家庭和周围环境所进行的流行病学调查。其主要目的是查明病例患病的原因及其可能传播的范围，从而采取相应措施；掌握当地疫情、疾病分布的特点；进行疾病监察；研究某些特殊的病例。调查内容包括病例一般情况、疾病临床特征、流行病学资料、有关实验室检查、防疫措施、调查结论等。

（2）暴发调查　是指在疾病发生暴发后，为了阐述疾病暴发原因，防止新病例的发生和类似事件重演而进行的调查。由于疾病暴发涉及的人数较多，又集中在同一时间段内，因此当暴发发生时，应第一时间赶赴现场进行调查。爆发调查的主要目的是核实诊断，查明疾病暴发的原因（或病原来源），确定传播途径和传播方式，了解暴发疾病的分布特征，采取有效措施，控制疫情蔓延，最后做出结论与总结报告。

（3）现况调查　又称现状调查或横断面调查，是指在特定的时间、范围内调查人群中某种疾病发生情况或健康状态，并研究有关因素（变量）与疾病或健康的关系的一种调查方法。当用同一调查技术和方法在不同时间进行现况调查以作为某特征的纵向比较时，可以采用普查或抽样调查方法。

2. 分析性研究　分析性研究是选择一个特定的人群，针对描述性研究提出的病因假设或流行因素进行分析检验，常用的方法有病例对照研究和队列研究。

（1）病例对照研究　是一种“从果推因”的回顾性调查研究方法，是指将研究对象分为患某病的病例组和不患该病的对照组，回顾这两组人过去是否曾暴露于某种或某些因素的情况，分析暴露某因素与患病是否有联系及联系强度的研究。如调查肺癌是否和吸烟相关，可以确定患肺癌组和未患肺癌组，如果肺癌组中吸烟者比例显著高于未患肺癌组中吸烟者，则可认为吸烟是影响肺癌的因素。

（2）队列研究　是一种“由因到果”的前瞻性调查研究方法，是指选定暴露和未暴露于某种因素的两群人，追踪各自的发病结局，比较两组发病结局的差异，以验证该暴露因素与疾病的因果关系的研究。如调查太极拳运动与老年人跌倒的队列研究，可把太极拳作为一种因素，某一社区进行太极拳运动干预（暴露组），另一条件相似的社区作对照（非暴露组），观察太极拳运动干预后两组老年人跌倒发生率的差异，如果有差异，可直接认为太极拳运动干预与跌倒间的因果关系。

3. 实验性研究

（1）实验研究　是指将研究对象随机地分为实验组和对照组，实验组实施干预措施，对照组不做处理，然后分别观察干预前后两组的变化。如果两组结局变量差异较大或两组干预前后结局变量差异分别较大，说明干预有效。

（2）准实验研究方法　该方法和实验研究相似，但是实验组和对照组不是随机确定的，而是人为地选择主要因素方面相似的人群，分为实验组和对照组。在健康教育中这种方法较为常用。此种研究较实验研究简单易行，但是因未严格按照随机化原则进行分组，对干预效果的说服力不及实验研究。

（三）健康调查的基本步骤

不同的人群健康状况和疾病问题各不相同，调查研究的目的和方法也各不相同，但是调查研究的步骤是相似的，分别是拟订调查计划、编制调查表格、培训调查人员、实施调查计划、总结调查工作。

1. 制定调查计划　人群健康状况是一项涉及面广，且需要一定时间和技术的工作。在调查工作开始前，应制定周密的调查计划（研究设计），其内容包括确定调查目的和指标、确定调查对象和观察单位、确定调查研究方法、确定调查项目、确定调查方式、确定实施方案。

2. 编制调查表格　健康调查计划确定后，要根据调查目的及项目，编制能实施计划要求的调查表。一份完好的调查表应做到语言表述规范、精炼、明确、结构合理、调查项目完整、说明详尽易懂。

3. 培训调查人员　健康调查的成败与调查员工作质量的好坏有直接的关系。在正式实施调查前，应对调查人员进行培训，使其具有一定的流行病学知识，充分地了解调查表的内容、调查的目的和要求、调查方法的原理与调查项目的意义，掌握调查的基本要求和技巧，统一调查方法和标准。例如测量血压的方法，要做到统一血压计、统一测量方法、统一判断标准。

4. 实施调查计划　按照设计好的调查计划，正式开展调查。对于规模较大的调查，可以提前做一个小范围的预调查，以便检验、修改调查设计，也可以直接进行正式调查。调查过程中严格实行质量控制，其内容包括调查员必须按照要求实事求是地调查，调查完毕后及时进行自我检查，注意漏项、缺项和不合逻辑的回答；设置质量控制小组，建立分级质量控制体系进行逐级质量控制；随机抽取部分样本进行复查，评价调查数据的质量。

5. 总结调查工作 调查过程中及时总结经验，发现问题及时纠正。调查完毕后，将收集到的数据进行整理，审核填写内容是否准确，如有遗漏或错误及时纠正。运用统计学方法将整理好的数据指标进行分析，根据分析结果结合调查目的，写出调查报告或科研论文。

二、跟踪随访 微课4

（一）跟踪随访的概念

跟踪随访是指健康管理者对个人或群体进行健康风险评估和分析后，根据居民健康状况，对存在健康问题的个体或群体以通讯、入户或其他方式，进行定期了解个体或群体病情变化和指导个体或群体康复的一种观察方法。通过随访可以提高健康管理服务水平，同时健康管理者对个体或群体进行跟踪观察，掌握第一手资料以进行统计分析、积累经验，同时，也有利于医学科研工作的开展和健康管理者业务水平的提高，从而更好地为个体或群体服务。

（二）跟踪随访的范围和内容

1. 跟踪随访的范围

时间范围：跟踪随访通常涵盖从初步评估到后续定期随访的整个时间段。根据需要，这一过程可能从数月到数年不等。

健康状况与行为：涉及对个体的生理、心理和社会健康状况的全面评估。包括但不限于疾病症状、生活质量、情绪状态、生活习惯和社会支持网络。

环境与风险因素：除了个体状况，还需考虑环境和生活方式因素，如居住环境、职业暴露、饮食习惯和运动习惯等。

2. 跟踪随访的内容

临床评估与检查：定期进行身体检查，如体重、血压、血糖等，以及必要的实验室检查，如血液检测。

健康行为与生活方式记录：记录个体的饮食、运动、药物使用、睡眠和其他生活习惯，以及任何相关的心理和社会支持情况。

健康知识与技能培训：提供相关的健康教育，如何改变不良生活方式的方法、预防特定疾病的知识，以及技能培训如学习有效的呼吸或放松技巧。

问题早期识别：通过持续监测和评估，及早发现和处理可能出现的健康问题或障碍，如心理困扰、慢性疼痛或持续的生理症状。

3. 注意事项与个性化调整 根据个体的年龄、性别、健康状况和特定需求，跟踪随访的内容和方法会有所调整。除了固定的随访内容，还需根据个体的反馈和变化进行灵活调整，确保随访的有效性和针对性。

（三）跟踪随访的方式

随访方式包括电话随访、接受咨询、上门随诊、书信联系等。

（四）跟踪随访的技巧

跟踪随访技巧，又称人际沟通技巧，是指人们运用语言或非语言符号系统进行信息（思想、观念、动作等）交流沟通的过程。人们可以通过听、说、问、答、写等语言沟通方式和表情、看、动作等非语言沟通方式进行人际沟通，每一种方式的运用都有一定的技巧，并直接影响交流的效果。

1. 说话技巧 说话是最普遍、最常见的语言沟通方式，说话的“质量”决定着沟通是否有效，交流能否进行，交流是否顺利，人际关系是否和谐，因此，健康管理者要具备良好的说话素养。

（1）说话文雅礼貌，恰当运用敬语。使用规范的尊称、敬语、雅语、谦辞。

（2）说话清晰准确，言谈含蓄幽默。要用随访对象熟悉、能懂的语言。

（3）讲话的速度适中，避免过快过慢。

（4）口气和蔼可亲。

（5）发音吐词要清晰，声音抑扬顿挫，不要平铺直叙。

（6）讲话语气要生动。

（7）说话讲究礼节，懂得尊重教育对象。

（8）适当重复重要的和不易被理解的话。

（9）说话有停顿，避免自己一个人长时间地说。

（10）恰当地运用举例引证、示范与演示的技巧。

2. 倾听技巧 倾听是指全神贯注地接受和感受对方在交谈时发出的全部信息（包括语言的和非语言的），并做出全面理解。倾听的技巧如下。

（1）神态专注，目光交流 健康管理者要理解“听”的要素，有效倾听包括获得信息、阐释信息、评价信息和反馈信息。尽可能地多听、留意听，努力发现随访者对某一问题的了解程度和看法。对于敏感的问题，更要善于听出对方的“弦外之音”“话中之话”，以捕捉真实信息。

（2）思考反馈，适当提问 健康管理者要恰当运用一些表示听懂或赞同的声音、动作，鼓励说话人“无拘无束地畅谈”。如用目光注视对方的眼睛，用目光进行交流。不加评论地重复随访对象所说的关键内容，综合分析加以概括。对于不确定的内容要澄清，确定信息准确性。避免过多提问，打断说话人的思路。

（3）真诚谦虚，平等耐心 健康管理者要明确“听”的目的，做到“三不”：不轻易打断随访对象讲话、不急于表达自己的观点、不轻易对对方的话作出评论，要耐心等对方讲完。

（4）身体前倾，适当距离 健康管理者要专注“听”的对象，调动积极的体态语，保持目光交流，寻找“听”的兴趣，适时进行深呼吸，调整自己的状态。不应在听对方讲话时被其他事情干扰，如接电话、看文件、看材料等。

3. 提问技巧 提问是收集信息和核对信息的重要方式，也是使交流能够围绕主题持续进行的基本方法，有效的提问可以使健康管理者获得更多、更准确的资料。

（1）提问时要创造轻松愉快的交流氛围，注意对方的表情和感受，不要连续提问。

（2）对于敏感的问题采用试探性提问方式，不要单枪直入，还要注意选择适宜的交谈环境、时间和地点。

（3）设法让随访对象感受到所提问题与其利益密切相关，这样随访对象才能认真回答问题。

（4）要了解对方的态度和观点，可以使用开放性的问题，获得更多、更真实的资料，避免使用封闭型问题。

（5）提探究性问题时，要注意保持态度轻松、口气缓和，不用质问的语气。

（6）避免提诱导型问题、复合型问题、误导性问题、对方不懂的问题，也不要追问伤感或对方难以回答的问题，不宜打破砂锅问到底。

4. 观察技巧 观察技巧是指健康管理者在随访过程中在语言交流之外，还要通过眼睛观察对方的表情、动作来收集有用的信息。有时候观察到的信息比用耳朵获取的信息更有价值。“耳听为虚，眼见为实”就是这个意思。

健康管理者在观察过程中，要细心、全面、敏锐，善于捕捉细微的变化，能够透过表面现象去发现随访对象深层的内心活动和没有说出的事实，从而获得真实信息。当然，诚恳、坦然的态度是细心观察的基础，在听对方讲话时如果心不在焉，把视线移向别处，或者长时间盯视、窥视，就属于不正常的观察技巧了。

5. 反馈技巧 健康管理者在与随访对象交流的过程中如果对对方传递的信息给予及时、恰当的反馈，可以促进交流的进行。双方之间反馈越多，倾听者对信息的理解会越准确。

根据反馈形式的不同，分为语言反馈、体语反馈和书面反馈。①语言反馈直接明了，如“我明白了！您接着向下说”“哦，是这样，还有什么吗?”②体语反馈是指通过点头、微笑、目光语、身体动作等无声语言给予反馈。③书面反馈是利用书面文字或符号作出的反应。恰当的反馈可以让随访对象感受到健康管理者的关心、体贴，有利于交谈的继续。

根据反馈性质的不同，分为积极性反馈、消极性反馈和模糊性反馈。①积极性反馈是指作出理解、赞同、支持的回应，如说“我认为你说得对”“好”“对”等；或以点头，伸出大拇指等来回应。②消极性反馈是指作出不赞同、不支持、不拥护或反对的反应，如说“这不可以”“我不同意”“不行”等，或以摇头、皱眉等来回应。③模糊性反馈是指没有作出明确的态度和立场的反应，如“哦”“是吗”，以及一些不置可否的表情。

在人际沟通过程中，信息发出者和信息接收者互为反馈，在跟踪随访中，健康管理者要掌握以下反馈技巧。

（1）要集中注意力听对方陈述，并随时用表情、肢体语言给对方适时和适度的反馈，如微微点头、轻声应答、会心微笑等，表示自己对谈话内容非常感兴趣，以使谈话者获得自信和鼓舞，及时调整谈话行为。

（2）支持对方的正确观点和行为态度要鲜明，正确使用积极性反馈技巧。

（3）纠正对方错误的观点和行为时，要和缓、委婉、耐心，正确使用消极性反馈技巧。

（4）对于一些难于回答的问题或是敏感性的话题可以暂时回避，不作正面解答，正确运用模糊性反馈技巧。

（5）对于知识性问题或者决策性问题，要给予肯定、科学、正确的答复，不能给予似是而非、含糊不清的回答。了解对方真实的意图，针对问题给予实质性的回复；搞清楚对方问题的核心，不要答非所问。

（6）回答问题的方式要因人而异，根据当事人的年龄、背景、性别、文化程度、宗教信仰、性格等给予恰当的回应。

6. 非语言沟通技巧 非语言沟通是借助非语言符号（如仪表、动作、神情等）来传递信息、交流思想、表达情感的社会交往活动，是语言沟通的自然流露和重要补充，能使沟通的信息更明确。根据非语言符号的表现形式、不同来源，可将非语言沟通概括为动态非语言沟通、静态非语言沟通、类语言沟通和辅助语言沟通。

（1）动态非语言沟通是指沟通双方在交流过程中，除了有声音语言外，有身体各部位发生的动态的各种各样的姿势，使得沟通更加形象、具体。包括点头、摇头、打手势、微笑、抚摸、拥抱、行礼等。

（2）静态非语言沟通是相对于动态非语言沟通而言的。在跟踪随访过程中，交流双方的着装打扮、风度仪表、空间环境、约会时间等都处于相对静态中，对沟通起着关键作用。

（3）类语言沟通是一种伴随性语言，是指有声而无固定意义的语言外符号系统，包括咳嗽、呻吟、叹息、笑声、哭泣等。

（4）辅助语言是伴随着说话而出现的音调高低、声音大小、节奏快慢、抑扬顿挫，甚至停顿、犹豫等非语言信息，对语言具有一定影响力，可展示个性与感情，突出重点，渲染气氛。

知识链接

《口腔健康调查的检查方法》标准解读

一、标准制定的背景和意义

口腔疾病是我国居民常见疾病，其患病率高，影响全身健康和生活质量，给社会和经济造成巨大负担，已经成为一个重要的公共卫生问题。世界卫生组织（WHO）于1969年建立了全球口腔数据库，每年发布一次全球口腔疾病流行趋势的报告。美国、日本、英国、法国、德国、意大利等发达国家均建立了定期组织口腔健康流行病学调查的制度。口腔健康调查是获得国民口腔健康信息的主要途径和手段，通过口腔健康调查来收集不同人群的口腔健康状况，了解不同时期人群的口腔健康情况，从而为制定相关口腔公共卫生政策提供依据。

检查口腔健康状况的检查方法和记分标准多种多样，自1971年世界卫生组织推广使用《口腔健康调查基本方法》之后，目前超过130多个国家和地区都使用此标准来调查和监测口腔健康状况。使用此检查方法和标准获得的数据均记录在世界卫生组织口腔健康数据库里，从而进行国际性的比较和监测。世界卫生组织所推荐的这项口腔健康标准更新于2013年《Oral Health Surveys：Basic Methods. 5th ed》，记录了包括牙状况、牙周状况、氟牙症、口腔黏膜状况、牙外伤和义齿修复状况等的检查方法和记分标准。然而世界卫生组织的标准过于粗略，很多具体的内容都没有细化。例如口腔黏膜状况中每种异常状况的表现以及牙状况中的永久性充填物和暂时性充填物包括的内容都没有具体的说明等等；同时有些口腔异常状况在我国的患病率相对比较低，开展调查的意义不大；义齿修复状况的分类不符合我国现阶段居民的口腔修复种类。因此，世界卫生组织所推荐的标准已不完全适合我国现阶段口腔健康流行病学调查。

二、标准起草原则和主要内容

《口腔健康调查的检查方法》的编写和制定基于我国现阶段实际情况，兼顾能够与世界上其他国家进行横向比较的一套口腔健康调查的检查方法和计分标准，用以指导全国口腔流行病学调查，同时规范全国范围或各省市局部地区进行的口腔健康检查或口腔流行病学调查。《口腔健康调查的检查方法》详细明确了口腔黏膜状况、牙状况、牙周状况、氟牙症、义齿修复状况、牙排列和牙合异常状况的检查内容、检查器械、检查方法、评判标准和记录代码、记录方法，并且对开展口腔健康调查中的感染预防措施和质量控制、调查结束后统计指标的计算方法也给出了规范。

《口腔健康调查的检查方法》中口腔黏膜状况、牙状况、牙周状况、氟牙症的检查内容、检查器械、检查方法、评判标准和记录代码、记录方法主要以世界卫生组织的《Oral Health Surveys：Basic Methods. 5th ed》中的相应内容为框架制定，并保持和《GB/T 26343 学生健康检查技术规范》及《WS/T 208—2011 氟斑牙》协调一致性；《口腔健康调查的检查方法》中的义齿修复状况的检查内容、检查器械、检查方法、评判标准和记录代码、记录方法结合现阶段我国人群实际的情况和信息分析的需要，并结合《第三次全国口腔健康流行病学调查报告》所积累的经验，经过口腔各领域专家讨论后制定；《口腔健康调查的检查方法》中的牙排列和牙合异常状况的检查内容、检查器械、检查方法、评判标准和记录代码、记录方法以世界卫生组织的《Oral Health Surveys：Basic Methods. 4th ed》中的相应内容为参考，结合口腔正畸专家的建议加以修改而制定；《口腔健康调查的检查方法》中的感染预防措施经过口腔各领域专家讨论后并征询了院感标委会的意见，保持和《WS/T 313—2009 医务人员手卫生规范》协调一致性加以制定；《口腔健康调查的检查方法》中的质量控制和统计指标的计算方法结合《第三次全国口腔健康流行病学调查报告》所积累的经验，全面考虑实际使用的需要和规范，并保持和国际的可比较性加以制定。

三、重点问题说明

本标准中口腔黏膜状况、牙状况、牙周状况、氟牙症、义齿修复状况、牙排列和牙合异常状况的内容仅适用于针对人群开展的口腔健康调查，应当区别于口腔专科临床检查，不作为个体病例临床诊断依据。开展口腔健康调查的医务人员可以结合实际需要，选取并参照本标准中的相关内容开展口腔健康调查，不必在一次口腔健康调查中涉及每一项指标。本标准中的统计指标的计算方法只是给出了常用的部分统计指标的计算规范，开展口腔健康调查的医务人员可以以本标准中的计算方法为规范结合自己的实际分析需要进行分析，不必局限于本标准中所列出的统计指标。如若在实际开展的口腔健康调查时涉及本标准中没有详尽说明的相关内容，请遵循本标准中推荐使用的其他标准的要求。

练习题

答案解析

一、选择题

1. 以下不属于健康调查计划内容的是（　）
   A. 确定调查目的和指标　　B. 确定调查对象和观察单位
   C. 确定调查项目　　D. 培训调查人员
2. 健康管理者对个人或群体进行健康风险评估和分析后，根据居民健康状况，对存在健康问题的个体或群体以通讯、入户或其他方式，进行定期了解个体或群体病情变化和指导个体或群体康复的一种观察方法称为（　）
   A. 跟踪随访　　B. 健康调查
   C. 健康教育　　D. 健康指导
3. 以下不属于跟踪随访内容的是（　）
   A. 临床评估与检查　　B. 健康行为与生活方式记录
   C. 健康知识与技能培训　　D. 健康指导
4. （多选）以下属于描述性调查研究的是（　）
   A. 个案调查　　B. 病例对照研究
   C. 队列研究　　D. 爆发调查
   E. 现况调查
5. （多选）以下属于跟踪随访范围的是（　）
   A. 居民的健康状况　　B. 时间范围
   C. 健康状况与行为　　D. 环境与风险因素
   E. 探索疾病的原因、传播途径、流行因素等
6. （多选）以下属于跟踪随访技巧的是（　）
   A. 说话技巧　　B. 倾听技巧
   C. 提问技巧　　D. 观察技巧
   E. 非语言沟通技巧

二、简答题

1. 简述健康调查的基本步骤。
2. 简述跟踪随访的技巧。

（刘太芳）

书网融合……

本章小结　　微课 1　　微课 2　　微课 3　　微课 4　　题库

第五章　常见慢性病健康管理

学习目标

知识目标

1. **掌握**　肥胖症的评价标准；冠心病、脑卒中的危险因素。
2. **熟悉**　肥胖症、冠心病、脑卒中健康信息的收集、健康指导及预防方法。
3. **了解**　冠心病、脑卒中的发病机制及不同类型的临床表现。

能力目标

能运用收集到的健康信息对服务对象进行风险评估；具备针对慢性病患者进行健康指导的能力。

素质目标

通过本章学习，培养严谨、慎独的科学态度，并具有爱岗敬业、同理心、尊重和关心患者的职业道德和人文情怀。

慢性病是慢性非传染性疾病的全称，不是特指某种疾病，而是对一类起病隐匿，病程长且病情迁延不愈，缺乏确切的传染性生物病因证据，病因复杂，且有些尚未完全被确认疾病的概括性总称。常见的慢性病主要有心脑血管疾病、癌症、糖尿病、慢性呼吸系统疾病，其中心脑血管疾病包含高血压、脑卒中和冠心病。

随着慢性病患病人数的逐年攀升，慢性病已经成为全球公众健康的头号大敌。据最新数据显示，全球有近一半的人口患有至少一种慢性病，每年因慢性病死亡的人数已突破1亿。在中国，慢性病患者数量也在节节攀升，给社会和家庭带来巨大的经济负担。在此背景下，慢性病健康管理显得至关重要。它的目标是通过综合性的措施和方法来预防和控制慢性病，提升患者的生活质量，助力公众健康。具体包括健康调查、风险评估、干预措施的制定和实施，以及持续的监测和调整。本章将针对不同慢性病介绍相应的健康管理策略和方法，包括疾病的预防与控制、疾病管理、康复与功能提升等。

第一节　高血压的健康管理

PPT

情境导入

情境：社区卫生服务中心接诊一名疑似高血压患者王某，男，52岁，体重75kg，汉族，工人。主诉为阵发性头晕半年。

现病史：患者于半年前无明显诱因出现阵发性头晕伴恶心，无呕吐，无明显活动障碍、言语不利、口眼歪斜及意识障碍。自患病以来意识清，精神可，饮食睡眠可，二便正常。

工作任务：

1. 对个体进行筛查与诊断。
2. 对个体进行随访评估。
3. 对高血压患者进行干预。

课前思考：

高血压有哪些危险因素，应该如何预防？

高血压（hypertension）是以动脉血压持续升高为特征的心血管综合征，是全球人类最常见的慢性病。在世界许多国家，高血压都是造成残疾及死亡的主要原因之一，且随着经济、生活水平的不断改善，发病率逐年增长，严重危害人们健康。《中国心血管健康与疾病报告 2022》数据显示，我国 18 岁及以上成人高血压患病率约为 27.5%，大约每 4 个成年人中就有 1 人是高血压患者，患病人数大约为 2.45 亿。

作为危害我国人群健康最严重的疾病之一，高血压被列为我国慢性病管理和预防的重点疾病。2009 年，我国推出的医改政策就已经将高血压患者健康管理纳入国家基本公共卫生服务范畴，加强高血压患者医防融合管理。为进一步规范国家基本公共卫生服务项目管理，2017 年 2 月国家卫计委在《国家基本公共卫生服务规范（2011 年版）》基础上，组织专家对规范内容进行了修订和完善，形成了《国家基本公共卫生服务规范（第三版）》，为高血压患者的健康管理提供了基本的规范。2023 年 8 月，经国务院批准同意，国家发展改革委等 10 部门联合印发了《国家基本公共服务标准（2023 年版）》，其中进一步明确了基本公共服务项目的对象、内容、标准、支出责任和牵头负责单位，为高血压等慢性病的管理提供更有力的制度保障。

一、高血压的危险因素

根据病因是否明确，高血压可分为原发性高血压和继发性高血压。前者病因不明确（常简称为高血压），是我国人群中最为常见的高血压类型，占比 90% 以上；后者是由于某些确定疾病或者病因引起的血压升高，占比 5% ~10%。原发性高血压的病因及发病机制尚未明确，现有流行病学研究证实，高血压的发生与遗传和环境因素有关。通常将高血压的危险因素分为不可改变因素和可改变因素。

（一）不可改变因素

遗传、年龄和性别是高血压不可改变的危险因素。

1. 遗传 大量的流行病学研究提示，高血压与遗传因素有关，有明显的家族聚集性。如父母均患有高血压，其生育子女高血压的发生率可达 46%；如父母中任一人患高血压，其生育子女高血压的发生率为 28%；父母血压正常，其生育子女高血压的发生率仅为 3%。

2. 年龄 高血压发病的危险度随年龄增长而增高。随着年龄增长，血管日益老化，血压也逐渐上升。就总人群而言，年龄每增加 10 岁，高血压发病的相对风险会增加 29.3% ~42.5%。通常，男性年龄 >55 岁、女性 >65 岁高血压发病率会明显增高。

3. 性别 男、女性别高血压总体患病率差别不大，青年期男性血压略高于女性，中年及老年期女性血压稍高于男性。

（二）可改变因素

饮食、体重、吸烟和体力活动等是高血压可改变的危险因素。

1. 高钠、低钾饮食 不同地区人群高血压患病率与盐平均摄入量显著正相关，而与钾摄入量呈负相关。我国大部分地区，每人每天盐摄入量为 12 ~15g 或以上。日均盐摄入量每增加 2g，收缩压和舒张压分别升高 2.0mmHg 和 1.2mmHg。而保持足量的钾盐摄入可降低血压，也可以降低心血管疾病的患病风险。

2. 超重和肥胖 超重和肥胖（尤其是腹型肥胖）是血压升高的重要危险因素，同时也是多种其他慢性病的独立危险因素。现有研究显示，超重、肥胖者的高血压患病率较体重正常者高 2 ~3 倍。前瞻性研究也表明，在某一时期内体重增长迅速的个体，其血压也相应升高。男性腰围≥85cm、女性腰围≥

80cm，其高血压患病率是腰围正常者的2.3倍。

3. 过量饮酒 长期大量饮酒是高血压的重要危险因素之一。研究表明，男性持续饮酒者比不饮酒者4年内发生高血压的危险性增高40%。

4. 吸烟 烟草中不仅含有尼古丁，还含有2000多种有害物质，它们会引起交感兴奋、氧化应激、损伤血管。吸烟会使血压升高，还会增加冠心病、脑卒中、猝死和外周血管病等发生的风险。吸烟也会影响药物的降压效果，增加降压药的剂量。

5. 精神紧张 长期精神过度紧张会增加高血压的发病风险。人在紧张、愤怒、惊恐、压抑、焦虑、烦躁等状态下，血压会相应升高，并增加心血管病的患病风险。有心血管病史者，心理压力增加会使病情复发或加重。

6. 体力活动不足 缺乏体力活动是造成超重/肥胖的重要原因之一，也是高血压的重要危险因素。适量运动可缓解交感神经紧张，增加扩血管物质，改善内皮舒张功能，促进糖脂代谢，降低高血压，减少心血管疾病风险。

此外，血脂异常、患糖尿病、A型性格等在相关研究中也显示与高血压相关。

二、高血压的诊断

（一）诊断标准

1. 临床上以诊室血压测量结果为主要诊断依据。在未用降压药的情况下，非同日3次测量血压，收缩压≥140mmHg和（或）舒张压≥90mmHg，可诊断为高血压。“和（或）”表示包括3种情况，即收缩压≥140mmHg且舒张压≥90mmHg、收缩压≥140mmHg且舒张压<90mmHg、收缩压<140mmHg且舒张压≥90mmHg。

2. 首次血压增高的患者，应在不同的时间点，多次测量，在未服用抗高血压药物的情况下测量血压。患者既往有高血压史，正在使用抗高血压药，血压低于140/90mmHg，也应诊断为高血压。白大衣高血压是指反复出现的诊室血压升高，而诊室外的动态血压监测或家庭自测血压正常。隐蔽性高血压则与之刚好相反，即诊室血压正常，诊室外血压升高。

3. 诊断不确定，或怀疑“白大衣高血压”或“隐蔽性高血压”，可结合动态血压监测或家庭自测血压辅助诊断；动态血压监测和家庭自测血压诊断高血压的标准见表5-1。

表5-1 诊室及诊室外高血压诊断标准

监测方法	收缩压/mmHg		舒张压/mmHg
诊室测量血压	≥140	和/或	≥90
动态血压监测*	—	—	—
白天	≥135	和/或	≥85
夜间	≥120	和/或	≥70
24小时	≥130	和/或	≥80
家庭自测血压*	≥135	和/或	≥85

注：标“*”项为平均血压。

（二）血压测量

血压测量方式有3种，诊室血压、家庭自测血压、动态血压监测。一般而言，诊室血压水平高于家庭自测血压和动态血压监测平均水平，自测血压水平接近动态血压监测平均水平。

1. 诊室血压 诊室血压是指医护人员在临床场所对患者测量的血压，是确诊高血压的主要依据。

目前诊室血压测量主要用水银血压计或经认证合格的电子血压计，其测量方法如下。

（1）选择精准设备　选择符合标准的水银柱式血压计或符合国际标准及中国高血压联盟（CHL）认证的电子血压计进行测量。定期校准医用电子血压计。一般不提倡使用腕式或手指式电子血压计。

（2）患者安静放松　被测量者测量前30分钟内应避免剧烈运动、吸烟、进食、饮咖啡或茶等；精神放松、排空膀胱；安静休息至少5分钟。测量时取坐位，双脚平放于地面，放松且身体保持不动，不说话。

（3）规范测量位置　被测量者应坐于座椅上，裸露右上臂，上臂中点与心脏处同一水平线上。将袖带紧贴缚在被测者上臂，袖带下缘应在肘窝上2.5cm（约两横指）处，松紧合适，可插入1～2指为宜。用水银柱式血压计时，将听诊器胸件置于肘窝肱动脉搏动明显处。

（4）准确读数　台式水银血压计：在均匀放气过程中仔细听取柯氏音，观察柯氏音第Ⅰ时相（第Ⅰ音）和第Ⅴ时相（消失音）。收缩压读数取柯氏音第Ⅰ音，舒张压读数取柯氏音第Ⅴ音。12岁以下儿童、妊娠妇女、严重贫血、甲状腺功能亢进、主动脉瓣关闭不全及柯氏音不消失者，以柯氏音第Ⅳ音（变音）作为舒张压读数。所有读数均应视线平于水银柱凸面顶端为准，读数应取偶数（0、2、4、6、8）。

电子血压计以显示血压数据为准。

（5）重复测量　首诊测量双上臂血压，以后通常测量读数较高的一侧。若双侧测量值差异超过20mmHg，则需排除锁骨下动脉狭窄的可能。之后每次门诊测量两次，间隔1～2分钟重复测量，取两次的平均值记录。如果两次测量结果差异＞10mmHg，则应测量第3次，取后两次的平均值记录。（图5－1）

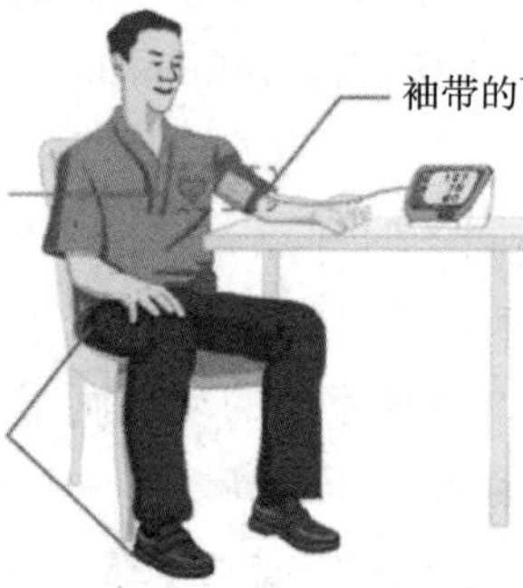

图5－1　血压测量图示

2. 家庭自测血压　家庭自测血压指患者自己或家属在医疗单位外测量的血压，一般指家庭自测血压。家庭自测血压是自我管理血压的核心内容，医护人员在对被测试者或家属进行培训与指导后，积极推广使用。

（1）仪器选择和校准　推荐使用国际标准认证合格的上臂式电子血压计，不推荐使用腕式或手指式电子血压计和水银柱血压计。电子血压计至少每年校准1次。

（2）测量方法　与诊室血压测量方法一致。

（3）测量频率、时间和天数　测量频率、时间和天数按照以下要点进行。①新诊断、治疗早期或经治疗血压未达标建议就诊前每天早晚各测量血压1次，每次测量2～3遍，间隔1分钟，连续5～7天，取平均值。②血压达标且稳定建议每周至少测量1天，早晚各测量1次，每次测量2～3遍。③早晚血压测量时间。早上：起床后1小时内，服降压药前和早餐前、排尿后，相对固定时间测量血压。晚上：晚饭后、临睡前、排尿后，相对固定时间测量血压。④如实记录每次血压测量结果，随访时提供给医务人员作为诊疗参考依据。⑤注意：尚未诊断为高血压病的成年人应注意监测血压。血压正常者，每年至少在家庭自测血压 1 次；血压为 130～134/80～84mmHg（《国家基层高血压防治管理指南 2020 版》）。每月至少在家庭自测血压 1 次。

3. 动态血压监测 动态血压监测是通过仪器自动间断性定时测量日常状态下血压的一种检测技术，可客观反映 24 小时日常状态下的血压水平及波动情况。主要用于诊断白大衣高血压、隐蔽性高血压及单纯夜间高血压；观察血压升高程度、短时变异和昼夜节律；评估降压疗效，以及包括清晨、睡眠期间等全时段血压控制情况。

（1）仪器选择 使用经国际标准认证合格的动态血压监测仪，并每年至少校准 1 次。

（2）测量要求 通常白天测压间隔时间可选择 15～20 分钟，夜间睡眠为 30 分钟。应进行 24 小时血压监测，每小时至少有 1 个血压读数。有效血压读数需达到总监测次数的 70% 以上，计算白天血压的有效读数应≥20 个，计算夜间血压的有效读数应≥7 个。

（3）常用监测指标 动态血压监测常用监测指标包括 24 小时、白天（清醒活动）以及夜间（睡眠）收缩压和舒张压平均值，夜间血压下降百分率以及清晨时段血压的升高幅度（晨峰）。①24 小时、白天与夜间血压的平均值反映不同时段血压总体水平，是 24 小时动态血压诊断高血压的主要依据，具体诊断标准见表 5－1。②夜间血压下降百分率＝（白天平均值－夜间平均值）/白天平均值×100%。收缩压与舒张压不一致时，以收缩压为准。③血压晨峰：起床后 2 小时内的收缩压平均值减夜间睡眠时的收缩压最低值（包括最低值在内 1 小时的平均值），≥35mmHg 为晨峰血压增高。

三、高血压筛查

《健康中国行动（2019—2030 年）》要求“18 岁及以上成年人应定期自我监测血压，关注血压变化，控制高血压危险因素。”为了尽早检出高血压人群，早诊早治，降低并发症发生风险，国家卫生健康委员会在《国家基本公共卫生服务规范（第三版）》中对高血压的筛查做出了明确的要求，具体如下。

（一）筛查对象

1. 对辖区内 35 岁及以上常住居民每年在其第一次到乡镇卫生院村卫生室、社区卫生服务中心（站）就诊时，为其测量血压。

2. 对第一次发现收缩压≥140mmHg 和（或）舒张压 90≥mmHg 的居民在去除可能引起血压升高的因素后预约其复查，非同日 3 次血压高于正常值，可初步诊断为高血压。如有必要，建议转诊到上级医院确诊，2 周内随访转诊结果，对已确诊的原发性高血压患者纳入高血压患者健康管理，对可疑继发性高血压患者，及时转诊。

3. 如有以下六项指标中的任一项高危因素，建议每半年至少测量 1 次血压，并接受医务人员或健康管理者的生活方式指导。

（1）血压正常高值（收缩压 130～139mmHg 和（或）舒张压 85～89mmHg）。

（2）超重或肥胖和（或）腹型肥胖。

超重：28kg/m^2 > BMI≥24kg/m^2；肥胖：BMI≥28kg/m^2；腰围：男≥90cm（2.7 尺），女≥85cm（2.6 尺）为腹型肥胖。

（3）高血压家族史（一、二级亲属）。

（4）长期膳食高盐。

（5）长期过量饮酒（每日饮白酒≥100ml）。

（6）年龄≥55 岁。

（二）筛查方法

目前用于筛查的主要方法包括健康信息采集、体格检查等。健康信息采集是疾病风险筛查的基础工作，也是后续实施疾病风险管理的重要步骤。体格检查除常规物理检查外，高血压体格检查应该重点关注血压、心律、心率、心脏杂音、大动脉搏动、大血管杂音、体重指数、腰围及臀围等与高血压相关的体征。

血压测量是筛查高血压的主要手段，具体测量方法见本节诊室血压测量方法。

（三）筛查流程

高血压筛查是通过测量血压水平，将受检者分为正常血压、正常血压高值和高血压人群三类，结合所采集的健康信息，有针对性地采取体格检查及各种实验室检查等筛查手段，确定血压真实水平，了解是否存在心血管危险因素、是否有高血压靶器官损害，以及并存的临床疾患，以便进一步将人群划分为一般人群、高危人群和高血压患者三类，为下一步实施分类管理提供依据。高血压病的筛查流程如图 5－2 所示。

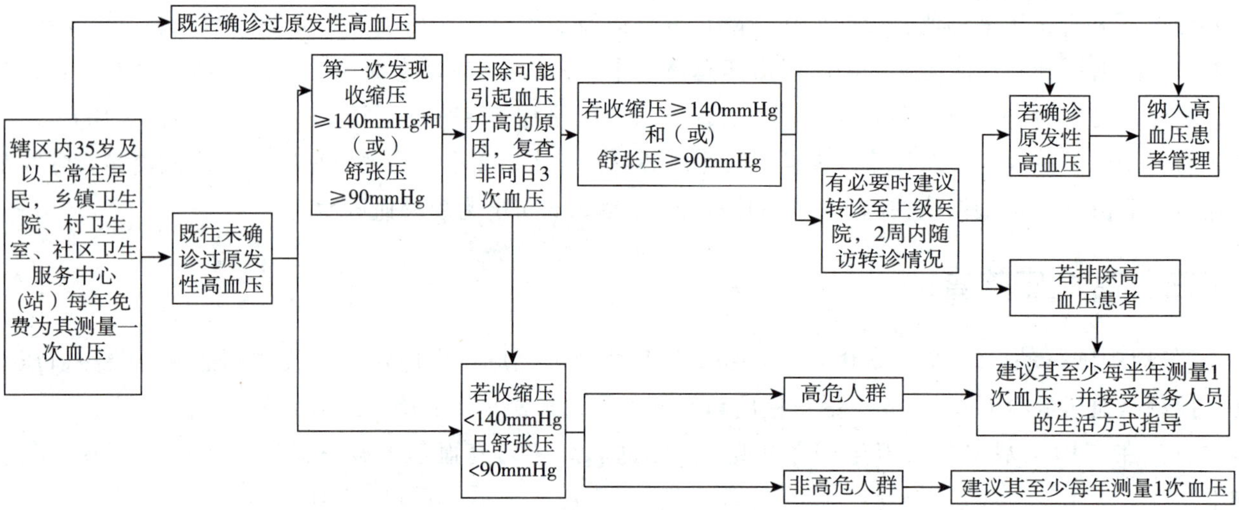

图 5－2　高血压风险筛查流程图

四、高血压随访评估与干预

高血压的随访包括预约患者到门诊就诊、电话追踪、家庭访视等形式。对原发性高血压患者，每年至少提供 4 次面对面的随访。高血压患者的健康管理由医生负责，与门诊服务相结合对未能按照管理要求接受随访的患者，乡镇卫生院、村卫生室、社区卫生服务中心（站）医护人员应主动与患者联系，保证管理的连续性。同时加强宣传，告知服务内容，使更多的患者和居民愿意接受服务。每次提供服务后及时将相关信息记入患者的健康档案。

（一）档案登记

我国 18 岁以上成人都应该接受高血压风险筛查，第一次体检或者就诊时，应通过问卷调查的方式采集其所有健康相关信息，并为其建立健康档案，以便于检后实施相应的健康管理服务。社区医务工作者在每次随访服务结束后，应及时将相关信息记入患者的健康档案。

（二）随访评估

对原发性高血压患者，每年要提供至少 4 次面对面的随访。随访流程如图 5－3 所示。随访内容包括以下几个方面。

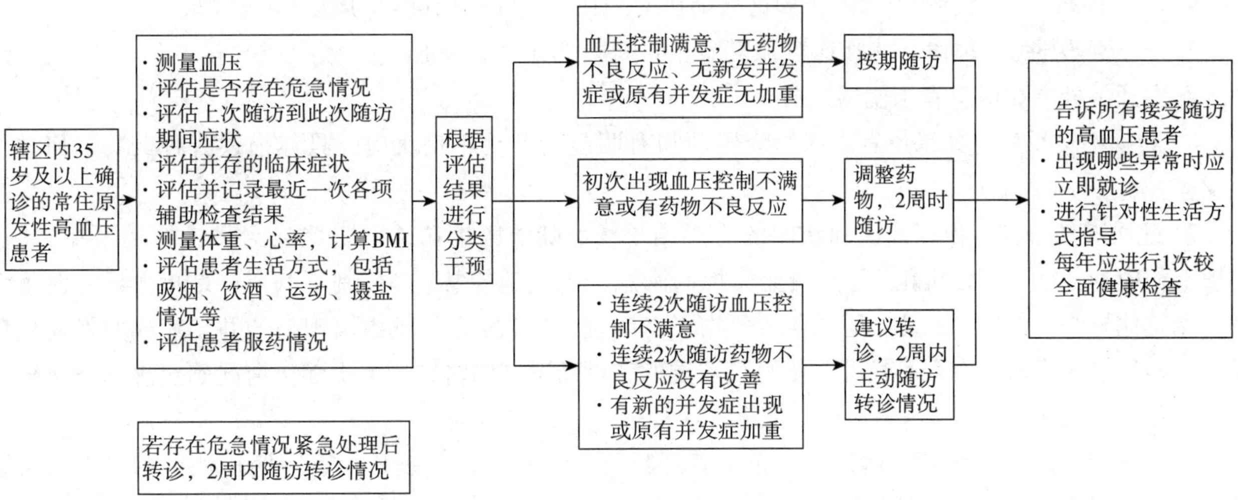

图 5-3　高血压随访流程图

1. 测量血压并评估是否存在危急情况。如出现收缩压≥180mmHg 和（或）舒张压≥110mmHg；意识改变、剧烈头痛或头晕、恶心呕吐、视力模糊、眼痛、心悸、胸闷、喘憋不能平卧及处于妊娠期或哺乳期同时血压高于正常等危急情况之一，或存在不能处理的其他疾病时，须在处理后紧急转诊。对于紧急转诊者，乡镇卫生院、村卫生室、社区卫生服务中心（站）应在 2 周内主动随访转诊情况。

2. 若无需紧急转诊，则需要询问上次随访到此次随访期间的症状。

3. 测量体重、心率，计算体重指数（BMI）。

4. 询问患者疾病情况和生活方式。包括心脑血管疾病、糖尿病、吸烟、饮酒、运动、摄盐情况等。

5. 了解患者服药情况。

高血压随访评估时所需评估工具之一为“高血压患者随访服务记录表”，填表要求如下。

1. 本表为高血压患者在接受随访服务时由医生填写。每年的健康体检后填写健康体检信息记录表。若失访，在随访日期处写明失访原因；若死亡，写明死亡日期和死亡原因。

2. 体重和体重指数斜线前填写目前情况，斜线后填写下次随访时应调整到的目标。如果是超重或是肥胖的高血压患者，要求每次随访时测量体重并指导患者控制体重；正常体重人群可每年测量一次体重及体重指数。如有其他阳性体征，请填写在“其他”一栏。

3. 在询问患者生活方式时，同时对患者进行生活方式指导，与患者共同制定下次随访目标。生活方式指导及下次随访目标如下所述。

日吸烟量：斜线前填写目前吸烟量，不吸烟填“0”，吸烟者写出每天的吸烟量“××支”，斜线后填写吸烟者下次随访目标吸烟量“××支”。

日饮酒量：斜线前填写目前饮酒量，不饮酒填“0”，饮酒者写出每天的饮酒量相当于白酒“××两”，斜线后填写饮酒者下次随访目标饮酒量相当于白酒“××两”。（啤酒/10 = 白酒量，红酒/4 = 白酒量，黄酒/5 = 白酒量）。

运动：填写每周几次，每次多少分钟。即“××次/周，××分钟/次”。横线上填写目前情况，横线下填写下次随访时应达到的目标。

摄盐情况：斜线前填写目前摄盐的咸淡情况。根据患者饮食的摄盐情况，按咸淡程度在列出的“轻、中、重”之一上划“√”，斜线后填写患者下次随访目标摄盐情况。

心理调整：根据医生印象选择对应的选项。

遵医行为：指患者是否遵照医生的指导去改善生活方式。

4. 辅助检查。记录患者上次随访到这次随访之间在各医疗机构进行的辅助检查结果。

5. 服药依从性。“规律”为按医嘱服药，“间断”为未按医嘱服药，频次或数量不足，“不服药”即为医生开了处方，但患者未使用此药。

6. 药物不良反应。如果患者服用的降压药物有明显的药物不良反应，具体描述哪种药物，何种不良反应。

7. 此次随访分类。根据此次随访时的分类结果，由随访医生在 4 种分类结果中选择一项在“□”中填上相应的数字。“控制满意”是指血压控制满意，无其他异常；“控制不满意”是指血压控制不满意，无其他异常；“不良反应”是指存在药物不良反应；“并发症”是指出现新的并发症或并发症出现异常。如果患者同时并存几种情况，填写最严重的一种情况，同时结合上次随访情况确定患者下次随访时间，并告知患者。

8. 用药情况。根据患者整体情况，为患者开具处方，并填写在表格中，写明用法、用量。同时记录其他医疗卫生机构为其开具的处方药。

9. 转诊。如果转诊要写明转诊的医疗机构及科室类别，如××市人民医院心内科，并在原因一栏写明转诊原因。

10. 下次随访日期。根据患者此次随访分类，确定下次随访日期，并告知患者。

11. 随访医生签名。随访完毕，核查无误后随访医生签署其姓名。

（三）分类干预

1. 对血压控制满意（一般高血压患者血压降至 140/90mmHg 以下；≥65 岁老年高血压患者的血压降至 150/90mmHg 以下，如果能耐受，可进一步降至 140/90mmHg 以下；一般糖尿病或慢性肾脏病患者的血压目标可以在 140/90mmHg 基础上再适当降低）、无药物不良反应、无新发并发症或原有并发症无加重的患者，预约下一次随访时间。

2. 对第一次出现血压控制不满意，或出现药物不良反应的患者，结合其服药依从性，必要时增加现用药物剂量、更换或增加不同类型的降压药物，2 周内随访。

3. 对连续两次出现血压控制不满意或药物不良反应难以控制以及出现新的并发症或原有并发症加重的患者，建议其转诊到上级医院，2 周内主动随访转诊情况。

4. 对所有患者进行有针对性的健康教育，与患者一起制定生活方式改进目标并在下一次随访时评估进展。告诉患者出现哪些异常时应立即就诊。

（四）健康体检

对原发性高血压患者，每年进行 1 次较全面的健康检查，可与随访相结合。内容包括体温、脉搏、呼吸、血压、身高、体重、腰围、皮肤、浅表淋巴结、心脏、肺部、腹部等常规体格检查，并对口腔、视力、听力和运动功能等进行判断。具体内容参照《居民健康档案管理服务规范》健康体检信息记录表。

（五）高血压患者治疗目标

高血压治疗的基本目标是血压达标，以期最大限度地降低心脑血管病发病及死亡总危险。我国是脑卒中高发区，治疗高血压的主要目标是预防脑卒中。一般高血压患者，应将血压（收缩压/舒张压）降至 140/90mmHg 以下；65 岁及以上的老年人的收缩压应控制在 150mmHg 以下，如能耐受还可进一步降低；伴有慢性肾脏疾病、糖尿病，或病情稳定的冠心病或脑血管病的高血压患者治疗更宜个体化，一般可以将血压降至 130/80mmHg 以下。伴有严重肾脏疾病或糖尿病，或处于急性期的冠心病或脑血管病患者，应按照相关指南进行血压管理；舒张压低于 60mmHg 的冠心病患者，应在密切监测血压的情况下逐渐实现降压达标。

五、高血压患者健康教育

（一）血压监测指导

家庭血压监测是血压自我管理的重要工作内容之一，方便获取日常生活状态下受测者血压信息。健康指导过程中应教会受测者和家属正确的血压测量方法，推荐使用合格的上臂式自动血压计自测血压。指导患者掌握正确的血压测量技术，规范操作，如实记录血压测量结果，随访时提供给健康管理者或医护人员作为治疗参考。指导内容主要包括监测频率、血压控制目标、血压测量方法及注意事项。

高血压患者在家中应该重点监测以下三种情况的血压。

1. 上午 6 ~ 10 点和下午 4 ~ 8 点 一天中这两个时间段的血压是最高的，此时测量血压可以了解血压的高峰。特别是每日清晨刚睡醒时，测量此时的血压水平可以了解服用降压药物的降压效果能否持续到次日清晨。

2. 服用降压药后 短效降压药物一般在服药后 2 小时测量，此时药效达到最大；中效降压药物在服药后 2 ~ 4 小时测量，此时降压作用达到高峰；长效药物一般在服药后 3 ~ 6 小时测量，此时药物的降压作用达到高峰。

3. 血压不稳定或更换治疗方案时 此时应连续监测 2 ~ 4 周，动态掌握自身血压规律，了解新方案的降压效果，辅助用药。

（二）药物治疗指导

1. 监测服药与血压的关系 指导患者和家属何时测量血压，并记录血压与服药关系。

2. 强调长期药物治疗的重要性 服用降压药，将血压调整至理想水平后，应继续服用维持量，以保持血压相对稳定。降压治疗的目的是将血压控制在目标水平，从而降低脑卒中、急性心肌梗死等并发症的发生和死亡的风险，因此应告知患者长期坚持药物治疗。

3. 遵医嘱按时按量服药 若患者根据自己主观感受擅自增减药物、忘记服药或者补服药物等，都会导致血压异常波动。进而引起患者出现头晕、心慌，心脏、肾脏等器官造成慢性损害，严重时可能引发脑出血、急性心肌梗死等危及生命的并发症。

4. 不能擅自停药 经治疗血压控制到满意水平后，可以逐渐减少剂量，甚至可考虑停药；但如果擅自停药，可导致血压突然升高，出现停药综合征，尤其是伴有冠心病的高血压患者突然停用 β 受体阻断剂，可诱发心绞痛、心肌梗死等。

（三）生活方式指导

对正常人群、高危个体、正常高值以及所有高血压患者，无论是否接受药物治疗，均需针对个体危险因素进行生活方式指导和干预。《中国高血压防治指南（2020）》指出：对确诊高血压的患者，应立即启动并长期坚持生活方式干预，即“健康生活方式六部曲”——限盐减重多运动，戒烟戒酒心态平。一些生活方式干预方法可明确降低血压，如减少钠盐摄入、减轻体重、规律的中等强度运动（如快走、慢跑、骑车、游泳、太极拳等常见健身方式）均有直接的降压效果。戒烟、戒酒可直接降低心血管病发生风险，更应大力提倡。此外，协助患者减轻精神压力、保持心理平衡，也是提高治疗效果的重要方面。生活方式干预目标及降压效果见表 5 - 2。

表 5－2　生活方式干预目标及降压效果

内容	目标	可获得的收缩压下降效果
减少钠盐摄入	每人每日食盐摄入量不超过6g（1 啤酒瓶盖＊）；注意隐性盐的摄入（咸菜、鸡精、酱油等）	2～8mmHg
减轻体重	BMI＜24，腰围＜90cm（男），腰围＜85cm（女）	5～20mmHg/减重 10kg
规律运动	中等强度运动，每次 30 分钟，每周 5～7 次	4～9mmHg
戒烟	建议戒烟，避免被动吸烟	—
戒酒	推荐不饮酒，目前在饮酒的高血压患者，建议戒酒	—
心理平衡	减轻精神压力，保持心情愉悦	—

注：标“＊”为普通啤酒瓶盖去掉胶皮垫后水平装满可盛6g食盐。

根据患者具体情况，与患者共同讨论需要改善的生活方式，制定最终目标，每次随访根据血压改善情况设定近期的具体目标，为患者提供咨询，鼓励其坚持。为提高可行性，可根据患者意愿，每次有针对性地选择 1～2 项需改善的生活方式，持续督促、追踪。

知识链接

高血压患者的运动注意事项

高血压患者不宜做憋气或爆发力强的运动，如俯卧撑、仰卧起坐、引体向上等；这些运动需要屏气、收缩头颈部肌肉，可引起血压上升。也不要做频繁转换体位或者长时间头部向下的动作。因为高血压患者心血管反射功能差，加之降压药的影响，容易发生体位性低血压，即突然坐起或站位时出现头晕黑蒙甚至晕倒。有条件的在锻炼前后可监护心率和血压情况。

出现以下情况时，高血压患者不宜参加运动：比如当血压未得到有效控制或不稳定、波动较大时；继发性高血压的原发病未得到控制时；出现比较严重的并发症，如明显的心律失常、不稳定型心绞痛及脑血管痉挛等。另外，急性感染期也要暂停运动。

最后要强调，对于大多数的高血压患者来说，规范的药物治疗还是不可或缺的。运动中不要随意停药。

练习题

答案解析

一、选择题

1. 高血压诊断须至少非同日（　）次反复测量血压，（　）次血压均高于正常值的可诊断为高血压患者（　）

A. 二、一　　B. 二、二

C. 三、二　　D. 三、三

2. 规范要求高血压患者血压的控制目标是（　）

A. ＜120/80mmHg　　B. ＜130/85mmHg

C. ＜140/90mmHg　　D. ＜150/90mmHg

3. 测量血压时，袖带要平整，袖带下缘在肘关节前自然皱褶上方（　）处时，袖带中心正好位于肱动脉的部位

A. 1.5cm　　B. 2.0cm

C. 2.5cm　　D. 3.0cm

4. 对社区初诊的35岁以上居民应测量双侧上臂血压，如双侧上臂血压相差（　）mmHg以上，怀疑有周围血管疾病

A. 5　　B. 10

C. 15　　D. 20

5. 下列说法正确的是（　）

A. 血压控制下来，就不用服药了

B. 不能长时间服用某种降压药，不然就不管用了

C. 降压药可以联合在一起用

D. 吃药发生副作用就不能服用了

6.（多选）某男，58岁，患高血压4年余，目前接受社区高血压健康管理，每次随访内容应包括（　）

A. 监测血压

B. 询问上次随访到此次随访期间的症状

C. 健康生活方式指导

D. 了解患者服药情况，给予药物治疗指导

E. 测量空腹血糖和血压，并评估是否存在危急情况

7.（多选）某高血压患者膳食结构不合理，社区医生合理膳食指导应包括的内容是（　）

A. 膳食中脂肪供能不超过总热量30%

B. 限制酒精摄入，提倡不饮酒

C. 限制钠盐摄入，每人每日食盐量不超过6克

D. 适当控制膳食总热量，注意营养均衡

E. 饮食选用新鲜蔬菜、水果和低脂乳制品

8.（多选）根据高血压患者随访评估结果，出现（　）时应建议患者转诊到上级医院

A. 连续两次血压控制不满意　　B. 连续两次药物不良反应没有改善

C. 出现新的并发症　　D. 原有并发症加重

E. 血压控制平稳的患者

二、简答题

1. 高血压的一级预防措施包含哪些内容？
2. 简述高血压高危人群的防治策略。

（袁淑怡）

书网融合……

本章小结　　题库

第二节 糖尿病的健康管理

PPT

情境导入

情境：社区卫生服务中心接诊一名疑似糖尿病患者。刘某，男，46 岁，身高 175cm，体重 80kg，血压 100/75mmHg，血糖 8.8mmol/L，脉搏（左/右）77/77 次/分钟，体温 36.6℃。

主诉：高血糖。

现症：打鼾，偶尔咳嗽少量白痰，眼睛怕强光，胸闷气短，心悸心慌，心烦易怒，胃胀，多梦，神疲乏力，怕冷，腰痛，肩颈酸痛，大便 1 次/天，便干，夜尿 1 次/晚。

工作任务：

1. 对个体进行糖尿病筛查与诊断。
2. 对个体进行随访评估。
3. 对糖尿病患者进行干预指导。

课前思考：

糖尿病的危险因素有哪些？

糖尿病是由于胰岛素分泌不足而引起的一种代谢紊乱综合征，临床以高血糖为主要表现，是一种多病因的代谢性疾病，尤其是慢性高血糖，伴随胰岛素分泌缺陷引起的糖、脂肪和蛋白质代谢紊乱，是一种慢性、终身性疾病。糖尿病发生后，往往引起大量的糖从尿中排出，并出现多饮、多尿、多食、消瘦、头晕和乏力等一系列症状，如不及时控制血糖，就会引起多种并发症，如酮症酸中毒、高渗性昏迷等急性代谢紊乱，也可导致眼、肾、神经、血管、心脏等器官的损害，重者可以致残、致死，给患者及家属带来了巨大痛苦。

世界卫生组织（WHO）发布的《2023 世界卫生统计报告》数据显示，仅 2019 年，糖尿病就造成全球 200 万人死亡。柳叶刀杂志在线发表了全球疾病负担研究中关于糖尿病的一项成果显示，2021 年，全球共有 5.29 亿糖尿病患者，其中 96.0% 为 2 型糖尿病。我国糖尿病患病率近年来持续上升，最新流行病学数据又显示，我国糖尿病患病率已高达 12.8%，糖尿病患者人数约为 1.298 亿，成为中国重要的公共卫生问题。

2017 年原卫生与计划生育委员会在《国家基本公共卫生服务规范（2011 年版）》基础上，组织专家对规范内容进行了修订和完善，形成了《国家基本公共卫生服务规范（第三版）》，为进一步帮助医护人员提高社区糖尿病防治水平，指导和规范糖尿病的社区综合防治与管理提供了基本的规范。

一、糖尿病的危险因素

糖尿病是由遗传因素和环境因素长期共同作用引发的，导致外周组织胰岛素抵抗或胰岛素分泌缺陷，进而引发机体胰岛素相对或绝对不足，引发糖、脂肪、蛋白质代谢紊乱，影响正常生理活动的一种疾病。

（一）遗传因素

2 型糖尿病的家族聚集现象非常普遍。根据统计，2 型糖尿病患者的父母患病率高达 85%，三代直系亲属的遗传率为 46%。此外，同卵双生子患糖尿病的一致性高达 91%，这充分说明了遗传因素在 2 型糖尿病的病因中占据了非常重要的地位，可以占到 90% 以上。因此，对于 2 型糖尿病患者来说，家族遗传因素是一个非常重要的影响因素。

（二）不良生活方式

1. 缺乏体力活动 体力活动减少是导致2型糖尿病的重要风险因素。即使在排除了肥胖和年龄因素的影响后，缺乏体力劳动或从事轻体力劳动者，其糖尿病的发病率是从事中度和重度体力劳动者的两倍。

2. 肥胖和超重 肥胖被视为引发2型糖尿病发生和发展的最重要风险因素之一。不论男女，不同种族的人体重指数（BMI）与发生2型糖尿病的风险成正比。统计数据显示，肥胖者患糖尿病的概率比正常体重者高4至10倍，严重肥胖者甚至高达20倍以上。

3. 膳食因素 饮食因素一直被认为与糖尿病有关。人体摄取的热量应根据身高、体重及劳动强度来定。若摄取过多的热量，活动量又比较少，则会导致脂肪储存，从而引发肥胖。摄取高脂肪、高蛋白、高碳水化合物和缺乏纤维素的膳食也可能与发生2型糖尿病有关。

4. 糖耐量损害 IGT是血糖水平介于正常人和糖尿病之间的一种中间状态。IGT患病率高的人群中糖尿病患病率也相应较高。IGT患者在确诊后5～10年进行复查时，约有1/3发展为糖尿病，1/3仍维持IGT状态，1/3转化为血糖正常。改善膳食和增加体力活动有利于降低IGT向糖尿病的转化率。

5. 高血压及其他易患因素 高血压患者发展为糖尿病的危险比正常血压者高。其他如文化程度、社会心理因素、出生及1岁时低体重、服药史、心血管疾病史也可能是2型糖尿病的易患因素。

二、糖尿病的诊断

（一）诊断标准

1. 血糖状态分类 2型糖尿病多数起病隐匿，症状相对较轻，半数以上无任何症状，不少患者因并发症、伴发病就诊或健康体检时发现。最佳的血糖状态分类是基于血糖值与糖尿病并发症发生风险之间的关系来确定的。1999年世界卫生（WHO）提出了基于空腹血糖水平的糖代谢分类标准（表5－3）。

表5－3 WHO 1999 糖代谢状态分类（静脉血浆葡萄糖，mmol/L）

糖代谢分类	空腹血糖（FPG）	糖负荷2小时血糖（2hPBG）
正常血糖	<6.1	<7.8
空腹血糖受损（IFG）	6.1～7.0	<7.8
糖耐量受损（IGT）	<7.0	≥7.8且<11.1
糖尿病	≥7.0	≥11.1

注：空腹血糖受损（IFG）或糖耐量受损（IGT）统称为糖调节受损，即糖尿病前期。

2. 糖尿病诊断标准 目前糖尿病的诊断标准，主要有WHO1999标准和美国糖尿病学会（ADA）2010标准。与WHO 1999标准不同，ADA2010标准将IFG的FPG下限切点值下调为5.6mmol/L，并且将糖化血红蛋白（HbA1c）5.7%～6.4%作为糖尿病前期的诊断标准之一。我国目前采用的WHO（1999年）糖尿病诊断标准，即血糖升高达到下列3项标准中的任意1项时，即可诊断为糖尿病。

（1）糖尿病症状＋任意时间血浆葡萄糖水平≥11.1mmol/L（200mg/dl）；

（2）空腹血浆葡萄糖（FPG）水平≥7.0mmol/L（126mg/dl）；

（3）OGTT试中，餐后2小时血浆葡萄糖水平≥11.1mmol/L（200mg/dl）。

诊断标准中，糖尿病症状是指烦渴多饮、多尿、多食、不明原因的体重下降，简称“三多一少”；空腹是指：至少8小时没有任何热量摄入；OGTT为口服葡萄糖耐量试验。

（二）血糖检测

1. 检测方式 血糖检测方式主要包括静脉血浆血糖测定、毛细血管血糖测定、HbA1c 测定、糖化白蛋白（glycated albumin，GA）测定（表5－4）。

表5－4 血糖检测方式及临床应用

检测方式		临床应用
静脉血浆血糖	空腹血糖 糖负荷后血糖 随机血糖	诊断糖尿病的依据
毛细血管血糖		可快速检测血糖，为临床诊断及治疗提供参考，是自我血糖监测的主要手段
糖化血红蛋白 A1c		反映既往2～3个月血糖控制状况，临床决定是否需要调整治疗的重要依据，也可以作为糖尿病诊断的依据之一
糖化白蛋白		反映检测前2～3周的平均血糖，评价患者短期糖代谢控制情况

2. 检测仪器及方法 便携式血糖仪应符合国家标准（《体外诊断检验系统自测用血糖监测系统通用技术条件》GB/T 19634—2005），并应定期校准。有条件的医疗机构应参加卫生部门组织的实验室间质量评价。测定静脉血浆葡萄糖时应尽可能2小时内分离血浆和送检，以减少葡萄糖酵解对测定值的影响。葡萄糖检测方法参照卫生行业标准（《血清葡萄糖测定参考方法》WS/T 350—2011）。HbA1c 分析仪及检测方法应符合卫生行业标准（《糖化血红蛋白检测》WS/T 461—2015）。

3. 毛细血管血糖检测规范流程

（1）测试前的准备 ①检查试纸、质控品贮存是否恰当；②检查试纸条的有效期及条码（如需要）是否符合；③清洁血糖仪；④检查质控品有效期。

（2）毛细血管血糖检测 ①用75%乙醇擦拭采血部位，待干后进行皮肤穿刺；②通常采集指腹侧面等末梢毛细血管全血进行检测，水肿或感染的部位不宜采用。在紧急时可在耳垂处采血；③皮肤穿刺后，弃去第一滴血液，将第二滴血液置于试纸上指定区域；④严格按照仪器制造商提供的操作说明书要求和操作规程进行检测；⑤测定结果的记录包括被测试者姓名、测定日期、时间、结果、单位、检测者签名等；⑥使用后的针头应置于专用医疗废物容器盒内，按医疗废物处理。

三、糖尿病筛查

2型糖尿病患者多数在疾病的早期无明显临床症状，当其就诊时可能已出现各种临床或亚临床状态的并发症。糖尿病筛查有助于早期发现糖尿病，及早治疗，降低并发症的发生风险。对工作中发现的2型糖尿病高危人群进行有针对性的健康教育，建议其每年至少测量1次空腹血糖，并接受医务人员的健康指导。

（一）筛查对象

糖尿病筛查对象为糖尿病高危人群。成年人（≥18岁）具有下列任何1个及以上糖尿病危险因素者即为高危人群。

1. 年龄≥40岁。

2. 有糖调节受损（impaired glucose regulation，IGR）史［6.1mmol/L≤空腹血糖（FBG）< 7.0mmol/L，或7.8mmol/L≤糖负荷2小时血糖（2hPG）<11.1mmol/L，为糖调节受损，也称糖尿病前期，属于糖尿病的极高危人群］。

3. 超重（BMI > 24）或肥胖（BMI ≥ 28）和（或）中心性肥胖（男性腰围 > 90cm、女性腰围 >

85cm）。

4. 久坐的生活方式。
5. 近亲属中有2型糖尿病家族史。
6. 有巨大儿（出生体重>4kg）生产史或妊娠糖尿病病史的妇女。
7. 高血压或正接受降压治疗者。
8. 血脂异常或正接受调脂治疗者。
9. 动脉粥样硬化性心脑血管病患者。
10. 有一过性类固醇糖尿病病史者。
11. 多囊卵巢综合征患者。
12. 长期接受抗精神病药和（或）抗抑郁药物治疗的患者。

（二）筛查方法

目前用于糖尿病筛查的主要方法包括：空腹血浆葡萄糖、口服葡糖耐量试验和糖化血红蛋白检测。其他检查方法还包括：尿糖、静脉葡萄糖耐量试验、糖化血清蛋白、相关胰岛自身抗体检测、胰岛素及其释放试验、C肽及其释放试验、尿微量白蛋白等。

空腹血糖筛查是简单易行的糖尿病筛查方法，宜作为常规筛查方法，但有漏诊的可能性。条件允许的情况下，推荐做空腹血糖检测+口服葡萄糖耐量试验（OGTT 2小时血糖测试）。中国糖尿病风险评分表可见表5-5。

表5-5 中国糖尿病风险评分表

评分指标	分值
年龄（岁）	
20~24	0
25~34	4
35~39	8
40~44	11
45~49	12
50~54	13
55~59	15
60~64	16
65~74	18
体重指数（kg/m^2）	
<22	0
22~23.9	1
24~29.9	3
≥30	5
腰围（cm）	
男性<75，女性<70	0
男性75~79.9，女性70~74.9	3
男性80~84.9，女性75~79.9	5
男性85~89.9，女性80~84.9	7
男性90~94.9，女性85~89.9	8
男性≥95，女性≥90	10

续表

评分指标	分值
收缩压（mmHg）	
<110	0
110～119	1
120～129	3
130～139	6
140～149	7
150～159	8
≥160	10
糖尿病家族史（父母、同胞、子女）	
无	0
有	6
性别	
女性	0
男性	2

注：1mmHg＝0.133kPa；判定糖尿病的最佳切点为25分，总分≥25分者应进行口服葡萄糖耐量试验（OGTT）检查。

（三）筛查流程

糖尿病的筛查流程如图5－4所示。

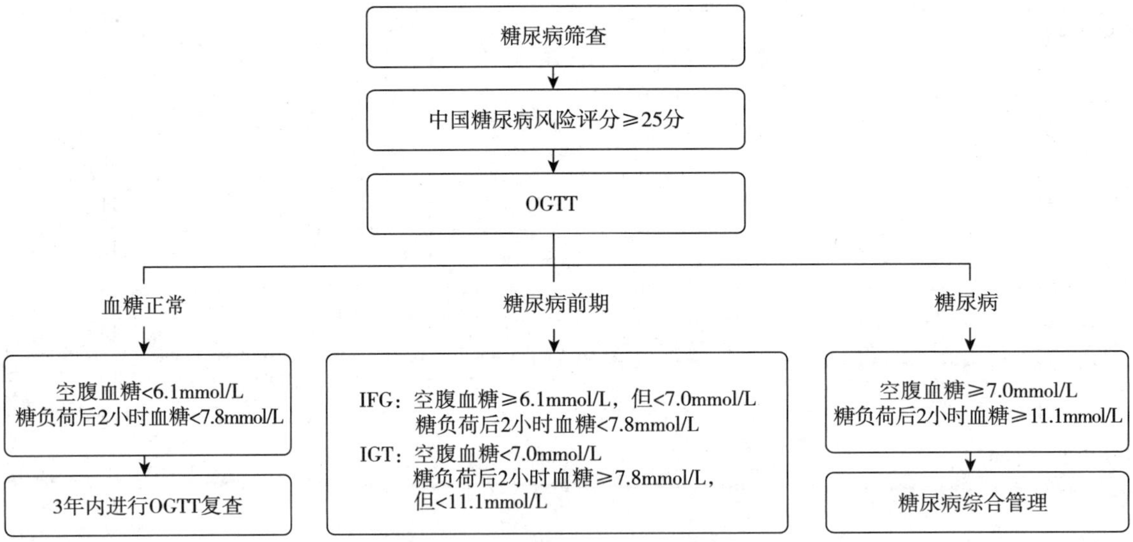

图5－4　糖尿病风险筛查流程图

四、糖尿病随访评估与干预

糖尿病是一种终身性慢性疾病，主要危害在于其并发症。对糖尿病患者进行定期随访，监测其血糖水平及对危险因素进行控制，可预防、控制或延缓糖尿病并发症的发生和发展，提高糖尿病患者的生活质量。随访包括预约患者到门诊就诊、电话追踪、家庭访视等形式。对确诊的2型糖尿病患者，每年提供4次免费空腹血糖检测，至少4次面对面随访。

（一）档案登记

为方便慢性病的长期管理，《国家基本公共卫生服务规范》中对于糖尿病等慢性病人群的健康档案的建立做了明确的要求。2 型糖尿病患者的健康管理由医生负责，应与门诊服务相结合，对未能按照健康管理要求接受随访的患者，乡镇卫生院、村卫生室、社区卫生服务中心（站）应主动与患者联系，保证管理的连续性。乡镇卫生院、村卫生室、社区卫生服务中心（站）要通过本地区社区卫生诊断和门诊服务等途径筛查和发现 2 型糖尿病患者，掌握辖区内居民 2 型糖尿病的患病情况。每次提供服务后及时将相关信息记入患者的健康档案。

（二）随访评估

对确诊的 2 型糖尿病患者，每年提供 4 次免费空腹血糖检测，至少进行 4 次面对面随访。

1. 测量空腹血糖和血压，并评估是否存在危急情况，如出现血糖≥16.7mmol/L 或血糖≤3.9mmol/L；收缩压≥180mmHg 和（或）舒张压≥110mmHg；意识或行为改变、呼气有烂苹果样丙酮味、心悸、出汗、食欲减退、恶心、呕吐、多饮、多尿、腹痛、有深大呼吸、皮肤潮红；持续性心动过速（心率超过 100 次/分）；体温超过 39℃或有其他的突发异常情况，如视力突然骤降、妊娠期及哺乳期血糖高于正常值等危险情况之一，或存在不能处理的其他疾病时，须在处理后紧急转诊。对于紧急转诊者，乡镇卫生院、村卫生室、社区卫生服务中心（站）应在 2 周内主动随访转诊情况。

2. 若无需紧急转诊，询问上次随访到此次随访期间的症状。

3. 测量体重，计算体重指数（BMI），检查足背动脉搏动。

4. 询问患者疾病情况和生活方式，包括心脑血管疾病、吸烟、饮酒、运动、主食摄入情况等。

5. 了解患者服药情况。

（三）分类干预

糖尿病的危害主要在于长期的高血糖损害血管系统，导致全身血管老化，由此引起的一系列病变。因而糖尿病干预应遵循个体化、综合性、参与性、及时性、连续性的原则。因糖尿病患者类型不同，血糖水平、并发症和个体健康状况均有不同，因而对于糖尿病人群主要采用分类干预的策略。

1. 对血糖控制满意（空腹血糖值<7.0mmol/L），无药物不良反应、无新发并发症或原有并发症无加重的患者，预约下一次随访。

2. 对第一次出现空腹血糖控制不满意（空腹血糖值≥7.0mmol/L）或药物不良反应的患者，结合其服药依从情况进行指导，必要时增加现有药物剂量、更换或增加不同类型的降糖药物，2 周时随访。

3. 对连续两次出现空腹血糖控制不满意或药物不良反应难以控制以及出现新的并发症或原有并发症加重的患者，建议其转诊到上级医院，2 周内主动随访转诊情况。

（四）健康体检

对确诊的 2 型糖尿病患者，每年进行 1 次较全面的健康体检，体检可与随访相结合。内容包括体温、脉搏、呼吸、血压、空腹血糖、身高、体重、腰围、皮肤、浅表淋巴结、心脏、肺部、腹部等常规体格检查，并对口腔、视力、听力和运动功能等进行判断。具体内容参照《居民健康档案管理服务规范》健康体检信息记录表。糖尿病随访干预流程可如图 5 – 5 所示。

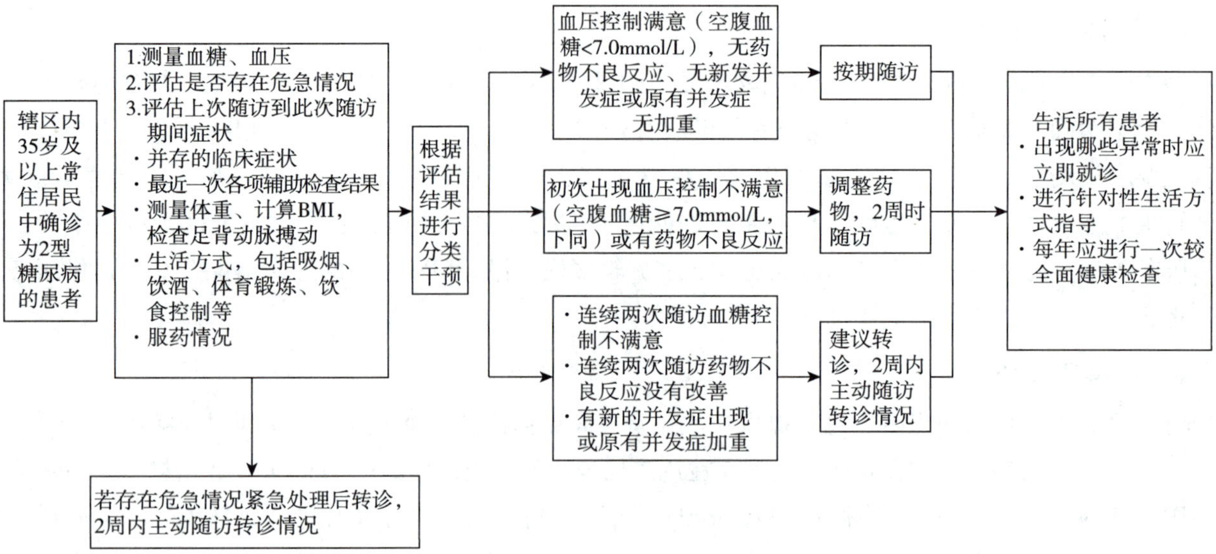

图 5-5 糖尿病随访干预流程图

（五）糖尿病患者治疗目标

糖尿病的治疗应遵循综合管理的原则，包括控制高血糖、高血压、血脂异常、超重肥胖、高凝状态等心血管多重危险因素，在生活方式干预的基础上进行必要的药物治疗，以提高糖尿病患者的生存质量和延长预期寿命。根据患者的年龄、病程、预期寿命、并发症或合并症病情严重程度等确定个体化的控制目标。

2 型糖尿病的综合治疗包括降血糖、降血压、调节血脂、抗血小板聚集、控制体重和改善生活方式等。综合控制目标见表 5-6。对健康状态差的糖尿病患者，可以酌情放宽控制目标，但应避免高血糖引发的症状及可能出现的急性并发症。HbA1c 分层目标值建议见表 5-7。

表 5-6 中国 2 型糖尿病综合控制目标

指标	目标值
毛细血管血糖（mmol/L）	—
空腹	4.4~7.0
非空腹	<10.0
糖化血红蛋白 A1c（%）	<7.0
血压（mmHg）	<130/80
总胆固醇（mmol/L）	<4.5
高密度脂蛋白胆固醇（mmol/L）	—
男性	>1.0
女性	>1.3
甘油三酯（mmol/L）	<1.7
低密度脂蛋白胆固醇（mmol/L）	—
未合并动脉粥样硬化性心血管疾病	<2.6
合并动脉粥样硬化性心血管疾病	<1.8
体重指数（kg/m^2）	<24.0

表 5-7 糖化血红蛋白 A1c（HbA1c）分层控制目标值建议

HbA1c 水平	适用人群
<6.5%	年龄较轻、病程较短、预期寿命较长、无并发症、未合并心血管疾病的 2 型糖尿病患者，其前提是无低血糖或其他不良反应
<7.0%	大多数非妊娠成年 2 型糖尿病患者
<8.0%	年龄较大、病程较长、有严重低血糖史、预期寿命较短、有显著的微血管或大血管并发症或严重合并症的患者

五、糖尿病患者健康管理技能

（一）糖尿病患者健康教育

1. 药物治疗指导 糖尿病药物治疗包括口服降糖药物治疗和胰岛素治疗。口服降糖药物治疗主要用于 2 型糖尿病患者，或 1 型糖尿病患者由于肥胖等存在胰岛素抵抗的情况。针对口服降糖药物治疗的患者，应指导患者遵医嘱服药。根据所用药物的特点，掌握正确的方法，同时熟悉药物可能引起的副作用，并做好应对，忘记服药是社区糖尿病管理中常见的一个问题。对于忘记服药，一旦想起来应该立即补服，还需要留意服用的药物种类。对于磺脲类药物，若在接近下一次餐前才想起来则不服，需考虑到低血糖的可能；而葡萄糖酶抑制剂则要求餐前服用，若餐前忘记服用，则餐后不用补服。

2. 自我监测 患者在多个时间点进行血糖监测，可以随时了解血糖控制变化趋势，对于血糖控制糖尿病病情、预防慢性并发症均具有重要意义。对于血糖平稳的患者，使用胰岛素治疗者建议每日自我监测至少 3 次，非胰岛素治疗者建议自我监测频率应适应治疗方案的需要。对于糖尿病孕妇，建议每周 1～2 天全天进行自我监测。对于老年糖尿病患者要教会他们正确使用简易血糖仪，并进行自我血糖监测的记录。对于不能独立完成自我监测血糖者，可请家属或其他人员协助完成。

3. 低血糖的预防指导 低血糖是糖尿病治疗过程中常见的急性并发症，尤其是接受胰岛或长期磺脲类药物治疗的患者、老年患者及肾功能不全者容易发生低血糖。应指导糖尿病患者加强低血糖的预防，熟悉低血糖的症状，及时发现低血糖并处理。

（1）低血糖预防的原则

①遵医嘱服药　定时定量不要擅自加大药物剂量，也不要随意调整服药时间，尤其胰岛素注射的患者，胰岛素注射的时间过早、量过大很容易引起低血糖。

②患者饮食应规律，定时定量　如由于各种原因引起的食量减退、进食量少或胃肠道疾病引起呕吐、腹泻时，应相应减少药物剂量。

③运动要适时适量　糖尿病患者的运动最好在餐后 1～2 小时进行，选择强度适宜的运动，避免过量运动。

④尽量减少饮酒，尤其是勿空腹饮酒　因酒精可刺激胰岛素分泌，容易引起低血糖；应随身携带糖果，以备发生低血糖时急用。

⑤随身携带糖尿病病情卡　卡上注明姓名、诊断、电话等，一旦出现严重低血糖，便于其他人了解病情、紧急施救并通知家人。当患者出现饥饿感、乏力、头晕心慌、出虚汗、双手颤抖、手足口唇麻木、视力模糊、面色苍白等症状，应高度怀疑低血糖。具备血糖检测条件时，立即测定血糖以明确诊断；无血糖检测条件时，应先按低血糖处理。

（2）低血糖紧急处理

①清醒的患者　应尽快吃一些含糖高的食物或饮料，如糖果、果汁、蜂蜜、饼干等。

②意识不清的患者　则应将患者侧卧，并拨打急救电话，尽快送医院抢救，有条件者可先静脉推注

50% 葡萄糖溶液 20～40ml。因为容易引起窒息，切勿给患者喂食或饮水。

4. 外出活动的指导 糖尿病患者驾驶时一定要在身边准备糖果或其他富含碳水化合物的食物，以避免发生低血糖而导致严重后果。对于旅行的糖尿病患者在出发前应该进行健康评估，对于存在足部病变、空腹血糖超过 11.1mmol/L 者应暂缓旅行。在旅行中建议随身携带血糖仪，增加监测次数，同时做好足部护理，保护好足部和踝关节部位，避免过度疲劳。

（二）糖尿病患者膳食指导

合理膳食是糖尿病治疗的基础。合理膳食模式是以谷类食物为主，高膳食纤维、低盐、低糖、低脂肪摄入的多样化膳食。建议主食定量，粗细搭配，减少精制碳水化合物、酒精和含糖饮料的摄入。定时定量进餐，控制进餐速度，养成先吃蔬菜、最后吃主食进餐顺序的习惯。

1. 维持理想体重 首先根据患者性别、年龄、理想体重［理想体重（kg）= 身高（cm）－105］、工作性质、生活习惯计算每天所需总热量。成年人休息状态下每天每公斤理想体重给予热量 25～30kcal，轻体力劳动 30～35kcal，中度体力劳动 35～40kcal，重体力劳动 40kcal 以上。儿童、孕妇、乳母、营养不良和消瘦、伴有消耗性疾病者每天每公斤体重酌情增加 5kcal，肥胖者酌情减少 5kcal，使体重逐渐恢复至理想体重的 ±5%。

2. 食物的组成和分配

（1）食物组成 总的原则是高碳水化合物、低脂肪、适量蛋白质和高纤维的膳食。其中碳水化合物占饮食总热量的 50%～60%；脂肪不超过 30%，且饱和脂酸不超过 7%；肾功能正常的糖尿病患者蛋白质占 10%～15%，其中优质蛋白超过 50%。有显性蛋白尿的患者蛋白质摄入应限制在每天每公斤理想体重 0.8g，但从肾小球滤过率下降起，推荐蛋白质摄入量为每天每公斤体重 0.6g。胆固醇摄入量应在每天 300mg 以下。多食富含膳食纤维的食物，每天饮食中膳食纤维含量 14g/1000kcal 为宜。

（2）主食的分配 主食的分配根据患者的生活习惯、病情和配合药物治疗的需要，定时定量进行安排。对病情稳定的糖尿病患者可按每天 3 餐 1/5、2/5、2/5 或各 1/3 分配；对注射胰岛素或口服降糖药，且病情有波动的患者，可每天进食 5～6 餐，从 3 次正餐中匀出 25～50g 主食作为加餐用。

（3）其他注意事项 ①超重者忌吃油炸、油煎食物，炒菜宜用植物油，少食动物内脏、蟹黄虾籽、鱼籽等高胆固醇食物。②戒烟限酒。女性每天的酒精量不超过 15g，男性不超过 25g，每周不超过 2 次。③每天食盐 <6g。④严格限制各种甜食，包括各种食用糖、糖果、甜点心、饼干及各种含糖饮料等。可使用非营养性甜味剂，如蛋白糖、木糖醇、甜菊片等。对于血糖控制接近正常范围者，可在两餐间或睡前加食水果，如苹果、橙子、梨等。⑤可根据营养评估结果适量补充维生素和微量营养素。⑥每周定期测量体重 1 次，如果体重增加 >2kg，进一步减少饮食总热量；如消瘦患者体重有所恢复，也应适当调整饮食方案，避免体重继续增加。

（三）糖尿病患者运动管理

1. 运动的方式 有氧运动为主，如快走、骑自行车、做广播操、练太极拳、打乒乓球等。最佳运动时间是餐后 1 小时（以进食开始计时）。如无禁忌证，每周最好进行 2 次抗阻运动。若有心脑血管疾病或严重微血管病变者，应按具体情况选择运动方式。

2. 运动量的选择 合适的运动强度为活动时患者的心率达到个体 60% 的最大耗氧量（心率 = 170 － 年龄）。活动时间为每周至少 150 分钟每次 30～40 分钟，包括运动前准备活动和运动结束后的整理运动时间，可根据患者具体情况逐渐延长。肥胖患者可适当增加活动次数，用胰岛素或服降糖药者最好每天定时活动。

3. 注意事项

（1）运动前评估糖尿病的控制情况，根据患者具体情况决定运动方式、时间以及运动量；

（2）运动中需注意补充水分；

（3）在运动中若出现胸闷、胸痛、视力模糊等应立即停止运动，并及时处理；

（4）运动后应做好运动日记，以便观察疗效和不良反应；

（5）运动前后要加强血糖监测。当空腹血糖 >16.7mmol/L，应减少活动，增加休息；

（6）运动不宜在空腹时进行，防止低血糖发生；

（7）运动时需预防低血糖的发生，并注意随身携带包括个人联系方式、糖尿病病情说明等信息的病情说明卡。

知识链接

“中国健康知识传播激励计划”

世界卫生组织调查显示，20 世纪初全球共有 1.71 亿糖尿病患者，到 2030 年这一数字将增至 3.66 亿。据“中国心血管报告 2005”调查显示，近 20 年来，中国糖尿病患病率呈倍数增长，目前中国有 2000 多万糖尿病患者，糖耐量低减者近 2000 万，为全球糖尿病患者人数第二大国，到 2025 年我国糖尿病患者人数可能会达到 6000 万。

我国政府对糖尿病防治给予了高度重视，但大众、患者、媒体，甚至医务工作者对糖尿病流行的危险因素、预防的必要性等普遍认识不足，我国糖尿病的知晓率和治疗率仅分别为 33.3% 和 27.2%，远低于西方国家平均值，如果不大力预防和控制，糖尿病增长势头会愈演愈烈。糖尿病常会导致高血压、血脂异常、失明、肾功能衰竭和截肢等危险后果，对我国人民的健康具有严重危害。尽管糖尿病发病率高，危害重，但是通过饮食控制、合理运动、血糖监测、糖尿病自我管理教育和降糖药物，糖尿病是可防可控的。

练习题

答案解析

一、选择题

1. 糖尿病诊断标准不包括（　）

A. 葡萄糖负荷后 2 小时血糖≥11.1mmol/L

B. 空腹血糖≥7.0mmol/L

C. 餐后 2 小时血糖≥11.1mmol/L

D. 有糖尿病症状加随机血糖≥11.1mmol/L

2. 可以享受到糖尿病患者健康管理服务的包括（　）

A. 本辖区 35 岁及以上常住居民中确诊的 2 型糖尿病患者

B. 本辖区 35 岁及以上常住居民中确诊的糖尿病患者

C. 本辖区非户籍常住居民中 35 岁及以上确诊的 2 型糖尿病患者

D. 本辖区户籍居民中 35 岁及以上确诊的 2 型糖尿病患者

3. 对糖尿病高危人群的管理要求建议其至少（　）测量 1 次空腹血糖和 1 次餐后 2 小时血糖

A. 每季度　　B. 每年

C. 每半年　　D. 每两个月

4. 肾功能正常的糖尿病患者，推荐蛋白质的摄入量占供能比的（　）

A. 10% ~15%　　　　B. 15% ~20%

C. 5% ~10%　　　　D. 20% ~25%

5.（多选题）对 2 型糖尿病患者进行分类干预时，对第一次出现空腹血糖控制不满意或药物不良反应的患者需做到（　）

A. 1 个月内再次主动随访 1 次

B. 必要时更换或增加不同种类的降糖药物

C. 必要时增加现有药物剂量

D. 结合其服药依从情况进行指导

E. 不用处理

二、简答题

1. 糖尿病的一级预防措施包含哪些内容？
2. 简述糖尿病患者的健康教育内容。

（袁淑怡）

书网融合……

本章小结　　题库

第三节　肥胖症的健康管理

PPT

情境导入

情境： 钱先生，36 岁，从事某公司销售工作，平时应酬较多，多以荤食为主，日常出行多以车代步，休息日的时间多是在家陪伴家人、看电视、聊天等，很少进行体育锻炼。钱先生到基层医疗卫生机构建立健康档案时，体格检查显示身高 175cm，体重 85kg，血压 156/98mmHg，其他未见异常。

工作任务：

1. 识别肥胖症的危险因素。
2. 根据肥胖症的评价方法对患者进行评估。
3. 对肥胖症患者进行健康指导。

课前思考：

根据钱先生的 BMI 评价标准，指出其存在哪些危险因素？如何对其进行有针对性的健康指导？

一、肥胖症概述

肥胖症是指体内脂肪堆积过多和（或）分布异常、体重增加，是一种由多因素引起的慢性代谢性疾病。《中国居民营养与慢性病状况报告（2020 年）》显示，18 岁及以上居民男性和女性的平均体重分别为 69.6kg 和 59kg，与 2015 年发布结果相比分别增加 3.4kg 和 1.7kg。城乡各年龄组居民超重肥胖率继续上升，18 岁及以上居民超重率和肥胖率分别为 34.3% 和 16.4%，6～17 岁儿童青少年超重率和肥胖率分别为 11.1% 和 7.9%，6 岁以下儿童超重率和肥胖率分别为 6.8% 和 3.6%。肥胖症既是一个独立的疾病，同时又是高血压、糖尿病、心脑血管疾病、某些癌症和其他一些慢性疾病的重要危险因素，已成为世界关注的公共卫生问题。

超重是指体重超过了身高相对应的正常标准，且介于正常和肥胖之间的身体状态，肥胖则在体重超重的基础上继续增加，并达到相应身高所对应的另一个标准后所呈现的一种超重身体状态。肥胖的定义目前由多种标准来评判，在临床和流行病学调查中常用的测量指标主要有体重指数（body mass index，BMI）、标准体重和腰臀比。 微课

1. 体重指数（BMI） 体重指数与体脂肪率和体脂肪总量密切相关。其计算方法比较简单，只需要身高与体重两个指标。

BMI 指标广泛适用于 18 岁以上的成年人群，具有可操作性强、不受性别影响等优点，但对于身体虚弱、久坐不动、因肌肉发达而非脂肪过多所致的体重增加人群并不适用。目前成人 BMI 的评价标准详见第二章第二节。

2. 腰围和腰臀比 腰围与腹部脂肪含量相关，是反映脂肪总量和脂肪分布的综合指标，对于向心性肥胖的诊断标准具有重要意义。向心性肥胖是多种慢性病的重要危险因素之一，腰围和腰臀比（WHR）与死亡率之间的相关性较 BMI 与死亡率的相关性更为密切。

WHR（男性≥0.9，女性≥0.85）或者腰围（男性≥90cm，女性≥85cm）是向心性肥胖的诊断标准。腰围与腰臀比分级表详见第二章第二节。

3. 标准体重 目前国内标准体重的计算方法主要有两种。

（1）Broca 改良公式 标准体重（kg）= 身高（cm）-105。

例如，一个身高为 175cm 的男子，他的标准体重应该是：175-105=70（kg），凡是超过标准体重 10% 者为偏重，超过 20% 以上者为肥胖；低于标准体重 10% 者为偏瘦，低于 20% 以上者为消瘦。注意：上述计算方法只适用于成年人，对儿童、老年人或身高过于低的人并不适用。

（2）平田公式 标准体重（kg）=［身高（cm）-100］×0.9。这一公式的计算结果适合于亚洲人的具体情况。

（3）标准体重评价法的评价标准见表 5-8。

表 5-8 标准体重评价法的评价标准

体重范围	评价
>（标准体重 +50% × 标准体重）	重度肥胖
（标准体重 +30% × 标准体重）～（标准体重 +50% × 标准体重）	中度肥胖
（标准体重 +20% × 标准体重）～（标准体重 +30% × 标准体重）	轻度肥胖
（标准体重 +10% × 标准体重）～（标准体重 +20% × 标准体重）	超重
（标准体重 -10% × 标准体重）～（标准体重 +10% × 标准体重）	正常体重
（标准体重 -20% × 标准体重）～（标准体重 -10% × 标准体重）	轻度营养不良
（标准体重 -30% × 标准体重）～（标准体重 -20% × 标准体重）	中度营养不良
<（标准体重 -30% × 标准体重）	重度营养不良

二、肥胖症健康信息收集

收集个体全面的健康信息将有助于肥胖症的健康风险评估，除身高、体重等指标外，需要收集的信

息还应包括以下几项。

1. 一般情况：如年龄、性别、职业等。

2. 家族史、疾病史。

3. 膳食调查：详细了解患者的膳食史，包括食欲、食量、食物种类、餐次等。

4. 生活方式调查：详细了解患者的生活特点、规律性，特别是有无运动及运动情况，心理状况。

5. 详细了解患者是否合并其他疾病，系统记录血压、血脂、血糖、肝肾功能等。

三、肥胖症健康信息监测

1. 危险因素 肥胖形成的原因比较复杂，往往是由遗传和环境因素共同参与、相互作用所引起。环境因素主要包括饮食、运动等生活方式因素，此外，心理因素、社会因素、经济因素等也在肥胖的形成中发挥一定作用。

（1）遗传因素 成人中95%～97%的肥胖者为单纯性肥胖，单纯性肥胖具有明显的家族遗传倾向，血缘关系越近，肥胖症发生的概率越高。双亲均为肥胖者，子女中肥胖发生率为70%～80%；双亲之一（特别是母亲）肥胖者，子女中有40%的人表现为肥胖。研究表明，遗传因素对肥胖形成的作用占20%～40%，人群的种族、性别和年龄不同，其对致肥胖因子的易感性不同。

（2）饮食因素 与肥胖相关的饮食因素主要有能量摄入过多和不良的饮食习惯。成人肥胖多因摄入过多肉类、高脂食物、油炸食品和含糖类饮料等，使摄入的能量远远超过人体的消耗，从而导致过剩的能量转化为身体脂肪。此外，不良的饮食习惯如咀嚼少、进食过快、一天进餐次数较少、西式饮食方式、临睡前进食等均可导致能量过剩，引起肥胖。还有研究表明，脂肪代谢需要许多营养素的参与，如果相关营养素缺乏，就会导致脂肪代谢障碍。如维生素 B_2、维生素 B_6及烟酸缺乏时就会影响脂肪转化为能量；饮水不足会影响脂肪代谢；蛋白质缺乏，会使机体基础代谢率下降，使机体能量消耗减少，从而导致体内脂肪的蓄积。

（3）活动因素 身体活动不足、体育锻炼少或久坐少动的生活方式对肥胖的发生起着重要作用。现代社会由于机械化、电气化、自动化的发展，使得人们在交通往来、工作、家务劳动等方面的身体活动大为减少，致使能量的供给超过了需要，从而引起机体能量过剩，导致肥胖。值得注意的是，之前从事重体力劳动的人群变更为轻体力劳动后，也应相应地调整饮食结构，避免出现营养物质过剩、体内脂肪堆积的情况。

（4）年龄和性别 随着年龄的增长，男性和女性的肥胖率均增高，机体总体脂量增加。女性在未进入中年或更年期时患病率低于男性，但是约50岁开始由于卵巢功能日渐衰退，体内激素水平紊乱，发生肥胖的概率增加。

（5）其他因素 心理因素、社会因素和经济因素也会在不同程度上直接或间接影响饮食习惯，从而增加肥胖的风险。部分人群在遇到烦恼、愤怒等不顺心时，会选择大量进食来试图消除不良情绪，甚至暴饮暴食，以致身体能量过剩。此外，有研究表明，教育程度低、社会阶层低、收入水平偏低等因素与肥胖也有一定的关系。

2. 临床危害

（1）高血压 研究表明，体重因素与血压有高度的相关性，30%～50%肥胖者患有高血压。20～30岁的肥胖者，高血压发病率是体重正常者的2倍；40～50岁的肥胖者，高血压的发生机会要比正常体重者高50%，为瘦者的2倍。对我国人群单因素或多因素研究结果均表明，BMI偏高是血压升高的独立危险因素。

（2）糖尿病 肥胖是患2型糖尿病的重要危险因素之一，在长期肥胖的人群中，糖尿病的患病率明显增加，可高达普通人群的4倍。控制体重是预防糖尿病的最有效措施。

（3）高脂血症和冠心病　肥胖者血清总胆固醇、甘油三酯、低密度脂蛋白及游离脂肪酸增高，高密度脂蛋白减低，是成为动脉粥样硬化、冠心病、胆石症等病的基础。有研究表明，中年男性肥胖者的冠心病发病率是体重正常者的2倍。

（4）胆石症　肥胖患者甘油三酯合成与转运之间的平衡发生了失调，大量的甘油三酯堆积在肝脏内，结果形成了脂肪肝、胆石症和胆囊炎，在肥胖患者中，男性肥胖者的胆石症发生率较正常体重者增高2倍，女性则增高3倍。

（5）癌症　肥胖与某些癌症的发生密切相关。男性主要是结直肠癌和前列腺癌的发病率增高，女性子宫内膜癌、卵巢癌、宫颈癌、乳腺癌和胆囊癌的发病率增加。

（6）其他　肥胖者对自身体型不满、容易出现自卑心理、对各种社交活动畏惧不愿积极参与，造成心理问题。肥胖还与睡眠呼吸暂停综合征、内分泌及代谢紊乱、骨关节病和痛风等有关。

四、肥胖症健康风险评估

1. 高危人群的评估　肥胖症的高危人群包括超重者、有肥胖家族史者、进食过量、存在进食不良行为、身体活动较少等人群。

2. 肥胖症患者的评估　目前超重和肥胖症的常用评价指标主要有BMI、腰围、腰臀比、标准体重等，结合相关检查，进一步评估超重和肥胖症患者高血压、糖尿病、心脑血管病等相关疾病的发病风险，评估方法可参考相关章节。

五、肥胖症的预防和干预

肥胖是可以预防和控制的，而且必须防治。肥胖症不仅损害人们的身心健康，降低生活质量，与多种慢性病的发生也息息相关。要从公共卫生的角度考虑，针对不同的目标人群采取不同的预防和控制措施。

1. 一般人群的普遍性预防和干预　进行群体预防，要积极做好宣传教育，使人们能够认识肥胖症的危害、注意膳食平衡，防止能量摄入超过能量消耗。定期监测抽样人群的体重变化，了解其变化趋势，发现有肥胖趋势的个体，及时干预。具体内容如下：膳食中碳水化合物、蛋白质、脂肪的摄入比例要合理，尤其要减少脂肪摄入量，增加蔬菜和水果在食物中的比例；在工作和休闲时间，有意识地多进行中、低强度的体力活动，防止能量摄入超过能量消耗；建立健康的生活方式，戒烟、限酒、限盐；自我监测体重的变化，成年后体重增长最好控制在5kg以内，超过10kg则发生相关病症的风险将增加；要提醒有肥胖倾向的个体（特别是腰围超标者），定期检查与肥胖有关病症的危险指标，尽早发现高血压、糖尿病、血脂异常、冠心病等隐患，并及时治疗。

2. 高危人群的选择性预防和干预　对于有肥胖症高危因素的个体和人群，应重点针对危险因素进行干预，通过增加该群体的知识和技能，以减少或消除肥胖症及其并发症的发生。具体措施包括：通过对学校、社区、集体单位、工作场所人群的筛查发现高危个体；强调对高危个体定期监测体重和进行体重管理的重要性和必要性；通过健康教育改变高危人群的知识、态度、观念和行为，使其了解，在大多数情况下，改变饮食、加强体力活动对预防肥胖是有效的。

3. 对肥胖症和伴有并发症患者的针对性干预　对已经有超重和肥胖并有肥胖相关病症的个体，主要预防其体重进一步增长，最好使其体重有所降低，并对已出现并发症的患者进行疾病管理，如嘱患者自我监测体重、制订减轻体重的目标。通过健康教育提高患者对肥胖可能进一步加重病症危险性的认识，并努力提高患者的信心。要使已超重或肥胖者意识到，减重需长期坚持，期望短期恢复到所谓的

“理想体重”往往不太现实，但是即使在一年之内比原有体重减少 5% ~10% 也会对健康有极大好处。引导重点对象做好膳食、体力活动及体重变化等自我监测记录和减重计划的综合干预方法，并定期随访。

目前对于肥胖症患者的治疗指导主要包括减肥药、非药物治疗、外科治疗等。常用的减肥药物主要有抑制食欲的药物（如安非泼拉酮）、抑制脂肪吸收的药物（如胰脂酶抑制剂和 α - 葡萄糖苷酶抑制剂）、促进代谢的药物（如双胍类降糖药、β - 肾上腺素能受体激动剂）、利尿剂和泻药（减去的都是人体的水分和大量的无机盐，长期利用这类药物可导致水和电解质紊乱，危害健康）；非药物治疗主要有针刺疗法、耳穴贴压法、艾灸疗法、指针减肥法、推拿按摩等；外科疗法适用于严重的病态性肥胖患者，包括胃肠外科手术和局部脂肪切除术。纵观以上肥胖干预的方法中，饮食控制和加强运动仍然是治疗肥胖最为有效的方法。

知识链接

解读《儿童青少年肥胖防控实施方案》

国家卫生健康委、教育部、市场监管总局、体育总局、共青团中央、全国妇联等 6 部门联合印发《儿童青少年肥胖防控实施方案》（以下简称《实施方案》），有关要点解读如下。

一、起草背景

近年来，随着我国经济社会发展和人民生活水平提高，我国儿童青少年营养与健康状况逐步改善，生长发育水平不断提高，营养不良率逐渐下降，但与此同时，由于儿童青少年膳食结构及生活方式发生深刻变化，加之课业负担重、电子产品普及等因素，儿童青少年营养不均衡、身体活动不足现象广泛存在，超重肥胖率呈现快速上升趋势，已成为威胁我国儿童身心健康的重要公共卫生问题。儿童青少年期超重肥胖增长趋势如果得不到有效遏制，将极大影响我国年轻一代的健康水平，且会显著增加成年期肥胖、心脑血管疾病和糖尿病等慢性病过早发生的风险，给我国慢性病防控工作带来巨大压力，给个人、家庭和社会带来沉重负担。

为贯彻落实《“健康中国 2030”规划纲要》《国务院关于实施健康中国行动的意见》《中国防治慢性病中长期规划（2017—2025 年）》《国民营养计划（2017—2030 年）》《学校食品安全与营养健康管理规定》等对儿童青少年肥胖防控工作的目标任务要求，积极履行《2016—2025 年联合国营养行动十年工作计划》和联合国 2030 可持续发展议程，切实遏制儿童青少年超重肥胖快速上升趋势，结合当前我国儿童青少年超重肥胖防控现状，组织编制《实施方案》。

二、主要内容

《实施方案》包括总体要求、防控目标、重点任务和组织实施四个部分。

第一部分总体要求。明确了实施方案制定的政策依据、工作思路以及主要的防控策略。

第二部分防控目标。以 2002—2017 年超重肥胖率年均增幅为基线，综合考虑国际国内相关文件目标要求，提出到 2020—2030 年 0 ~18 岁儿童青少年超重率和肥胖率年均增幅在基线基础上下降 70% 的总体目标。同时根据各地儿童青少年超重肥胖率现状，将全国各省（区、市）划分为高、中、低三个流行水平地区，针对不同流行水平的儿童青少年超重率和肥胖率年均增幅降低目标进行了明确。

第三部分重点任务。以强化家庭、学校、医疗卫生机构、政府责任为核心，提出四项重点任务。一是强化家庭责任，充分发挥父母及看护人作用，包括帮助儿童养成科学饮食行为、培养儿童积极身体活动习惯、做好儿童青少年体重及生长发育监测、加强社区支持等措施。二是强化学校责任，维持儿童青少年健康体重，包括办好营养与健康课堂、改善学校食物供给、保证在校身体活动时间等措施。三是强化医疗卫生机构责任，优化体重管理服务，包括加强孕期体重管理、加强儿童青少年体重管理、加强肥胖儿童干预等措施。四是强化政府责任，加强支持性环境建设，包括加强肥胖防控知识技能普及、强化食物营销管理、完善儿童青少年体育设施等措施。

第四部分组织实施。一是强化组织领导，确保实施方案目标任务落实落细；二是大力宣传，营造良好氛围；三是统筹各方资源，提高行动保障力度；四是加强监测评估，科学评价防控进展与效果。

答案解析

练习题

一、选择题

1. 若判断某人是否为中心性肥胖，必须测量的指标是（ ）

A. 臀围　　B. 腰围

C. 身高　　D. 体重

2. 肥胖可能导致的健康问题有（ ）

A. 癌症　　B. 心脏病

C. 焦虑和抑郁　　D. 以上全部

3. 饮食控制在健康管理中应遵循的原则包括（ ）

A. 高热量、高脂肪、高糖分　　B. 低热量、低脂肪、低糖分、高纤维

C. 中热量、中脂肪、中糖分　　D. 无限制地食用任何食物

4. 以下各项中不是推荐给肥胖人士的运动建议是（ ）

A. 每周进行至少150分钟的中等强度有氧运动

B. 进行力量训练以提高肌肉质量

C. 做高强度间歇训练以提高新陈代谢率

D. 进行过度运动以迅速减轻体重

5. 对于肥胖的健康管理，心理因素扮演的角色是（ ）

A. 对管理效果没有影响　　B. 积极影响管理效果

C. 对管理效果产生负面影响　　D. 不确定其影响效果

二、简答题

1. 简述健康饮食原则在肥胖健康管理中的重要性。

2. 描述在肥胖健康管理中，运动减肥策略应如何实施。

（张丽娜）

书网融合……

本章小结　　题库

第四节　冠心病的健康管理

PPT

情境导入

情境：李女士，30岁，律师，工作强度较大，经常熬夜加班，有吃夜宵的习惯。身高165cm，体重70kg，腰围86cm，血压146/90mmHg。睡眠质量较差，经常失眠；多为餐馆饮食，喜食甜辣肥腻食品，如油条、红烧肉、麻辣烫、奶油蛋糕等；偶尔跑步、打羽毛球；无烟酒嗜好。其母亲有高血压、冠心病史，特来寻求健康管理。

工作任务：

1. 识别冠心病的危险因素。
2. 进行冠心病风险评估。
3. 制订健康干预方案。

课前思考：

李女士存在哪些健康风险因素？是哪些疾病的高危人群？

一、冠心病概述

冠状动脉粥样硬化性心脏病，简称冠心病，是指由于冠状动脉血管发生粥样硬化病变而使管腔狭窄或阻塞，或在此基础上合并痉挛，造成心肌缺血、缺氧或坏死而导致的心脏病，是动脉粥样硬化导致器官病变的最常见类型，也是严重威胁人类健康的常见病。

冠心病多发于40岁以上人群，男性发病年龄早于女性，该病的患病率和死亡率在不断上升。2013年第五次国家卫生服务调查显示，中国大陆≥15岁人口冠心病的患病率为10.2‰，60岁以上人群为27.8‰，总患病率高于2008年第四次国家卫生服务调查数据（7.7‰）。根据《中国卫生健康统计年鉴2020》数据显示，2019年冠心病死亡率继续2012年以来的上升趋势，城市居民冠心病死亡率为121.59/10万，农村为130.14/10万，农村地区上升明显。

1979年，世界卫生组织将冠心病分为5型：①无症状性心肌缺血；②心绞痛；③心肌梗死；④缺血性心肌病；⑤猝死。近10年来趋于将本病分为急性冠脉综合征和慢性冠状动脉病两大类。前者包括：不稳定型心绞痛、非ST段抬高性心肌梗死和ST段抬高性心肌梗死，也有将冠心病猝死包括在内；后者包括稳定型心绞痛、冠状动脉正常的心绞痛、无症状性心肌缺血和缺血性心力衰竭（缺血性心肌病）。

二、冠心病健康信息收集

建立详尽的个人健康信息档案。冠心病健康信息的收集是对目标患者进行病史询问、全面的体格检查以及实验室和器械检查等。具体内容如下。

1. 一般情况　包括性别、年龄、民族、婚姻、受教育程度、从事工作的性质（体力劳动或脑力劳动）、经济收入、家庭环境、生活水平、心理状态和家族史等。

2. 生活方式及嗜好　包括烟酒史、每日吸烟量、饮酒量、饮食特点、运动情况、其他不良嗜好等。

3. 既往史　包括过去是否有高血压病、高脂血症、糖尿病、冠心病等，现病史、近期及以往体检数据及新发疾病，药物过敏史、月经史及生育史、婚姻史。

4. 体检 包括身高、体重、腰围、血压、脉搏、内外科等专业检查，肝肾功能、血脂四项（总胆固醇、甘油三酯、高密度脂蛋白胆固醇和低密度脂蛋白胆固醇）检查、空腹血糖、心肌酶谱检查、心脏彩色超声检查、血管损伤标志物检查、心电图、颈动脉超声、螺旋 CT 断层扫描冠脉成像（CTA）等。

三、冠心病健康信息监测

1. 危险因素 导致冠心病的危险因素很多，包括超重、肥胖、精神压力、糖尿病等，但最重要也是最严重的危险因素有三种，分别是高血压、高胆固醇和吸烟。

（1）高血压 有研究发现高血压是冠心病的独立危险因素，血压水平与冠心病发病率呈连续的正相关。一项包含 61 项前瞻性研究的 Meta 分析提示：随着基线（115/75mmHg）收缩压和舒张压水平的逐渐升高，冠心病的风险增加，收缩压水平每升高 20mmHg，舒张压水平升高 10mmHg，冠心病的风险增加 2 倍。

（2）高胆固醇 胆固醇是人体组织和人体许多生理活动的必需成分，由于各种因素造成血液中胆固醇含量过高时，它便沉积在冠状动脉壁上，阻碍冠状动脉的血流通畅，引起冠心病。胆固醇在体内与蛋白质结合成脂蛋白，其中低密度脂蛋白胆固醇是粥样斑块中胆固醇的主要来源，而高密度脂蛋白胆固醇与冠心病的发生呈负相关。人群血清总胆固醇水平与冠心病的发病率及死亡率都成正比。

（3）超重和肥胖 肥胖是冠心病的易患因素，肥胖能使血压与血清胆固醇升高。在一项社区居民肥胖、中心性肥胖与冠心病发病风险的前瞻性队列研究中，发现冠心病发病率随 BMI 升高呈上升趋势，中心性肥胖人群发病风险是正常人群的 1.39 倍。

（4）糖尿病 糖尿病是 Framingham 研究中最早确定的冠心病的风险因素之一，糖尿病患者死于心血管疾病的可能性几乎是非糖尿病患者的两倍。有糖尿病的高血压患者，其患冠心病的机会比无糖尿病的高血压患者高一倍。

（5）生活方式

吸烟：吸烟是冠心病的三大危险因素之一，吸烟人群发生冠心病的风险与不吸烟人群相比可增加 3 倍。烟草中含有许多有害物质，可引起冠状动脉痉挛，诱发心绞痛和心肌梗死。吸烟者冠心病死亡的危险性随吸烟量的增加而增高，存在剂量 - 反应关系。戒烟者比吸烟者冠心病的死亡率低，戒烟时间越长者，冠心病死亡率会越低。

饮食：冠心病高发的地区，人们的饮食中往往富含饱和脂肪酸，尤其是肉类和乳制品。此外，高热量、高糖、高动物脂肪饮食者易患冠心病。而植物油和鱼类中富含不饱和脂肪酸，能够降低甘油三酯和低密度脂蛋白的水平。膳食纤维也有降低血脂的作用。

身体活动：随着生活方式的改变，人们的身体活动及体力劳动强度趋向减少，冠心病的危险性增加。研究发现，缺乏身体活动的人患冠心病的危险是正常活动量者的 1.5 ~ 2.4 倍，且呈现等级相关。

酗酒：酗酒会导致冠状动脉收缩，也可引起房室传导阻滞。

（6）其他 年龄、性别、家族遗传史作为不可改变的因素，在冠心病的发生、发展过程中扮演着重要角色。随着年龄增长，冠心病的发生率会相应增加。女性在 55 岁以后患冠心病的风险显著增加，与 45 岁男性患病风险相当。冠心病患者子女发生冠心病的危险性比无冠心病者子女高 5 ~ 7 倍。

性格及社会心理因素与冠心病的发生也有关系。在冠心病患者中，性情急躁、进取心和竞争性强的 A 型性格人群所占的比例最高。精神方面的因素如长期紧张、忧虑、时间紧迫感等可使血中甘油三酯、胆固醇升高，增加血液的黏稠性，容易发生脂质沉着。冠心病往往是由多种因素综合引起的，联合危险因素越多，动脉粥样硬化和发生并发症的可能性越大。

2. 临床表现 在有临床症状的冠心病患者中，有1/3～1/2以急性心肌梗死为首发表现。急性心肌梗死的临床症状个体差异较大，约有1/3的患者，发病急骤且严重，未送至医院就已死于院外；另有1/4～1/3患者无自觉症状或症状很轻未就到医院就诊。其突出的症状为胸痛，疼痛感较心绞痛更为剧烈，呈压榨性或绞窄性，难以忍受，患者有濒死感，烦躁不安；部位及放射部位与心绞痛相同，持续时间较久，多在半小时至几个小时甚至更长时间，休息或含服硝酸甘油不能缓解，常需要使用麻醉性镇痛剂。

典型心绞痛的特点有以下几点。

（1）部位　心绞痛通常位于胸骨的中上段或左胸前区，有时可放射至左肩、左上肢内侧直至小指及无名指，或至颈部、咽部、下颌骨。少数情况下，心绞痛可放射到其他不典型部位或放射部位疼痛更为显著。

（2）范围　心绞痛发作时，疼痛区域通常为一个手掌或拳头大小，界限不清。

（3）性质　心绞痛发作时，患者通常会感到压迫、紧缩或发闷，有时甚至会有窒息和濒死感。疼痛的程度可轻可重，重者伴焦虑、冷汗。一般来说，针刺样或刀扎样疼痛通常不是心绞痛的症状。在疼痛发作时，患者往往会停止原来的活动，直至症状缓解。

（4）持续时间　心绞痛发作时，疼痛通常会在数分钟内逐渐加重，1～5分钟可自行缓解，偶尔可长达15分钟。

（5）诱发因素及缓解方式　心绞痛的发生与劳力、饱餐、寒冷或情绪激动等有关。在发作时，休息或舌下含服硝酸甘油可缓解疼痛。

四、冠心病健康风险评估

1. 冠心病高危人群的评估

（1）年龄大于40岁者　40岁以上者是冠心病的高发人群，49岁以后进展更快。近年来冠心病发病年龄有年轻化的趋势，女性在绝经期后发病率迅速增加。

（2）脂质代谢异常者　脂质代谢异常是冠状动脉粥样硬化重要的危险因素，高胆固醇血症者是冠心病的高危人群。

（3）高血压患者　大量国内外研究资料显示，高血压患者是发生心血管事件的高危人群，无论收缩压还是舒张压升高都与冠心病密切相关。

（4）吸烟者　吸烟是年轻人心肌梗死最重要的危险因素，被动吸烟者也是冠心病的高危人群。

（5）糖尿病和糖耐量异常者　冠心病是糖尿病最严重的并发症之一，在糖耐量减低者中也十分常见，2型糖尿病患者常有胰岛素抵抗及高胰岛素血症伴有冠心病。

（6）肥胖者　肥胖者常有胰岛素抵抗，导致动脉粥样硬化的发病率明显增高。

（7）有家族史者　有冠心病、高血压、糖尿病、血脂异常家族史者，冠心病的发病率增加。

（8）其他高危人群　A型性格者、口服避孕药者、高热量、高动物脂肪、高胆固醇、高糖饮食者。

2. 冠心病患者的评估 如出现典型的心绞痛，或发生心肌梗死，临床上可基本明确冠心病的诊断。对无急性心肌梗死病史，也无典型心绞痛的患者，需要结合冠心病危险因素、年龄、性别、临床病史，其他心脏病的排除等方面综合考虑。目前，诊断冠状动脉狭窄的金标准，仍为冠状动脉造影检查。近年来，多层螺旋CT冠状动脉成像，日益成为冠状动脉检查的一项重要手段。

五、冠心病的预防和干预

1. 一般人群的预防和干预 冠心病一般人群的预防是全民预防，主要通过病因学预防，消除或减少危险因素，防止健康人群发生冠心病。开展预防冠心病的健康教育，提高人们对冠心病的防治知识水平，了解冠心病的危害性及控制危险因素的可行性。指导人们减少当前已知的冠心病危险因素，从而达到减少冠心病发病的目的，具体干预措施包括以下几项。

（1）通过控制饮食，限制总能量、脂肪、胆固醇的摄入；

（2）通过建立健康的生活方式以及应用抗高血压药物，降低血压水平；

（3）通过使吸烟者戒烟和减少新的吸烟者的方式来减少危险因素；

（4）通过合理饮食和适量运动来控制体重，使 BMI 维持在正常范围内；

（5）控制过量饮酒；

（6）及时调整心态，缓解压力，调节精神－心理平衡。

2. 高危人群的预防和干预 要做好高危人群的预防，中老年易患人群应定期体检，40 岁以上者应该每年体检一次。定期体检不仅可以早期发现病变，还可以早期发现一些冠心病的危险因素。对检出的冠心病患者或具有危险因素（如高胆固醇血症、高血压、糖尿病等）的人群应尽早进行防治，可减少急性冠状动脉综合征的发生风险。除年龄、性别、家族史外，其他的危险因素都是可以治疗或预防的，针对高危人群的重点干预内容包括以下几项。

（1）降低血压 维持健康的生活方式，包括增加体力活动，减少钠盐的摄入，增加新鲜蔬菜和水果的摄入量。选择合适的降压药物，控制高血压，降压目标为＜140/90mmHg，若为糖尿病或慢性肾病患者，则＜130/80mmHg。

（2）降低血清胆固醇 减少饱和脂肪酸（占总热量的比例＜7%）、反式脂肪酸和胆固醇（每日＜200mg）的摄入量，增加植物固醇每日（2g）和黏性纤维（＞10g）的摄入，进一步降低 LDL－C。在医生的指导下采取药物和非药物两种方法进行降脂治疗。

（3）戒烟 创造戒烟环境，用一些代替品替代吸烟，应用戒烟的建议、药物治疗、戒烟咨询、戒烟热线以及 5 日戒烟法帮助戒烟。

（4）减重 主要是减少热量的摄入和增加运动量，保持理想体重，运动方式以有氧缓和运动为宜，不必拘泥于形式，任何引起体力消耗的活动均有健康效应。

（5）避免诱发冠心病的危险因素 如避免过度劳累、避免精神紧张等。

3. 冠心病患者的干预

（1）饮食指导 合理膳食，少食富含胆固醇的食物如肥肉、动物内脏、蛋黄等；限制总热量和脂肪的摄入量；食用优质蛋白质供应身体必需氨基酸；多食富含维生素和纤维素的蔬菜、瓜果等，防止过度饱餐；饮食宜清淡、低盐。

（2）运动指导 运动是冠心病患者康复的关键部分，制订一定运动程序，按运动处方进行。运动形式、强度因人而异，一般每周 3 次以上，每次 30 分钟，不宜进行无氧剧烈运动，可选择散步、太极拳等有氧运动。

（3）用药指导 冠心病患者在康复治疗过程中常同时配合药物的使用，患者应遵医嘱按时、按量地坚持用药，不可随意增减药量或停药。随身携带疾病卡片及急救药品，如硝酸甘油等，定期门诊复查，当出现心前区不适时，应及时到医疗机构就诊。

（4）生活指导 远离烟草，避免被动吸烟，适量饮酒；保持心态平和，情绪稳定，避免精神紧张；预防便秘，保持大便通畅；保证充足的睡眠。

（5）治疗相关疾病 血脂异常、高血压、糖尿病、肥胖症等是冠心病的主要危险因素，应按照相关疾病防治指南进行积极治疗，控制危险因素，防止冠心病的再发。

知识链接

表 5-9　冠心病患者健康教育处方

姓名：　　　　　　　　性别：　　　　　　　　年龄：　　　　　　　　诊断：

冠心病是指由于冠状动脉发生粥样硬化病变，使管腔狭窄或闭塞，引起心肌缺血、缺氧或坏死而引发的心脏病，严重时可猝死。心绞痛是冠心病最常见的表现。

冠心病的主要危险因素包括高血压、血脂异常、糖尿病、肥胖和超重、吸烟、饮食不合理（如高脂肪、高胆固醇、高热量饮食，过量进食等）、心理因素（如抑郁、焦虑、严重失眠等）等。采取健康生活方式，积极治疗，有助于身体康复、改善生活质量。

健康指导建议（请关注□中打“√”条目）

●健康生活方式

□立即戒烟，避免接触二手烟。

□不饮酒或少饮酒。

□超重或肥胖的患者减轻体重。体重指数应控制在 24 以下，体重指数（BMI）＝体重（千克，kg）/身高^2（米^2，m^2）。

□少吃肥肉、动物内脏等高脂肪食物，炒菜少放油，多吃新鲜蔬菜。

□低盐饮食，患者每日食盐量不超过 6g。

□康复期患者应坚持慢跑、散步等活动。建议尽量保持每周 3－5 次，每次持续 20～30 分钟，推荐中等强度，具体活动安排应根据自己身体情况而定。

□急性期患者好转出院后，可从每天身体活动 10 分钟开始，逐渐增加运动时间。

□保持心情舒畅、情绪稳定；避免过度劳累，保证充足睡眠。

●治疗与康复

□长期药物治疗：遵医嘱坚持长期药物治疗，即使在置入支架后仍需长期服药，不要随意自行停药，如需调整药物，应先咨询医生。

□急救药物随身带：随身携带硝酸甘油、异山梨酯、速效救心丸等急救药物。

□定期复查：在医生指导下定期复查心率、血压、血脂和血糖等，监测药物不良反应。

□危险因素控制：合并高血压、糖尿病、血脂异常等患者应控制血压、血糖、血脂等指标。

●急症处理

出现病情加重，尤其是出现下列症状之一，应尽快到附近有条件的医院进行救治。

□胸痛程度加重，持续时间延长，持续 20 分钟以上提示可能心肌梗死。

□轻体力活动甚至休息状态下胸痛发作。

□经休息或含服硝酸甘油等急救药物，胸痛不缓解。

□活动时喘息异常或平卧位呼吸困难。

其他指导建议

____

____

____

____

家庭医生签约团队签名：　　　　　　咨询电话：　　　　　　日期：　　年　　月　　日

冠心病患者健康教育处方使用说明

○使用对象

冠心病患者。

○使用方法

1. 由医务人员配合医疗处方共同使用，不建议单独使用。
2. 主要用于患者健康生活方式指导。
3. 医务人员应针对每位患者的疾病病程、具体的健康危险因素等，有针对性地提供健康指导。

练习题

答案解析

一、选择题

1. 冠心病的全称是（ ）

A. 心脏血管狭窄病　　B. 心脏动脉硬化病

C. 冠状动脉粥样硬化性心脏病　　D. 冠脉阻塞性心脏病

2. 冠心病的主要症状通常包括（ ）

A. 心悸、呼吸困难、心前区疼痛　　B. 咳嗽、发热、肺部啰音

C. 恶心、呕吐、腹痛　　D. 头晕、乏力、心衰

3. 冠心病患者应避免（ ）

A. 高盐饮食　　B. 高脂肪饮食

C. 高糖饮食　　D. 高纤维饮食

4. 预防冠心病的有效方法包括（ ）

A. 健康饮食，保持理想体重　　B. 坚持适量运动，避免长时间久坐

C. 尽量避免工作或学习压力过大　　D. 以上都是

5. 冠心病患者应定期进行（ ）

A. 血常规检查　　B. 心电图检查

C. 肝肾功能检查　　D. 尿常规检查

二、简答题

冠心病的危险因素分别包括哪些？

（张丽娜）

书网融合……

本章小结　　题库

第五节　脑卒中的健康管理

PPT

情境导入

情境： 张某，男，53岁，某公司高层管理人员。BMI为28.9kg/m^2，有高血压、血脂异常病史；有吸烟史30余年，每日吸烟20～30支；平时应酬较多，大量饮酒，爱吃油腻肥厚食物，较少参加体育锻炼。其父亲因脑卒中去世，近来有出现一过性右侧肢体无力，特来寻求健康管理。

工作任务：

1. 识别脑卒中的危险因素。

2. 进行脑卒中的风险评估。

3. 开展针对性的健康指导。

课前思考：

针对张先生的具体情况，还应详细收集哪些健康信息？应如何对张先生开展健康指导？

一、脑卒中概述

脑卒中俗称“中风”，是一组急性脑循环障碍所致的局限或全面性脑功能缺损综合征，包括缺血性和出血性脑卒中两大类，常见于脑动脉粥样硬化、脑血栓形成、颅内血管畸形等各种颅内血管疾病。缺血性脑卒中即脑梗死是主要类型，占脑卒中患者总数的60% ~70%，主要包括脑血栓形成和脑栓塞；出血性脑卒中包括脑出血和蛛网膜下隙出血，占脑卒中病例的30% ~40%。

脑卒中具有高发病率、高死亡率、高致残率以及经济负担重的特点，2020年中国城市居民脑血管病粗死亡率为135.18/10万，占城市总死亡人数的21.30%，位列城市居民全死因的第三位；农村居民脑血管病粗死亡率为164.77/10万，占农村总死亡人数的23.53%，位列农村居民全死因的第二位。中国居民脑血管病死亡率男性高于女性，农村高于城市，且具有随年龄增长的趋势。

二、脑卒中健康信息收集

通过建立健康档案，可发现脑卒中的相关危险因素，信息收集的主要内容包括以下几项。

1. 个人基本信息 年龄、性别、职业、家族史、既往史（头痛、头昏、眩晕及短暂性脑缺血发作病史等）、使用药物、过敏史等。

2. 生活方式信息 吸烟、饮酒、饮食、身体活动等。

3. 体格检查 身高、体重、血压、脉搏、物理性检查等。

4. 实验室及器械检查 空腹血糖、血肌酐、尿微量白蛋白、血脂、血管损伤标志物、头颅CT、颈动脉超声及经颅多普勒、心脏超声等。

三、脑卒中健康信息监测

1. 危险因素 脑卒中的危险因素分为不可干预和可干预两大类。不可干预危险因素包括年龄、性别、种族、家族遗传等；可干预危险因素包括高血压、血脂异常、糖尿病、心脏病、高同型半胱氨酸血症、短暂性脑缺血发作（TIA）、吸烟、酗酒、肥胖、颈动脉狭窄等。

（1）高血压 许多证据表明，高血压是导致心脑血管疾病发病和死亡的重要原因，而脑卒中是其主要的并发症，血压越高脑卒中的发生风险就越高。有研究显示，收缩压每升高10mmHg，脑卒中发生的相对风险增加49%；舒张压每升高5mmHg，脑卒中发生的相对风险增加46%。

（2）糖尿病 糖尿病是脑卒中的重要危险因素，有学者曾采用前瞻性的设计方法，对2010年新诊断的185813例2型糖尿病患者在2010—2017年缺血性卒中的发病情况进行监测，随访7年内共新发缺血性卒中10393例，累积发病率为5.6%，且随年龄增高而增加。

（3）心脏病 有研究认为，高达40%的脑卒中与潜在的心脏栓子来源有关，有心脏病的人发生脑卒中的危险要比无心脏病者高2倍以上。心房颤动是脑卒中重要的危险因素之一，我国房颤患者脑卒中的患病率约为24.8%。其他类型的心脏病如风湿性心脏病、心功能不全等也可能增加脑卒中的发生风险。

(4) 血脂异常　脑卒中发生的重要病理基础是动脉粥样硬化，而血脂在此过程中起到了重要作用。已有研究发现血清总胆固醇、低密度脂蛋白胆固醇升高和高密度脂蛋白降低与缺血性脑卒中有密切关系。中国香港一项前瞻性队列研究于2008—2014年连续纳入缺血性脑卒中患者904例，结果显示卒中后平均低密度脂蛋白胆固醇<1.8mmol/L者再发卒中的风险均显著低于低密度脂蛋白胆固醇≥1.80mmol/L者。

(5) 短暂性脑缺血发作　调查表明，大约30%完全性脑卒中患者有短暂性脑缺血发作（TIA）病史，因此TIA是缺血性脑卒中的危险因素，也是重要的报警信号，如能及时发现并治疗，便可减少脑卒中的发病和死亡。

(6) 超重和肥胖　超重和肥胖可增加缺血性脑卒中的发病风险。来自2010年中国慢性病监测项目的26907人于2016—2017年接受随访，在全人群中以BMI正常/腰围正常者为参照，发现超重/肥胖且腹型肥胖或单纯腹型肥胖者缺血性卒中的发生风险将增加。

(7) 吸烟　长期吸烟往往会使局部脑缺氧，从而对脑组织产生明显损害。大量前瞻性研究和病例对照研究结果表示，吸烟者发生缺血性脑卒中的相对危险度为2.5~5.6。

(8) 酗酒　长期大量饮酒与脑卒中的发生呈明显相关。酒精可通过多种机制导致脑卒中增加，包括升高血压、导致高凝状态、心律失常、降低脑血流量等。

(9) 行为与生活方式　大量的人群研究表明，食物摄入与心血管疾病、糖尿病、高血压等密切相关，适量增加鱼肉摄入可降低成年人脑卒中的发生风险；而过多摄入畜肉、反式脂肪酸、食盐、含糖饮料等可增加脑卒中的发生风险。有学者对104170名城市通勤者平均随访10年的结果显示，相对于非主动通勤者，骑自行车通勤者的缺血性脑卒中风险降低；同时，因缺乏身体活动而导致的超重或肥胖还可进一步加重脑卒中发生风险。

(10) 其他　还有研究显示，高同型半胱氨酸血症、口服避孕药、抗凝治疗、肺炎衣原体感染、情绪应激等与脑卒中的发生有关，在气温较低的地区和时间也要警惕脑卒中的发生。

2. 临床表现

(1) 脑梗死　也称缺血性脑卒中，指因脑部血液循环障碍，缺血、缺氧引起局限性脑组织的缺血性坏死或软化，出现相应的神经功能缺损。脑梗死的临床特征主要有：①多数在安静时急性起病，活动时起病者以心源性脑梗死多见，部分病例在发病前可有短暂性脑缺血（TIA）发作。②病情多在几小时或几天内达到高峰，脑栓塞起病尤为急骤，一般数秒至数分钟内达到高峰。部分患者症状可进行性加重或波动。③临床表现决定于梗死灶的大小和部位，主要为局灶性神经功能缺损的症状和体征，如偏瘫、偏身感觉障碍、失语、共济失调等，部分可有头痛、呕吐、昏迷等全脑症状。

(2) 脑出血　指非外伤性脑实质内的出血，其临床特点为：①多在情绪激动或活动时急性起病；②突然起病，进展迅速，有不同程度的意识障碍及头痛、呕吐等颅内压增高症状，有偏瘫、失语等脑局灶体征。

(3) 蛛网膜下隙出血　是指脑组织表面血管破裂后，血液流入蛛网膜下隙，颅内动脉瘤和脑血管畸形是其最常见原因。蛛网膜下隙出血主要症状为突发剧烈头痛，持续不能缓解或进行性加重；多伴有恶心、呕吐；可有短暂的意识障碍及烦躁、谵妄等精神症状，少数出现癫痫发作；其突出体征是脑膜刺激征明显。

四、脑卒中健康风险评估

1. 脑卒中高危人群的评估　依据以下8项危险因素重点对40岁及以上居民进行脑卒中风险评估，具有3项及以上危险因素，或既往有卒中/TIA病史者，为脑卒中的高危人群；具有<3项危险因素，但

患有慢性病（高血压、糖尿病、心房颤动或瓣膜性心脏病）之一者，为脑卒中的中危人群；具有 <3 项危险因素，且无慢性病者为脑卒中的低危人群。8 项危险因素如下。

（1）高血压史（≥140/90mmHg），或正在服用降压药；

（2）心房颤动或瓣膜性心脏病；

（3）吸烟史；

（4）血脂异常；

（5）糖尿病；

（6）很少进行体育活动（体育锻炼的标准是每周锻炼≥3 次、每次≥30 分钟、持续时间超过 1 年或从事农业体力劳动也可视为有体育活动）；

（7）明显超重或肥胖；

（8）有卒中家族史。

2. 脑卒中患者的评估 影像学检查对于脑卒中的诊断有非常大的帮助，例如头颅 CT 和标准头颅磁共振（MRI）在发病 24 小时内如不能显示病灶，可以排除脑出血；MRI 弥散加权成像可以早期显示缺血组织的大小、部位；头颅 CT 扫描是诊断脑出血安全有效的方法，可准确、清楚地显示脑出血的部位、出血量等。对于发生过一次或多次脑卒中的患者，建议每 3 ~6 个月复查颈部血管超声和经颅多普勒超声，观察患者颅内外血管的情况，并定期检测血压、血脂、血糖、同型半胱氨酸等脑卒中危险因素。

五、脑卒中的预防和干预

1. 一般人群的预防和干预 一般人群的预防和干预，即脑卒中的第一级预防。是指早期通过改变不健康的生活方式，主动控制各种危险因素，从而达到使脑卒中不发生或推迟发生的目的。主要包括合理饮食：强调低盐、低脂肪、低热量饮食的重要性，并以富含蛋白质、维生素、微量元素及粗纤维食物为主；适量饮酒；控制体重，参加运动；合理安排生活和工作，做到劳逸结合；保持良好的思想情绪，切忌狂喜暴怒，学会自我控制，做情绪的主人。

2. 高危人群的预防和干预 高危人群的预防和干预需要针对不同的危险因素制订个体化健康教育方案，使其充分了解脑卒中的发病危险因素，帮助个人建立合理的生活方式，增加体力活动，加强自我保护意识。高危患者需定期体检，做到早发现、早诊断、早治疗，强调及时就医的重要性。增加患者对药物治疗的依从性，积极防治高血压、糖尿病、心脏病、血脂异常等。目前针对脑卒中的治疗方法还不能非常有效地降低脑卒中的死亡率或脑卒中所致的大脑损伤，所以早期防治对于改善患者的预后，防止并发症具有重要意义。

3. 脑卒中患者的健康指导和干预 对于发生过一次或多次脑卒中的患者，通过寻找脑卒中事件发生的原因，针对所有可干预的危险因素进行治疗，达到降低脑卒中复发危险性的目的。脑卒中患者常存在各种后遗症和功能障碍，70% ~80% 的脑卒中患者因为残疾不能独立生活。而康复治疗是降低脑卒中致残率最有效的方法，旨在通过复原和重建的方法，减少疾病所带来的机体各方面的功能障碍，脑功能的康复需要数周、几个月甚至更长的时间。主要包括脑卒中三级康复网（即综合医院神经内科 - 康复中心 - 社区康复机构）和日常生活活动能力训练，其根本目的是最大限度地减轻症状和改善功能，提高患者日常生活活动能力，最终使患者回归家庭，融入社会。

知识链接

慢性病的防治

慢性病是严重威胁我国居民健康的一类疾病，主要包括心脑血管疾病、癌症、慢性呼吸系统疾病、糖尿病等，已成为影响国家经济社会发展的重大公共卫生问题。随着我国工业化、城镇化、人口老龄化进程不断加快，居民生活方式、生态环境、食品安全状况等对健康的影响逐步显现，慢性病发病、患病和死亡人数不断增多，群众慢性病疾病负担日益沉重。做好慢性病的防治工作，降低疾病负担，提高居民健康期望寿命具有重要意义。慢性病防治的策略与措施主要包括：加强健康教育，提升全民健康素质；实施早诊早治，降低高危人群发病风险；强化规范诊疗，提高治疗效果；促进医防协同，实现全流程健康管理；完善保障政策，切实减轻群众就医负担；控制危险因素，营造健康支持性环境。

练习题

答案解析

一、选择题

1. 李先生，50 岁，企业主管，身高 170cm，体重 90kg，血压 135/85mmHg。工作繁忙，经常熬夜加班，喜好研究，平时多餐馆饮食，不爱运动。其母患有高血压和糖尿病。李先生可改变的危险因素是（　）

   A. 糖尿病家族史　　B. 年龄

   C. 血压正常高值　　D. 性别

2. 与冠心病病因无关的因素包括（　）

   A. 高血压　　B. 溃疡病

   C. 高脂血症　　D. 超重肥胖

3. 近 10 年来，冠心病分类趋向为（　）

   A. 心绞痛、心肌梗死、心肌纤维化　　B. 心绞痛、心肌梗死

   C. 急性冠状动脉综合征和慢性冠状动脉病　　D. 稳定性冠心病和不稳定性冠心病

4. 我国脑卒中患病率从高到低依次为（　）

   A. 脑出血、蛛网膜下隙出血、脑梗死　　B. 蛛网膜下隙出血、脑梗死、脑出血

   C. 脑梗死、脑出血、蛛网膜下隙出血　　D. 脑出血、脑梗死、蛛网膜下隙出血

5. 脑卒中危险因素中最主要的是（　）

   A. 冠心病　　B. 糖尿病

   C. 颈动脉硬化　　D. 高血压

二、简答题

脑卒中的危险因素包括哪些？

（张丽娜）

书网融合……

本章小结　　题库

第六节　健康干预效果监测

PPT

情境导入

情境： 李某，男，年龄45岁，体重75kg，汉族，工人。1年前因阵发性头晕前来就诊。血压180/106mmHg，诊断为高血压，给予降压0号1片/次，1次/天，阿司匹林0.1g/次，1次/天。头晕症状明显减轻。半前纳入社区慢性病健康管理。

工作任务：

1. 确定李某高血压干预指标。
2. 对个体进行体格测量。
3. 对高血压的健康干预效果进行评价。

课前思考：

如何对高血压患者健康干预效果进行监测。

一、常见慢性病常用干预指标

（一）糖尿病相关指标

糖尿病患者的主要临床症状是多饮、多食、多尿、体重下降，简称“三多一少”。

常用的检测指标主要有：①空腹血浆葡萄糖水平（FPG）；②任意时间血浆葡萄糖水平；③餐后2小时血糖值；④口服葡萄糖耐量试验（OGTT）；⑤糖化血红蛋白。

1. 空腹血浆葡萄糖水平（FPG） 空腹血浆葡萄糖水平（FPG）简称空腹血糖，是指空腹（至少8小时内无任何热量摄入）时，用葡萄糖氧化酶法测定的静脉血浆葡萄糖水平。

一般指晨起未进餐之前测得的血糖值，通常以静脉抽血检测血糖为准。一般情况下，需要进行空腹血糖检测的人在晚餐以后不再进餐，并且在早餐前进行检测。而空腹血糖的正常值是3.9～6.1mmol/L，如果空腹血糖异常，主要提示以下意义。

空腹血糖受损：如果FPG检测的结果为6.1～6.9mmol/L，提示空腹血糖受损，属于糖尿病的前期，是一种可逆的情况，此类人群应注意改善生活方式，比如调整饮食，少吃高糖的食物，平时要注意锻炼身体，控制体重等。如果改善生活方式后，空腹血糖受损的情况没有改善，可以遵医嘱使用盐酸二甲双胍片等药物进行治疗。

糖尿病：如果FPG检测的结果≥7.0mmol/L，考虑为糖尿病，但是应结合临床症状判断，如果伴有多饮、多食、多尿、体重减轻等症状，通常可诊断为糖尿病。而如果确诊为糖尿病，则应在医生的指导下使用格列齐特缓释片等药物进行治疗。

注意事项：如果FPG检测的结果为<3.9mmol/L，提示存在低血糖，存在此类情况的人群需及时补充碳水化合物，比如吃糖块、喝饮料等，使血糖尽快恢复至正常水平。而如果孕妇FPG检测的结果为>5.1mmol/L，提示可能存在妊娠糖尿病，此类孕妇需要控制饮食、适当运动等。

2. 任意时间血浆葡萄糖水平 任意时间血浆葡萄糖水平在临床上称为随机血糖，即一天当中任意时间里，采用葡萄糖氧化酶法测定的静脉血浆葡萄糖水平。

正常人的随机血糖正常值一般在3.9～11.1mmol/L之间。生理情况下空腹血浆葡萄糖正常值在

3.9~6.1mmol/L之间，当空腹血浆葡萄糖在3.9mmol/L以下称为低血糖。正常人的空腹血糖值为3.9~6.1mmol/L，餐后2小时血糖为3.9~7.8mmol/L，如果空腹血糖和（或）餐后血糖若超过正常范围，就称为高血糖。任意血糖包括空腹和非空腹，需要考虑非空腹情况，所以不是6.1mmol/L，而是在11.1mmol/L以下。

注意事项：如果出现多饮、多尿、多食，不明原因体重减轻的症状，结合随机血糖≥11.1mmol/L或空腹血糖≥7.0mmol/L，应考虑糖尿病可能性，需及时就医，明确诊断，遵医嘱规范治疗。

3. 餐后2小时血糖值 餐后2小时血糖值是指从进餐的第一口开始计算时间，餐后2小时，用葡萄糖氧化酶法测定的静脉血浆葡萄糖水平。是反映胰岛β细胞储备功能的重要指标，即进食后食物刺激β细胞分泌胰岛素的能力。

若功能良好，周围组织对胰岛素敏感，无胰岛素抵抗现象，则餐后2小时血糖值下降至4.6~7.8mmol/L。但如果储备功能虽好，却由于周围组织对胰岛素抵抗，或胰岛素抵抗虽不明显，但胰岛β细胞功能已较差，则餐后2小时血糖可明显升高。

4. 口服葡萄糖耐糖量试验（OGTT） 口服葡萄糖耐量试验（OGTT）是一种葡萄糖负荷试验，可以检测机体对血糖的调节能力，主要用于诊断症状不典型或血糖升高不明显的可疑糖尿病。换言之，OGTT主要用于糖尿病前期的筛查以及糖尿病的诊断。

试验前停用可能影响OGTT的药物，如避孕药、利尿剂、苯妥英钠等3~7天。检查时以75g无水葡萄糖为负荷量，溶于200~300ml水内5分钟之内服用，之后分别在0.5小时、1小时、2小时、3小时进行血糖测定，用于评价不同个体自身血糖的调节能力，是临床上确诊普通人及孕妇妊娠糖尿病的重要检查手段。当出现不明原因的多饮多食、多尿、体重降低、乏力等症状时，推荐进行本检查。

5. 糖化血红蛋白（HbA1c） 糖化血红蛋白是红细胞中的血红蛋白与血清中的糖类（主要指葡萄糖）通过非酶反应相结合的产物。形成糖化血红蛋白的非酶反应具有持续、缓慢、不可逆的特点，故糖化血红蛋白的含量是由过去的而非即时的血糖浓度决定的，与检测前是否空腹、是否注射胰岛素、是否服用降糖药物等因素无关。因此，HbA1c是目前评价糖尿病患者血糖控制状况的“金标准”，在糖尿病的管理中具有重要价值。

通常认为，糖化血红蛋白浓度可有效地反映过去2~3个月血糖控制水平。糖化血红蛋白由HbA1a、HbA1b、HbA1c组成，其中HbA1c占约70%，且结构较为稳定，临床上常用作糖尿病控制的监测指标，其浓度应用占成人血红蛋白的百分比表示。理想水平应在6.5%之下，良好为6.5%~7.5%，大于7.5%表明血糖控制差。目前多数糖尿病指南推荐一般成人T2DM患者的HbA1c目标值为<7.0%。

（二）血压相关指标

1. 动脉血压 血压（blood pressure，BP）是指血液在血管内流动时作用于单位面积血管壁的侧压力，它是推动血液在血管内流动的动力。在不同血管内被分别称为动脉血压、毛细血管压和静脉血压，通常所说的血压是指体循环的动脉血压。

2. 正常血压 正常成人安静状态下的血压范围较稳定，正常范围收缩压90~139mmHg，舒张压60~89mmHg，脉压30~40mmHg。异常血压：①高血压，未使用抗高血压药的前提下，18岁以上成人收缩压≥140mmHg和（或）舒张压≥90mmHg。②低血压，收缩压≤90mmHg和（或）舒张压≤60mmHg。

血压具有自发性变化大的特点，经常受测量方法和环境的影响。目前测量血压的方法有：诊室测压、家庭血压监测、动态血压监测。（详见本章第一节）

（三）肥胖相关指标

1. 体重指数（BMI） 身体质量指数，简称体重指数，是国际上常用的衡量人体胖瘦程度以及是否健康的一个标准。

WHO 肥胖程度分类标准：①超重，25.0≤BMI≤29.9kg/m²；②肥胖，BMI≥30kg/m²（肥胖 1 级 30～34.9kg/m²；肥胖 2 级 35～39.9kg/m²；肥胖 3 级≥40kg/m²）。

中国卫生部分类标准：①体重过低，BMI<18.5；②体重正常，18.5≤BMI≤23.9；③超重，24≤BMI≤27.9；④肥胖，BMI≥28。

2. 腰围 腰围（WC）指人体站立时水平方向经脐点的腰部水平围长，能间接反映机体腰腹部脂肪堆积程度与分布情况，是衡量脂肪在腹部蓄积（即腹型肥胖）程度的最简单、实用的指标。

亚洲男性平均为 73.35cm，亚洲女性平均为 65.79cm；欧美男性平均为 83.99cm，欧美女性平均为 72.55cm。

腰围与肥胖相关性疾病有更强的关联，腹部脂肪增加的中心性肥胖是心脏病和脑卒中独立的重要危险因素。中国成年男性≥85cm，女性≥80cm 时，患高血压、糖尿病、血脂异常的危险性增加。

3. 臀围 臀围（HC）是指人体站立时臀部向后最突出部位的水平围长。女性身高臀围指数明显大于男性，这是因为女性臀宽，而不是臀翘。同身高，女性臀部更大、更宽。

为了确保准确性，测量“臀围”时，一是要在横切面上，二是要在锻炼前进行。同时要注意每次测量的时间和部位相同，测量时不要把皮尺拉得太紧或太松，保证准确。

4. 腰臀比 腰臀比=腰围（cm）/臀围（cm），为最窄部位的腰围除以最宽部位的臀围。亚洲男性平均为 0.81，亚洲女性平均为 0.73；欧美男性平均为 0.85，欧美女性平均为 0.75。由此可见，腰臀比平均值男性明显大于女性，两性腰臀比差异明显。腰臀比男性<0.9，女性<0.85 为正常。腰臀比男性≥0.9、女性≥0.85 为腹型肥胖（表 5－10）。

表 5－10 成年人腰臀比参考数值表

身材类型	男性	女性
梨形身材（下身肥胖）	<0.8	<0.7
正常	0.8～0.9	0.7～0.85
苹果形身材（上身肥胖）	>0.9	>0.85
异常	≥0.9	≥0.85

粗腰细腿的苹果形身材人群患高血压风险最高，而细腰粗腿的梨形身材人群患高血压风险最低；苹果形身材的脂肪则堆积在腹部，是内脏脂肪，容易向血液释放脂肪酸，会引起高胆固醇、胰岛素抵抗等疾病。腹部周围储存较多脂肪（中心性肥胖）与全因死亡风险相关性较高；反之臀部和大腿脂肪偏多会降低全因死亡风险。

（四）健康管理过程评价指标

1. 项目活动执行率＝（某时段已执行项目活动数）/（某时段应执行项目活动数）×100%
2. 干预活动覆盖率＝（参与某种干预活动的人数）/（目标人群总人数）×100%
3. 干预活动暴露率＝（实际参与项目干预活动人数）/（应参与该干预活动的人数）×100%
4. 干预活动有效指数＝（干预活动暴露率）/（预期达到的参与百分比）×100%
5. 目标人群满意度 目标人群对健康管理项目执行情况的满意度一般从对干预活动内容的满意度、对干预活动形式的满意度以及对干预活动组织的满意度等几个方面进行评价。

二、健康危险因素干预

健康危险因素干预是指对影响健康的不良行为、不良生活方式等危险因素以及导致的不良健康状态进行的处置。是在专业健康管理人员参与下，针对个体健康危险因素进行有效管理，从而避免和降低危险因素对健康的影响；并且持续地对干预计划执行情况以及健康状况和风险因子变化等干预效果进行跟踪，根据实际情况及时调整干预计划，以促进和保持长久的健康。越早开始干预就越容易对个体健康状况产生促进作用。

健康危险因素干预并不只是对危险因素，而是一个包含制定干预计划、定期随访、健康教育与促进、满足健康需求、疾病管理和总结对比的过程。在一个健康管理的周期中，体检、建档、评估等内容往往在很短的时间内完成，可以算作健康管理的准备工作；只有健康干预是贯穿始终的，是健康管理的核心和本质。

（一）健康危险因素干预的类型

健康危险因素干预的类型包括疾病的防治、膳食干预、运动干预、心理干预、行为矫正等。

1. 疾病的防治 健康危险因素干预中疾病的防治主要是指采取三级预防的方式，针对疾病相应的危险因素筛查，早发现、早诊断、早治疗，对于患病人群采取针对性的治疗措施，促进健康、减少伤残、延长寿命。

2. 膳食干预 包括平衡膳食、合理营养和良好的饮食习惯，具体应该根据个人的年龄、性别、职业体力劳动强度、日常身体活动量和体育运动量、患有不同慢性病情况和病情发展程度等，估计其消耗热量，从而确定进食多少热量。

健康饮食的好处包括：减少疲劳、增加能量、帮助控制或保持体重、维持体力和体内的化学平衡、帮助控制血糖、血脂、血压水平、帮助预防服用药物带来的副作用等。健康饮食不等于要你放弃喜欢的食物或者要求你买一些特别的食物。健康饮食本质上就是指选择对健康有益的食物和分量，以及在适当的时候以适当的搭配方式安排饮食。

3. 运动干预 合理的运动干预可增加能量消耗，提高肌肉质量，降低血压和血脂，提高骨密度，有益心理健康。运动干预就是通过针对不同疾病、不良生活习惯等临床问题，建立适合个人身体活动水平的运动指导方案，并督促患者展开运动的过程。

4. 心理干预 是指在心理学理论指导下有计划、按步骤地对一定对象的心理活动、个性特征或心理问题施加影响，使之发生朝向预期目标变化的过程。

5. 行为矫正 是指通过增强法、惩罚法、消退法和代币管制法等方法，对不利于健康的行为进行惩罚，对有利于健康的行为进行正向激励，从而促进形成有利于健康的行为习惯。

（二）健康危险因素干预方法

1. 重点干预 通过对管理对象的健康体检或调查，筛选出高危人群和疾病人群，依靠专业资源，以改变不良生活方式为主要策略，结合必要的药物治疗，连续动态追踪随访，有计划、有针对性地指导管理对象掌握疾病防治技能，帮助和激励管理对象提高自我管理能力。

2. 一般干预

（1）在膳食管理方面，进行能量量化管理，使管理对象掌握个人的饮食摄入、运动情况，并随时提供健康咨询。

（2）利用多种宣传渠道和方法进行控制健康危险因素的健康教育课程。

（3）开发管理对象可及的健身资源，积极组织管理对象群体健身活动。

（三）健康管理干预的模式

从健康管理双方的关系来看，健康干预包括以下模式。

1. 契约式 专职的健康管理师，通过正规的健康管理机构对客户进行健康干预。这是一种工作内容，有些管理双方还会签订一个协议（契约或合同），也就是说这种干预是包含经济关系和责任的。

2. 自我管理式 自我管理是指通过系列健康教育课程教给管理对象自我管理所需知识、技能信息以及交流的技巧，在健康管理师的指导下，管理对象主要依靠自己解决健康危险因素给其日常生活带来的各种躯体和情绪方面的问题。

3. 家庭管理式 指对管理对象家庭成员进行疾病知识教育或由健康管理师定期家访进行干预训练两者结合的方法。

4. 社区综合管理模式 是指对居民社区内患者进行有计划、有组织的一系列活动，以创造有利于健康的环境，改变人们的不良生活方式，降低危险因素水平和避免暴露。

（四）健康危险因素干预的原则

1. 与日常生活相结合，注重养成 不良的行为生活方式是人们经常性的并固定为习惯的一种生存方式，是长期积累的结果。健康管理师不可能全天候实时监控，所以干预行为可与日常生活相结合，在平时养成良好的行为习惯。

2. 循序渐进，逐步改善 健康干预的效果很大程度上取决于服务对象的配合程度，在制定干预计划时，需要根据服务对象的现实情况循序渐进，逐步进行改善。若是一开始步子迈得过大、困难太多会影响积极性不再配合健康干预的进行。

3. 点滴做起，持之以恒 健康干预是一个长期的过程，在一开始的时候，我们可以从小的改变开始，比如早睡半小时、少吸一支烟等等，从细微处开始改变，日积月累、持之以恒最终减少健康危险因素对自身的影响。

4. 定期随访，分析问题 确定了干预措施后，医务人员需了解服务对象执行的情况，以及执行过程中出现的问题和要求等，以便及时纠正和调整计划。定期随访就显得尤为重要。

5. 及时提醒，指导督促 持续关注服务对象并及时提醒，以确保健康干预的顺序进行。在沟通过程中，健康管理师将提供必要且专业的技术指导，并监督以促使其高效地执行干预措施，从而确保健康干预能够达到预期的效果。

三、常见慢性病干预过程及评价

本部分以高血压的健康干预过程和评价方法为例对常见慢性病干预及评价的基本流程和方法进行介绍，其他慢性病可进行参考。

（一）高血压的干预原则

1. 个体化 根据患者高血压病情确定分类管理水平，制订个体化的高血压干预计划

2. 综合性 高血压干预和管理内容应包括：非药物治疗、药物治疗、血压相关指标和并发症监测、健康教育、高血压患者自我管理及支持等综合性措施。

3. 连续性 以社区卫生服务机构常规随访、综合医院阶段性诊疗，结合患者日常自我管理，组成对高血压患者的连续、动态管理。

4. 参与性 激发高血压患者主动参与的意愿。

5. 及时性 定期为高血压患者进行病情、并发症和相关危险因素的评估，及时发现问题，并采取适当的干预措施。

（二）高血压的干预策略

高血压的干预策略主要是非药物治疗和药物治疗相结合。

1. 药物治疗 小剂量开始原则，优先选择长效制剂原则，联合应用药物原则及个体化原则。

2. 非药物治疗

健康饮食：在做到平衡膳食的基础上，高血压患者的饮食要特别强调限制钠摄入量，增加蔬菜水果和膳食纤维摄入量，减少膳食脂肪摄入量。限制钠摄入、增加蔬菜水果和膳食纤维摄入量、减少膳食脂肪摄入量、补充适量优质蛋白。

戒烟：吸烟是心血管病和癌症的主要危险因素之一。

限制饮酒和戒酒：当饮酒量超过40ml/d（或30g/d）时，饮酒会导致血压升高。提倡血压正常者和偏高者最好不饮酒或少饮酒，高血压患者更应该节制饮酒。一般建议男性将饮酒量控制在30ml/d，大约相当于酒精25g，啤酒1瓶（250~500ml）或者40°的白酒0.5~1.0两。女性则减半，孕妇不饮酒。

增加身体活动：高血压的运动类型要以有氧运动为主，包括气功、太极拳、医疗体操、步行、健身跑、有氧舞蹈、游泳、娱乐性球类运动、郊游、钓鱼等；身体活动过少可引起肥胖、胰岛素抵抗和自主神经调节功能下降，从而导致高血压的发生。增加身体活动对降低其他慢性病危险因素，如调整血脂异常、降低过高血糖水平也具有良好作用。

管理体重：饮食过量和缺乏身体活动是造成超重和肥胖的主要原因，管理体重的中心环节就是减少饮食能量摄入和增加身体活动量。

高血压健康教育：通过健康教育，增强人群的高血压预防意识。

保持良好的心理状态：人的心理状态和情绪与血压水平密切相关。

3. 自我管理法 高血压管理成功的关键在于患者的自我管理能力的提高，内容包括：对自己血压监测的能力、对自己血压评估的能力、对临床用药的作用及其副作用的简单了解、患者服用药物依从性、提高患者掌握行为矫正的基本技能、会选择健康合理的食物、能适当运动、戒烟限酒、自己能进行压力管理，寻求健康知识的正常途径和就医能力等。

（三）高血压的干预程序

1. 筛查和确诊高血压患者

（1）从已建立的健康档案中找出需要管理的高血压患者；

（2）常规体检发现属于管理范围的高血压患者；

（3）常规门诊就诊的高血压患者；

（4）其他途径的筛查，如流行病学调查发现的高血压患者。

2. 高血压患者的危险分层

（1）第一层：高血压1级（低危组） 血压水平为140~159/90~99mmHg，且没有其他危险因素（年龄≥55岁、吸烟、血脂异常、早发心血管疾病家族史、肥胖、身体活动少），没有靶器官损害（左心室肥厚、颈动脉内膜增厚或有斑块、肾功能受损），没有相关临床疾患（心脑肾病、周围血管病、视网膜病和糖尿病）。

（2）第二层：高血压2级（中危组） 血压水平为140~159/100~109mmHg，并且伴有1~2个危险因素，或者血压水平为160~179/100~109mmHg，但没有其他情况。

（3）第三层：高血压3级（高危组） 血压水平≥180/110mmHg，或者血压水平为140~179/90~109mmHg，并伴有≥3个危险因素，或者血压水平≥140/90mmHg，且具有靶器官损害和临床状况。

3. 制订干预计划 针对每个高血压患者的实际情况，在该患者的共同参与下逐步设立小的具体的目标，最终到达总目标。目标设立要具有可行性，要求十分具体、清楚、可操作。

4. 执行干预计划、定时随访 对高血压管理患者定时随访的内容包括健康教育、改善临床用药依从性、健康行为生活方式的建立与维持，如患者是否减少钠盐摄入量、是否戒烟等。常见的干预方法有电话咨询指导、邮寄健康教育资料或上网阅读或上门家访。

（四）高血压管理的评价指标

1. 高血压（以社区为例）管理的工作指标

（1）社区高血压患者建卡情况　如建档百分比、建档合格百分比。

（2）高血压随访管理覆盖情况　如实际管理百分比、估计管理百分比、规范管理百分比。

（3）高血压患者治疗情况　如规范治疗百分比、治疗百分比。

（4）双向转诊执行情况　如转出百分比、转回百分比。

（5）社区高血压管理开展情况　如开展社区高血压防治管理社区百分比、开展首诊测量血压医院百分比。

（6）高血压患者管理满意情况　如被管理的高血压患者满意百分比、从事社区高血压管理的社区医师满意百分比、行政部门满意百分比。

2. 高血压管理的效果指标

（1）高血压及其防治知识知晓情况　如社区人群中高血压知晓率、高血压患者中高血压知晓率、首诊高血压检出率。

（2）高血压控制情况　如高血压控制优良率、高血压控制率。

（3）高血压危险因素流行情况　如肥胖率、超重率、吸烟率。

（4）高血压发生并发症的情况　如脑卒中发生率、社区高血压患者中脑卒中发生率、管理的高血压患者中脑卒中发生率、急性心肌梗死发生率、社区高血压患者中心肌梗死发生率、管理的高血压患者中心肌梗死发生率。

（五）高血压干预的效果评估

1. 个体高血压干预的效果评估　每个健康管理年度对患者进行血压控制评估，按照患者全年血压控制情况，分为优良、尚可、不良共三个等级。

优良：全年累计有9个月以上的时间血压记录在140/90mmHg以下。

尚可：全年有6~9个月的时间血压记录在140/90mmHg以下。

不良：全年有不足6个月的时间记录在140/90mmHg以下。

2. 群体高血压干预的效果评估　包括：①被管理（如某社区）人群高血压知晓率、高血压防治相关知识的知晓情况；②被管理人群中高血压患者降压达标和未达标比例；③被管理人群中心脑血管病发病、患者致残和死亡信息以及卫生经济学评价。

3. 高血压生活方式干预的效果评估　在开展生活方式干预之后的一定期间，应对其实际效果进行评估，一般以2个月为宜，一方面应询问管理对象生活习惯的改善情况，另一方面检查其血压、血脂、血糖、体重的变化。

知识链接

学生常见病和健康影响因素监测

——“2019年全国学生常见病和健康影响因素监测与干预工作方案”节选

一、常见病监测范围和监测学校选择

覆盖所有地级市，每个地级市至少选择1个城区和1个县，其中城区8所学校（2所小学、2所初中、2所高中、1所职高、1所综合性大学），县5所学校（2所小学、2所初中、1所高中），近视调查还需在城区和县各增加至少2所幼儿园。有条件的地方可增加区县和学校数量，合理布局区域监测网络。

二、监测内容和方法

1. 学校卫生工作基本情况调查。学校卫生工作基本情况，包括卫生、教育部门人员配备、经费保障和合作机制，辖区学校基本情况、学生主要健康问题和疾病防控情况等。中小学校开展学校卫生工作情况，包括年度工作计划和经费投入，医务室、保健室和校医配备，学生体检及健康管理工作、常见病及传染病防控、体育运动和食品营养管理以及健康教育等。

2. 学生近视等常见病监测。在幼儿园大班、小学、初中和高中所有年级、大学一至三年级开展健康监测，科学监测学生常见病和生长发育情况，掌握学生近视、龋齿、肥胖、营养不良、脊柱弯曲异常等常见病及青春期发育情况，评估学生群体健康及生长发育水平。以整班为单位开展调查，每所幼儿园至少抽取 80 名 5 岁半至 6 岁半儿童，小学、初中和高中每个年级至少 80 名学生，即每所小学至少抽取 480 名学生，每所初中、高中和大学至少抽取 240 名学生。不足部分由附近同等类型幼儿园和学校补充。

3. 学生近视等健康影响因素监测。每所学校分别在 3 个年级（小学四至六年级，初中、高中和大学一至三年级）至少抽取 240 名学生开展问卷调查，每个年级至少 80 名学生，以整班为单位开展调查。

学生近视相关影响因素专项调查：针对儿童青少年近视高发状况，调查中小学生校内用眼情况，包括教室灯光使用、课桌椅调试频次、眼保健操频次、课间休息习惯等；校外用眼情况，包括完成作业和课外补习的时长等；学生的读写姿势，近距离用眼习惯，视屏行为及时间，户外活动时间以及学生视力检查及矫正情况等，全面了解学生用眼环境和用眼习惯，为进一步提出有效干预措施提供依据。

行为影响因素监测：针对不同年龄段学生常见病发病情况和健康影响因素特点，监测学生因病缺课和休学情况，饮食和体力活动相关行为，欺凌、溺水等伤害相关行为，用耳行为，吸烟、饮酒等物质滥用行为，网络成瘾和心理健康等，综合评估学生身心健康状况。

4. 学校教学生活环境卫生监测。各区县对参加学生常见病监测的学校进行饮水、食堂、厕所、宿舍等环境卫生状况实地调查，了解环境卫生设施的配备情况和各项规章制度的落实情况。每所学校选择 6 间监测班级教室，对教室人均面积、课桌椅、黑板、采光、照明及噪声等方面开展现场测量，评估学校教学环境卫生状况，对未达到国家标准要求的内容提出整改建议。

练习题

答案解析

一、选择题

1. 以下各项属于健康干预效果监测主要目的的是（ ）
   A. 评估干预措施的有效性　　B. 了解患者病情状况
   C. 确定干预措施的不足之处　　D. 记录患者的医疗费用
2. 在慢性病健康干预中，不是有效的数据收集方法的是（ ）
   A. 问卷调查　　B. 实验室检测
   C. 患者自述　　D. 医生主观判断
3. 下列各项指标中常用于评估慢性病健康干预效果的是（ ）
   A. 血压水平　　B. 患者满意度
   C. 医疗费用支出　　D. 医院治疗时长
4. 监测慢性病健康干预效果时，应注意（ ）方面的变化
   A. 患者生理指标　　B. 患者心理状态
   C. 患者家庭状况　　D. 以上都是

5. 关于慢性病健康干预效果监测，以下描述中正确的是（　）

A. 只监测患者的病情状况即可

B. 不需要评估干预措施的有效性

C. 只关注患者的生理指标变化

D. 应全面监测患者的生理、心理和社会状况

二、简答题

1. 请简述慢性病健康干预效果监测的主要内容。
2. 如何保证慢性病健康干预效果监测的准确性？

（袁淑怡）

书网融合……

本章小结　　微课　　题库

第六章　家庭和工作场所健康管理服务应用

学习目标

知识目标

1. 掌握　家庭健康管理的服务流程；健康管理伦理规范；工作场所健康管理的概念和内容。

2. 熟悉　家庭健康危险因素；常见的卫生相关法规条文；工作场所健康管理的特点。

3. 了解　家庭健康管理的原则；健康管理中的相关权利和义务；工作场所健康管理相关概念。

能力目标

1. 能独立完成家庭健康管理服务流程。
2. 能运用伦理学原理进行分析评价健康管理提供者的各种行为是否合理。
3. 能运用相关知识对相关工作场所进行健康管理。

素质目标

通过本章学习，帮助树立端正的职业态度及高尚的道德情操，并具有敬业精神以及为人群健康服务的高尚道德情操和人文情怀。

家庭和工作场所，作为人们生活中不可或缺的两个重要领域，其健康和安全条件对于个人的整体福祉和生产力具有深远的影响。在如今繁忙和高压的生活与工作环境之中，如何有效平衡身心健康与生活、工作的质量，已成为人类共同面临的挑战。本章内容旨在将健康管理理念和实用的方法，融入家庭和工作场所健康管理过程之中，在家庭和工作场所两个环境中，建立起科学、全面的健康管理体系，通过这一章节的学习，激发学生和社会群体对自身、家庭以及工作领域健康管理的重视，并提供切实可行的操作指导，以实现身心健康的持久和谐，为家庭和工作注入源源不断的活力与动力。

PPT

第一节　家庭与健康

情境导入

情境： 黄大爷，80岁，退休职工，初中文化。家属来社区卫生服务中心代开药，家属诉黄大爷有脑梗死、高血压等多种慢性疾病，半年前不慎跌倒，行动不便。考虑到黄大爷为多病共存的老年人，行动不便，近半年未有就诊记录，为进一步了解跌倒原因及慢性病控制情况，与家属沟通并征得同意后，健康管理师团队主动提出上门访视。

工作任务：

1. 查体并建立健康家庭档案。
2. 家庭健康管理评估。
3. 家庭健康教育。

课前思考：

1. 如何对黄大爷的家属进行有效的健康教育？

2. 如何教会黄大爷的家属基本护理操作？

家庭是社区组织的细胞，是人类生存生活的基本组成单元，是全生命周期管理的核心点，包含从生命孕育、成长发育到疾病和生命结束人生轨迹的全过程。就民族文化、思想品德和疾病发生发展与防控而言，又表现为家族继承性、聚集性和遗传性。家庭健康服务与管理是现代公共健康促进和重大疾病防控的出发点和落脚点。因此，防治疾病和疾病康复、失能和半失能老年照护也都由医疗机构服务逐步转向家庭管理，临床医生也逐步转向家庭医生、社区医生。医生以执业医疗机构作为执业地点的法定执业资格管理越来越不适应社会发展，迫切需要创建以家庭为基础的基层健康服务和管理新模式。

一、家庭健康管理的原则及服务流程

（一）家庭健康管理的概述

1. 家庭的定义 家庭是由两个或多个人组成的，家庭成员共同生活和彼此依赖的处所。家庭应具有血缘、婚姻、供养、情感和承诺的永久关系，家庭成员共同努力以达到生活目标与需要。

由于受不同历史环境和不同民族文化的影响，不同时代、不同国家、不同民族对家庭的认识也不同。总体归纳有两种倾向，即传统意义的家庭和现代意义的家庭。传统意义的家庭是指有法定血缘以及领养、监护及婚姻关系的人组成的社会基本单位。随着社会的发展变化，人们对家庭的概念也有了新的认识。现代意义的家庭除强调婚姻关系和法定的收养关系外，也承认多个朋友组成的具有家庭功能的家庭。

在我国，多数的家庭是以婚姻为基础、以法律为保障、传统观念较强的家庭，家庭关系比较完整而稳定。

2. 家庭的结构 家庭结构是指构成家庭单位的成员及家庭成员互动的特征，分为家庭外部结构和家庭内部结构。家庭外部结构主要指家庭人口结构，即家庭的类型。家庭内部结构是指家庭成员间的互动行为，其表现是家庭关系。家庭内部结构包括 4 个层次。

（1）家庭角色　家庭角色是指家庭成员在家庭中所占有的特定地位。一般家庭成员依照社会规范和家庭工作性质、责任，自行对家庭角色进行分配，成员各自履行其角色行为。

（2）家庭权利　家庭权利是指家庭成员对家庭的影响力、控制权和支配权。家庭权利分为传统权威型、情况权威型和分享权威型。

（3）沟通方式　沟通方式是指家庭成员之间对感情、愿望、价值观、意见和信息进行交换的过程。

（4）家庭价值系统　家庭价值系统是家庭在价值观方面所特有的一种思想、态度和信念。它的形成受家庭所处的文化背景、宗教信仰和社会价值观的影响。

3. 家庭的功能 家庭功能是指家庭本身所固有的性能和功用。家庭功能决定是否满足家庭成员在生理、心理及社会各方面各层次的要求。家庭具有以下 5 种功能。

（1）情感功能　家庭成员以血缘和情感为纽带，通过彼此的关爱和支持满足爱与被爱的需要。情感功能是形成和维持家庭的重要基础，它可以使家庭成员获得归属感和安全感。

（2）社会化功能　家庭可提供社会教育，帮助子女完成社会化过程，并依据法规和民族习俗，约束家庭成员的行为，给予家庭成员以文化素质教育，使其具有正确的人生观、价值观和信念。

（3）生殖功能　家庭的功能之一是生养子女，培养下一代。它体现了人类作为生物世代延续种群的本能与延续种群的需要。

（4）经济功能　家庭的主要功能之一是经营生活。经营生活供给需要一定的经济资源，包括金钱、物质、空间等，以满足多方面的生活需要。

（5）健康照顾的功能　是指家庭成员间的相互照顾，如抚养子女，赡养老人，保护家庭成员的健康，并且在家庭成员生病时能提供多方面的照顾。健康家庭照顾的主要内容是提供适当的饮食、居住条件和衣物，维持适合生活的健康居家环境，有足够维持个人卫生的资源，进行保健和患者的照顾，配合社区整体健康工作。

（二）家庭健康管理的原则

1. 以患者为中心　家庭健康管理的服务对象往往是患者，家庭医疗是家庭健康管理的中心内容，除家庭医生外，家庭中每位成员都是家庭健康管理服务的承担者。家庭医生的职责不仅仅是要治疗、治愈疾病，而是去帮助和去安慰患者。家庭医生应提高人文素养，通过礼貌表现出对患方的尊重、友善和同情的心理。用通俗易懂的语言告诉患者相关的疾病知识，以便拉近与患者的距离形成有效沟通。

2. 以家庭为单位　家庭是社会的基本单位，个体的健康状态与人际关系密切。好的家庭关系源于沟通，和谐的家庭环境源于交流，沟通和交流是家庭关系的润滑剂。以家庭为单位进行健康管理，一方面可以提升个体的健康水平，另一方面也有利于家庭关系和谐。

3. 以预防为导向　家庭医生在家庭健康管理中扮演的角色类似于“管理者”，工作思想始终围绕三级预防理念和“治未病”思想，主要工作内容应包括健康教育、危险因素管理、家庭应急救护等。

4. 以方便为关键　卫生服务的可及性是评价家庭医疗第一线服务的一个重要指标。家庭医生提供的服务很大程度上是为了方便家庭成员，如正确处理家庭成员健康问题，教会家庭成员家庭应急救护技能，方便可靠的医疗设施，固定的医疗关系，方便的地理位置，病情上的输血，心理上的密切及经济程度的可接受。

5. 以协调为手段　家庭医生承担着桥梁的作用，筛选解决常见健康问题，把较为复杂的疑难杂症转诊给专科医生，因此家庭医生是医疗保健系统的协调者。家庭医生的目标是家庭以最低的健康投入达到最大的健康收益。

6. 以综合为目标　家庭医生的服务对象不仅有患者本人，也包含有患者的家庭成员，因此家庭医生提供服务应以将家庭作为一个综合体为考虑。就服务内容而言，包括生物、心理、社会方面。

（三）家庭健康管理的服务流程

1. 健康家庭档案建立　完整的健康家庭档案包括：家庭基本资料、家系图、家庭卫生保健记录、家庭评估资料、家庭主要问题目录及其描述、家庭成员的健康资料。

2. 家庭健康管理评估　家庭健康管理评估包括个人健康评估和家庭健康评估。

3. 家庭健康管理内容与实施　家庭健康管理的内容包括膳食管理、体重管理、睡眠管理、家庭和谐管理、心理咨询健康管理、家庭健康教育等。

4. 家庭健康管理评价　家庭健康管理评价应从生物学方面、心理学防控方面、社会学方面、家庭功能方面评价。

二、家庭健康危险因素

（一）家庭功能、经济与支持因素

1. 家庭的生命传承功能　生命传承是家庭的重要功能，能随着全国生育率下降，应倡导优生优育，确保新生儿健康。健康的生育会直接影响个人和家庭，如婴儿出生时体重低，容易出现智能缺陷、听力与视力缺陷、发育迟缓等问题。除生育功能外，家庭结构也是儿童成长的重要影响因素。家庭结构完整，儿童与亲生父母同住，经济条件稳定，有利于孩子生理、心理与个人健康。

2. 家庭经济支持　贫困是影响寿命和健康的首要因素。因为贫困家庭无法提供家庭成员基本生活需求，一般会伴随着社会支持不足、家人不良互动、生活压力过大，这都是生理、心理疾病的根源。贫困的孕妇往往营养不足、怀孕压力大，并常伴随抽烟、喝酒等高危行为，这些危险行为会影响胎儿发育乃至终身健康。贫困家庭的孩子通常缺乏父母照顾和陪伴，常搬迁而中断学校生活，家庭稳定性较差。贫困常伴随着非健康状态，还会影响教育，教育也是决定健康与否的重要因素。

（二）家庭居住环境因素

居住环境包括住宅和社区环境。住宅是指房屋质量与环境包括建筑质量、面积、保温、通风、隔热、日照、隔声、私密性、室内环境质量等。居住的社区包括所处环境、物业管理、社会关系质量等。室内住宅包括室内环境质量、室内空间是否足够、是否具有隐私性。以私密性为例，世界卫生组织指出，住宅面积不够，会产生拥挤感，从而带来健康问题；如果住宅没有个人房间的私密性场所，就会产生不满、烦躁和挫折等不良情绪。良好的室内住宅环境质量包括没有屋外尘埃、皮肤落屑、尘螨、排泄物、昆虫、剥落铅漆、纺织纤维、毛发、刺激性化学物清洁剂、杀虫剂、化妆品、霉菌等环境污染源。这些空气污染物会影响空气离子浓度，降低室内空气质量。家庭主妇与儿童在屋内停留时间较长，常会因这些污染源引发过敏或者哮喘。

（三）家庭生活形态因素

不健康生活习惯包括：吸烟、饮酒、营养不良、肥胖、运动量不足、不合理睡眠、事故伤害等。良好的生活习惯对于健康意义重大。合理营养进食对青少年来说非常重要，不健康的饮食往往伴随血液较差、生长发育迟缓、行为问题等现象，进入社会后也往往会缺乏动力。身体活动可促进体内能量消耗和增强体质，世界卫生组织建议，每星期至少 2.5 小时中等强度运动，可降低身体不适。因此，家庭成员一起养成运动的好习惯对健康促进效果显著。

（四）家人互动因素

若家庭成员一起从事运动、娱乐等，可减轻压力外，也有助于互动、沟通并联络感情。健康的家庭，必然享受彼此陪伴，珍惜共同的休息时间，以增强家庭的和睦感。另外，家庭共同进餐，孩子可以边倾听、边参与讨论，从中获得新的语言技巧，增强家庭沟通的机会，同时，规律的用餐时间也让孩子有安全感，可建立家人间的依附感与归属感。家人依附是指与家人的情感链接，青少年若肯定自己在家庭里的价值，就不会沉溺于财物、游戏等；如果家人间冲突不断、缺乏沟通、互动不良，就有可能形成家庭暴力。

知识链接

以家庭养老床位服务试点——破解居家养老难题

上海市静安区贯彻实施积极应对人口老龄化国家战略，牢固树立以人民为中心的发展理念，率先开展家庭养老床位服务试点，将专业机构和社区周边的照护服务，延伸至老年人的身边、床边，形成了相对成熟稳定的家庭养老床位服务及管理模式。

规范评估，实现服务定制化。引入第三方专业评估机构对家庭养老床位服务签约老人进行老年照护统一需求评估，根据不同评估等级，为老人提供不同层次的照护服务。安排养老服务机构专业人员，上门为签约老人制定智能化设备安装、家庭适老化改造等“一揽子服务计划”，做到一户一方案。协调智能化设备服务商和适老化改造服务商，根据服务计划，充分考虑老年人的个性化需求和实际住房条件，让服务最大限度适配老年人需求。

清单指导，实现服务标准化。出台家庭养老床位适老化改造、智能化设备安装和居家养老上门服务指导清单，鼓励和引导服务机构提供专业康复与训练、慢病管理等多样化的居家养老上门服务。制定服务意向书、评估表、服务协议、风险告知书等 10 余项标准化工作流程和表单范本。拟订《家庭养老床位建设管理办法》和《家庭养老床位建设和服务规范》，以规范标准引领工作推进。

科技支撑，实现服务智能化。为所有签约家庭养老床位服务的老人安装"一键通"紧急呼叫设备，24 小时为老人提供紧急救援、一键预约挂号、一键叫车等服务，并为有需要的老人安装无感智能监测设备和烟雾、燃气、水浸、门磁报警器等。所有智能化设备均连接到家庭养老床位服务管理平台，全天候智能监测老年人居家动态。自开展试点以来，家庭养老床位服务管理平台成功监测到 70 余起因老人发生意外引发的设备报警，并第一时间通知家属或者拨打 120，为抢救老人生命争取了宝贵时间。

增强保障，促进服务可及化。联合商业保险公司，探索创设家庭养老床位服务综合责任保险，为家庭养老床位服务护理员和签约老人提供全方位保障。增设家庭养老床位服务区级运营补贴，进一步降低服务机构运营成本。聚焦经济困难的失能老人，加大力度整合资源，制定梯度化的补贴政策，进一步提高老年人支付能力。指导服务机构设计多样化的家庭养老床位服务自费包，老年人可根据实际需求自主点单。自开展试点以来，全区签约家庭养老床位服务近 800 人，提供居家养老上门服务超过 4 万次。

齐抓共管，实现监管闭环化。聘请第三方专业机构，参照养老机构服务质量基本规范和服务要求，定期对服务质量进行实地检查和督导。对有违规行为的护理员，列入家庭养老床位服务黑名单，并对其所在养老服务机构采取年度考核降级、扣减运营补贴等惩罚措施。同时，通过家庭养老床位服务管理平台，对服务机构及上门服务人员实现全链条服务跟踪，让家庭养老床位服务形成更加完整的监管闭环。目前，已开展上门服务的家庭养老床位签约老人满意度在95%以上，静安区老年人的获得感、幸福感、安全感显著提升。

"五床联动"，实现医养一体化。聚焦老年人全年龄段健康管理，率先探索"五床联动"居家和社区整合性照护服务模式，即按照老年人健康预防、疾病诊治、长期照护、临终关怀的综合需求，形成家庭养老床位—养老机构床位—家庭病床—医疗病床—安宁疗护（临终关怀）病床相互可接续的"五床联动"整合性照护服务模式，打通"五床"之间的服务转介、信息互通、资源共享，为老年人提供治疗期住院、康复期护理、稳定期生活照料以及安宁疗护一体化的健康养老服务。

练习题

答案解析

1. 在家庭中，以下各项措施可以有效地管理慢性疾病的是（　）
   A. 每天服用多种药物
   B. 定期与医生进行沟通并调整治疗方案
   C. 不管病情如何坚持锻炼
   D. 以上都是
2. 以下各项中，家庭健康管理的重要组成部分是（　）
   A. 定期运动　　B. 合理饮食
   C. 规律作息　　D. 以上都是

（张夏星）

书网融合……

本章小结　　题库

第二节　家庭健康服务与管理

PPT

情境导入

情境：胡爷爷，78 岁，体重 72kg，身高 170cm，丧偶 5 年，子女在外地工作，长期独居。退休工人，退休金 4000 元每月，喜欢吃辛辣刺激的食物，性格较孤僻，好静坐。根据社区工作计划，健康管理人员入户对他进行了家访。在家访过程中发现，胡爷爷情绪低落，三餐不规律。

工作任务：

1. 为胡爷爷给予运动指导。
2. 根据胡爷爷的体重指数，给予健康饮食指导。
3. 针对胡爷爷情绪低落情况，为其进行积极的心理干预。

课前思考：

如何运用健康管理知识实施家庭健康服务？

一、居家生活方式与健康

居家健康生活方式是指人们在一定的社会条件和价值观念的制约下，形成的满足自身健康生活需要的全部活动形式与行为特征。它深植于家庭生活的各个角落，包括婚姻关系、消费观念、休闲活动、人际交往模式、生活习惯以及隐私保护等。本部分内容主要从营养膳食的平衡、运动与体重的科学管理、心理状态的调整与优质睡眠的保障等三大核心领域进行深入探讨。

（一）家庭营养膳食与健康

合理营养是人类健康之源，为个体的生存与进步奠定坚实的物质基石。日常饮食为人体提供了必需的营养素，确保新陈代谢和生理功能的正常运行。这些营养素在食物中扮演着至关重要的角色，它们或提供能量，或构建机体组织，或调节生理功能。在人体必需的营养素列表中，脂类、碳水化合物、蛋白质、维生素、无机盐、水和膳食纤维均不可或缺。

1. 营养素概念　“营养”比较确切而完整的定义是：机体通过摄取食物，经过体内消化、吸收和代谢，利用食物中对身体有益的物质作为构建机体组织器官、满足生理功能和身体活动需要的生物学过程。营养素是指食物中所含的营养成分；是机体为维持生存、生长发育、身体活动和健康，以食物的形式摄入的必需物质。

2. 营养素的分类　根据在膳食中的需求量和所占比重，营养素可分为宏量营养素和微量营养素。宏量营养素包括碳水化合物、蛋白质和脂类，这些物质在膳食中需求量大，对人体的生长和代谢具有重要意义。与之相对，矿物质和维生素在膳食中的需求量较小，因此被称为微量营养素。矿物质在人体内的含量差异较大，有些矿物质在人体内含量较多，每日膳食需要量在 100mg 以上，被称为常量元素，包括钙、镁、钾、钠、磷、氯、硫等 7 种。而有些矿物质在人体内的含量极低，每日膳食需要量为微克至毫克，被称为微量元素。人体必需的微量元素有碘、铁、锌、硒、铜、钼、铬、钴等 8 种。维生素也是人体必需的营养素，它们在人体的新陈代谢和生理活动中发挥着重要的作用。已知的维生素有 14 种，包括脂溶性的维生素 A、维生素 D、维生素 K、维生素 E 和水溶性的维生素 B_1、维生素 C、维生素 B_2、维生素 B_6、维生素 B_{12}、烟酸、泛酸、叶酸、胆碱、生物素等。

3. 膳食营养素参考摄入量 它是一套用于评估和制定个体和群体膳食营养素摄入计划的参考值。这一体系不仅体现了营养科学的发展，还为制定营养政策和指导提供了科学的依据。具体来说，膳食营养素参考摄入量包括以下几个关键指标。

（1）平均需要量（EAR） 用于评估个体对某种营养素的基本需求，其目的是预防该营养素的缺乏症。

（2）推荐摄入量（RNI） 在满足大部分人（97%～98%的健康人群）对某种营养素需求的同时，维持该营养素的健康状态。

（3）适宜摄入量（AI） 在某些情况下，当没有足够的科学数据来确定RNI时，会使用AI作为参考值。

（4）可耐受最高摄入量（UL） 代表对于一般人群而言，每天摄入不超过该值的营养素是安全的。

（5）宏量营养素可接受范围（AMDR） 为宏量营养素的摄入提供了一个适当的范围，以保持能量和营养素的平衡。

（6）预防非传染性慢性病的建议摄入量（PI－NCD，简称PI） 针对特定慢性病预防的营养素建议摄入量。

（7）特定建议值（SPL） 针对某些特殊人群或特定健康状况的营养素建议摄入量。

4. 能量 能量是人类维持生命活动所必需的。为了满足这一需求，我们主要通过食物摄取能量。这些食物中的营养素，主要是碳水化合物、脂肪和蛋白质，被称作产能营养素，因为它们能为人体提供能量。

（1）能量的计量单位 国际上常用的有焦耳（J）和千焦（kJ），而在日常生活中，卡路里（cal）和千卡（kcal）也常被使用。换算关系如下。

$$1kJ = 0.239kcal，1kcal = 4.184kJ$$

（2）产热系数 这些来源于我们摄取的食物能量，1g碳水化合物能提供16.74kJ（或4.0kcal）的能量；1g脂肪能提供37.65kJ（或9.0kcal）的能量；而1g蛋白质能提供16.74kJ（或4.0kcal）的能量。此外，1g乙醇在体内氧化产生的能量相当于29.29kJ（或7kcal）。在理想状态下，人体对能量的需求与其消耗是相匹配的。对于成年人来说，摄取的能量主要用于满足基础代谢、体力活动和食物特殊动力作用的需求。然而，对于儿童、青少年、孕妇、哺乳期妇女以及老年人，他们还需要满足特殊生理状态下的能量需求。

（3）供能比 中国营养学会提出，根据年龄、性别、体力活动强度等因素，人体所需的能量是不同的。根据我国居民的膳食习惯，建议的产能营养素供能比例为：碳水化合物占55%～65%，脂肪占20%～30%，蛋白质占10%～15%。值得注意的是，年龄越小，蛋白质和脂肪的供能比例可以适当增加，但成年人的脂肪供能比例不应超过30%。

5. 家庭营养膳食健康管理的特点 家庭营养膳食健康管理强调两个方面的重要特性：能量营养素的平衡和氨基酸的平衡。首先，能量营养素的平衡是健康管理的基础。碳水化合物、脂肪和蛋白质都能为机体提供所需的能量。对于健康的成年人来说，体内代谢的最佳状态是每天摄入的能量与消耗的能量保持平衡。这三种主要的能量营养素是相互关联的，当总能量达到平衡时，如果比例不平衡，同样可能对健康产生不利影响。其次，氨基酸平衡也是家庭营养膳食健康管理中不容忽视的方面。氨基酸是构成蛋白质的基本单位，它们具有共同的基本结构，并且分子中具有氨基和羧基。氨基酸分为必需氨基酸、非必需氨基酸和条件必需氨基酸。保持氨基酸的平衡对于维持身体的正常生理功能和健康至关重要。

人体必需氨基酸见表6－1。

表 6-1 人体必需氨基酸汇总表

必需氨基酸	非必需氨基酸	条件必需氨基酸
异亮氨酸	精氨酸	半胱氨酸
亮氨酸	天冬酰胺	酪氨酸
赖氨酸	谷氨酸	
蛋氨酸	谷氨酰胺	
苯丙氨酸	甘氨酸	
苏氨酸	脯氨酸	
色氨酸	丝氨酸	
缬氨酸	胱氨酸	
组氨酸	丙氨酸	

在家庭营养膳食健康管理中，对于能量营养素的平衡和氨基酸的平衡，需要从以下几个方面把握。

（1）食物营养价值　从食物中蛋白质的含量和食物中所含有的 8 种必需氨基酸的数量和比例两方面评价食物的营养价值。常见的食物蛋白质组成都不可能完全符合人体需要的比例，所以要提倡食物的合理搭配，食物多样化使膳食氨基酸组成符合人体需要的模式，提高蛋白质的利用率和营养价值。

（2）各种营养素摄入间的平衡　不同的生理需要、不同的活动，营养素的需要量不同，加之各种营养素之间存在着错综复杂的关系，造成各种营养素摄入量间的平衡难以把握。中国营养学会制定了各种营养素的每天供给量，只要各种营养素在一定周期内与供给量基本一致，就算达到营养摄入量间的平衡。

（3）酸碱平衡　人体正常情况下血液呈弱碱性，pH 保持在 7.35 ~7.45。日常饮食应平衡摄入酸碱食物，如摄入米、面、鱼、肉等酸性食物后，应摄入至少其 2 倍数量的蔬菜、水果等碱性食物。只有体液酸碱平衡，食物才能有效分解，营养素顺利到达身体各个部位，废物才能被排出体外，让机体保持健康状态。

（4）热能与工作强度平衡　一日总热量分配以早餐占全日总热量的 25% ~30%、午餐占 40%、晚餐占 30% ~35% 较为适宜。三餐间隔时间、三餐饮食量均应适当，时间间隔 4 ~6 小时，避免暴饮暴食。

6. 家庭中不同人群营养膳食的管理　根据《中国居民膳食指南》（2022 版）进行不同年龄层的营养膳食管理。

（1）婴幼儿的膳食管理　鼓励 6 个月以内婴儿的母亲进行纯母乳喂养；7 ~12 个月婴儿应进行母乳喂养和辅食添加，如继续母乳喂养、辅食品种多样化、注重水果蔬菜的适量喂养等；1 ~3 岁婴幼儿家长应学会观察婴幼儿的饥饿和饱足表现，避免过度喂养。

（2）青少年的膳食管理　青少年应不偏食、不挑食，多吃谷类，同时保证鱼、肉、蛋、奶、豆类和蔬菜的摄入。青少年每日摄入的蛋白质应有一半以上为优质蛋白质，即动物性蛋白及大豆类食物。学校应加强青少年的健康膳食教育，营造膳食管理氛围。同时，部分提供住宿的学校还应重视食堂的营养搭配和卫生。

（3）成年人的膳食管理　食物多样，谷类为主，粗细搭配；多吃蔬菜水果和薯类；每天吃奶类、大豆及其制品；常吃适量的鱼、禽、蛋和瘦肉；食不过量；三餐分配要合理，零食要适当。

（4）孕妇的膳食管理　孕期饮食方面，要避免母亲体重增长过快导致巨大儿，又要注意满足母婴生理需要，同时不引起饥饿性酮症酸中毒。在控制摄入的热量同时，还要多食用优质蛋白，注意维生素、微量元素的摄取。此外，孕妇不可因担心身材变形而过分控制饮食，孕期体型的改变可由产后通过运动等方式恢复。

（5）老年人的膳食管理　高血压、高血脂、高血糖等慢性病都与膳食有关，对于肥胖的老人，应注意控制热量高食物的摄入，多吃蔬菜水果，保证维生素和矿物质的需求。由于老年人咀嚼和消化的能力减退，食物尽量切成小块并煮软，荤素粗细搭配得当。

（二）居家运动健康与体重管理

1. 居家运动与健康 国内外多项研究表明，定期的身体活动有助于预防和管理慢性非传染性疾病，如心脏病、脑卒中、糖尿病和多种癌症，还有助于预防高血压，保持健康的体重，并可以改善心理健康、生活质量和幸福感。

不同个体及个体在不同的生理阶段，运动锻炼的方式方法和注意事项都会有所不同，《中国人群身体活动指南（2021）》以“动则有益、多动更好、适度量力、贵在坚持”为原则，分别对2岁及以下儿童、3～5岁儿童、6～17岁儿童青少年、18～64岁成年人、65岁及以上老年人、慢性病患者给出建议。

2. 居家运动方式 家庭体育运动应选择人群较少、空气清新、流通好、阳光充足的地方，尽量选择下午4：00～7：00时间段进行训练，常见的居家运动方式包括快走、慢跑、扩胸运动、健身操、亲子游戏等，中等强度和高强度的身体活动均可增进健康，居家运动时，可根据身体实际情况选择运动方式和运动强度，运动强度分级见表6－2。

表6－2 运动强度分级

运动强度	相当于最大心率百分数 /%	自我感知 /RPE	代谢当量 /MET	相当于最大耗氧量 /$VO_2max\%$
低强度	40～60	较轻	<3	<40
中强度	61～70	稍累	3～6	40～60
高强度	71～85	累	7～9	61～75
极高强度	>85	很累	10～11	>75

（1）快走 快走是最简单易行、最安全的锻炼方法。锻炼者的运动量一般可控制在80～120m/分，锻炼次数可每天2次，每次10～15分钟。倒走消耗能量比散步大，对腰、臂、腿部肌肉锻炼效果明显，对心肺功能的影响也较大，一般人可每天倒走2～3次，每次200～400步，往返3～4次。

（2）慢跑 慢跑的特点是动作简单、易掌握，男女老少均可参加，不受场地、器材限制，利于锻炼心血管系统功能和心肺功能。慢跑时，步伐要轻快有弹性，身体重心起伏小，上下肢配合协调。青少年可锻炼4～5次/周，20～25分钟/次，距离为3000m左右；中老年3次/周，15～20分钟/次，距离1500m左右。

（3）扩胸运动 该运动比较适宜青少年在家锻炼，最常用的是拉力器（又叫扩胸器）。主要是锻炼背阔肌、胸大肌和股四头肌等，可帮助青少年学生胸围发育。

（4）健身操 该运动不挑性别，老幼皆宜，如广播操、徒手操、健美体操等。

（5）球类运动 如羽毛球、乒乓球、毽球等，可锻炼人体力量、速度、耐力、灵活和协调性等身体素质，能很好地锻炼人的心肺功能。

（6）亲子游戏 该项运动是家庭内，父母与孩子之间，以亲子感情为基础而进行的一种互动活动，如家长和宝宝一起看画册、去动物园认识动物等。亲子游戏可以增进孩子与家长间的感情，启发孩子的智慧，更好地促进儿童身心健康。

（7）其他方式 每天清晨打开窗户做一下深呼吸，也是最简单的运动方式。此外，还可在家里光脚做脚操，如先用脚底外缘走，再用内缘走，然后转动每一脚趾等。总之，根据家庭的不同条件，利用现有设备，可以创造出许多家庭体育运动形式。

3. 居家运动的注意事项 一般来讲，单次运动训练的流程与环节为：热身、拉伸、实施训练内容（有氧运动、抗阻运动、力量训练、柔韧性训练等）、整理活动。热身至少5～10分钟，小到中等相对强度的心肺和肌肉耐力活动；在热身活动之后进行至少10分钟的拉伸活动；实施训练内容，一般以有氧运动、抗阻运动、力量训练、柔韧性训练等多种运动方式结合进行，累计达到20～60分钟；整理活动一般以小到中等相对强度的心肺和肌肉耐力活动为主，至少5~10分钟。

在居家运动时，注意事项包括以下几个方面。

（1）运动前热身　每次运动前需要有个热身过程即准备活动，然后从低强度运动开始，逐渐进入适当强度的运动状态。身体微微开始出汗是热身活动目的达到的一个重要标志，时间5~10分钟。

（2）接近而不超过“靶心率”　靶心率可以用“170－年龄”这个公式进行估算。例如：60周岁，靶心率估算值为170－60＝110（次/分钟）。运动时，可佩戴运动腕表等进行计数，心率控制在110次/分钟以下，运动强度即适宜。

（3）自我感觉　自我感觉是掌握运动量和运动强度的重要指标，包括轻度呼吸急促、感到有点心跳、周身微热、面色微红、微微出汗等，出现上面的情况或感觉，表明运动适宜；如果有明显的心慌、气短、胸口发热、头晕、大汗、疲惫不堪，就表明运动超限。如果运动始终保持在“面不改色心不跳”的程度，则达不到增强体质的目的，需要加大运动量。

（4）后发症状　即运动过后的不适感觉，也是衡量运动量是否适宜的尺度。一般人在运动之后，会出现周身轻度不适、疲倦、肌肉酸痛等感觉，休息后很快会消失。如果症状明显，感觉疲惫不堪、肌肉疼痛，而且一两天不能消失，则需减少运动量。

（5）整理活动　在体育锻炼过程中，需要注重整理活动的安排。在运动期间，由于血液循环加速和血液量的增加，突然停止运动可能会导致血液在下肢过度淤积，进而增加心脏的负担。在严重情况下，这可能会影响大脑的血液供应，甚至引发眩晕和头昏等症状。因此，为了维护身体健康，建议在达到运动目标后进行5~10分钟的整理活动，以帮助身体逐渐恢复到静止状态。

（6）循序渐进坚持锻炼　循序渐进是所有运动锻炼的基本原则。运动强度应从低强度向中等强度逐渐过渡。同时，要在个人可适应的范围内缓慢递增，不能急于求成。

（7）从小养成好的运动习惯　运动习惯和能力的培养要从小抓起，父母应注重对孩子习惯与能力结合培养。

4. 家庭体重健康管理

（1）体重健康管理及重要性　体重健康管理是以个体健康为目标，通过合理调节饮食，正确生活习惯的改变，适合的运动等方式管理自身体重的过程。

肥胖对儿童体力、智力和生长发育都有负面影响，而且会造成抑郁、自卑等负面情绪；肥胖会增加成年人罹患糖尿病、心血管疾病的危险性，导致胆囊病、肺功能异常及内分泌和代谢异常等。体重过轻则会导致胃下垂、胆石症、不孕、骨质疏松等不良症状。因此，体重健康管理是降低慢性病发病率，提高健康水平的重要方法。

（2）家庭中不同人群的体重健康管理　不同年龄层的人群因其生理特征及生活习惯的不同，体重健康管理的方式也有所不同。

①婴幼儿的体重健康管理：婴幼儿体重的变化主要与喂养以及婴幼儿自身营养吸收情况有关。婴幼儿的标准体重计算方法如下。

0~6个月：标准体重＝出生体重（kg）＋月龄×0.7

7~12个月：标准体重＝6＋月龄×0.25

1岁以上：标准体重＝8＋年龄×2

②青少年的体重健康管理：青少年时期，体重管理的本质是使摄入的能量等于生长发育所需能量与日常生活消耗能量的总和。达到这一平衡，能量既供给生长发育需要，又不以脂肪的形式堆积于体内形成肥胖。在家庭方面，青少年应从小养成不偏食、不挑食的良好习惯，多吃谷类，供给充足的能量，同时保证鱼、肉、蛋、奶、豆类和蔬菜的摄入，家长应控制青少年油炸食品的摄入量，油炸食品热量高且

无其他营养素。

③成年人的体重健康管理：从饮食、行为两方面进行成年人的体重健康管理。首先，成年人应养成自我健康第一责任人的意识，加强自我营养膳食管理；其次，养成积极运动的良好生活习惯。每日进行适量的运动，如饭后散步、骑自行车等增加能量的消耗，使能量的摄入与消耗趋于平衡。

④妊娠期妇女的体重健康管理：为了确保母婴健康，妊娠期妇女的体重增长情况需要定期监测。在整个妊娠期，科学的增重标准应为10～12kg。其中包括了胎儿、胎盘、羊水、子宫、乳房以及血液量的增加，以及2～4kg的营养物质储存。然而，并非所有正常妊娠期妇女都需要增重12kg左右，因为这与妊娠期妇女孕前的体重状况有关。针对不同类型的妊娠期妇女，合理的体重增长量应有不同的标准。所以，建议在妊娠期定期监测妊娠期妇女的体重增长情况，确保母婴健康。

⑤老年人的体重健康管理：体重和健康的关系密切，肥胖是高血压、高血脂、高血糖等慢性病的重要风险因素。随着年龄的增长，老年人容易患上骨质疏松，四肢活动不灵活，过重的身体会增加跌倒和骨折的风险。此外，体重的突然下降可能是某些严重疾病发生的信号。因此，关注老年人的体重变化可以间接反映其身体健康状况。为了保持老年人的健康，应当注意监测体重的变化。若出现不正常的体重下降或增加，应及时就医检查，以便早期发现并治疗潜在的健康问题。

（三）家庭心理卫生与睡眠健康

1. 家庭心理卫生

（1）家庭心理卫生的概念　家庭心理卫生是指在家庭环境中，家庭成员间的心理状态和互动关系，对于个体的身心健康和社会适应能力有着重要影响。随着现代生活节奏的加快，人们面临的压力不断增加，家庭心理卫生问题也日益突出。保持家庭心理卫生，有助于提高家庭成员的心理健康水平，促进家庭和睦，提高生活质量和幸福感。

（2）家庭心理问题产生的原因　主要有以下几个方面。

人际界限不清：这主要表现在过度热心、过度保护和过度干涉，通常伴随着强烈的监护人和主人翁精神。另一方面，不关注他人的内心感受，过度控制甚至压制他人的内心感受也是这种界限不清的表现。与此相反的是猜疑，这类人通常敏感多疑，容易感到不安，并可能因此而患上多种疾病。

个体成长中出现的问题：生命周期成长理论中的精神分析主要关注儿童和青春期阶段。儿童时期的经历、冲突和精神创伤对成年期的神经症、身心疾病甚至精神病的发病有重要影响。

缺乏沟通技巧：沟通是信息传递的主要方式，家庭成员间缺乏有效的沟通技巧可能导致许多误解，进而引发不必要的矛盾。每个家庭都有自己独特的沟通方式和规则，而这些方式和规则如果运用不当，就可能造成问题。

家庭应对方式问题：当家庭面临生活压力或变故时，如离婚、单亲家庭、分居或家庭成员患病等，家庭成员需要调整原有的应对方式。如果不能及时适应和调整，可能会导致家庭矛盾和冲突。

家族系统的牵连：家庭是连接上下代的桥梁，家族系统中的问题可能会影响到家庭成员的心理状态。例如，家族历史中的创伤或矛盾可能影响到当前家庭成员的心理健康。

2. 家庭心理问题的治疗方法

（1）催眠治疗　催眠术在临床中的应用，是心理治疗的重要手段之一。通过催眠治疗，心理医生能够不依赖药物治愈各种心理疾病，例如焦虑、抑郁、恐惧和强迫等症状。催眠治疗的四个关键步骤是准备、转变、转化和唤醒。

（2）意向对话技术　这一技术是由中国心理学家朱建军先生在20世纪90年代创立的。通过使用“看心灵房子”和“草原上看小动物”等方法，心理医生在来访者浅睡眠状态下判断其当前的心理状态，并直接通过意向对话解决家庭心理问题。

（3）萨提亚家庭治疗模式　由美国家庭心理治疗专家维吉尼亚·萨提亚女士创立。这种家庭治疗模式从家庭和社会层面入手，全面处理个体所面临的问题。它注重提高个人的自尊心、改善沟通技巧，并帮助个体实现更个性化的生活。治疗的目的不仅是消除症状，更是帮助个体达到身心整合和内外一致的状态。

3. 家庭睡眠健康管理　家庭睡眠健康管理是维护家庭成员身心健康的重要环节。良好的睡眠质量能够促进身体和心理的恢复，增强免疫力和精神状态，从而提升生活质量和工作效率。

（1）睡眠健康的重要性　睡眠不仅是身体和心灵的休息，更是维持日常活动所必需的能量来源。人体在睡眠中能够恢复体力，调节心理状态，促进生长发育，并提高免疫系统的功能。缺乏充足的睡眠会对身体和心理健康产生负面影响，导致注意力不集中、记忆力减退、情绪波动等问题。

（2）有效的健康睡眠方法　为了实现有效的健康睡眠，家庭成员需要采取一系列措施。保持生物钟的稳定是提高睡眠质量的关键。建立规律的作息时间，尽量保持每天相同的入睡和起床时间，有助于调整生物钟，提高睡眠质量。

创造一个舒适的睡眠环境：舒适睡眠环境对于家庭成员的睡眠健康至关重要。室内环境应该舒适、安静、清洁，并保持适宜的温度和湿度。尽量减少噪音和光线的干扰，可以使用遮光窗帘、耳塞等工具来降低外界噪音和光线的影响。布置绿化植物或使用空气净化器等设备，有助于改善室内空气质量，提供更加宜人的睡眠环境。

选择合适的卧具：合适的卧具也是保障睡眠质量的重要环节。床垫应适应个人的身体需求，不过软也不过硬，能够提供良好的支撑力。枕头的高度应该适中，能够支撑起头部和颈部，避免颈部过度弯曲或头部位置过低。枕头填充物也应该选择透气性好、不易过敏的材质。

维持规律作息：规律作息并建立良好的睡眠行为是家庭睡眠健康管理的核心。家庭成员应该尽量保持固定的作息时间，避免过度疲劳和过度放松的状态。睡前进行放松活动，如泡热水澡、听轻柔音乐等，有助于舒缓压力，促进入睡。同时，避免在睡前饮用浓茶或咖啡等刺激性饮料，以及使用手机或电脑等电子设备，以免影响睡眠质量。

二、家庭遗传病及其预防

（一）家庭遗传病及危害

1. 家庭遗传病的概述

（1）家庭遗传病的概念　家庭遗传疾病是指完全或部分由家庭遗传因素决定的疾病。这些疾病常为先天性疾病，也可能在后天发病。遗传病是由父母的遗传物质传递给后代而引发的疾病，通常在家族成员之间表现出相似的特征。

（2）家庭遗传病的特征　①疾病与基因关系：许多常见的家庭遗传病如唐氏综合征、威廉姆斯综合征、囊性纤维化等都是由单一基因的缺陷引起的。这些基因的缺陷可能导致身体功能的异常，从而引发相应的疾病。②家族内发病率较高：在具有家族遗传病史的家庭中，某一特定疾病的发病率通常会高于一般人群。这是因为这些家庭的成员可能携带导致疾病的基因。③潜在风险预测和评估：通过基因检测和家族史分析，可以对家庭成员的潜在风险进行预测和评估。这有助于及早发现并采取相应的预防和治疗措施。

2. 家庭遗传病的危害　据统计，遗传病在人类疾病总数中占据了相当大的比例，约1/4的人类疾病都属于遗传病。这些遗传病包括许多常见的疾病，如肿瘤、心脏病、糖尿病、冠心病、高血压、动脉粥样硬化、支气管哮喘以及唐氏综合征等。遗传病是导致人类死亡的重要因素之一。据资料显示，在我国，15岁以下儿童的死亡原因中，约40%是由遗传病和先天畸形所致。这表明遗传病对人类的生命健康构成了严重威胁。

除了对患者的健康和生活造成影响外，遗传病还会给家庭带来巨大的精神和经济负担。患者的家庭成员可能需要承担照顾和治疗的责任，这不仅会影响他们的生活质量，还会导致家庭关系紧张甚至破裂。此外，遗传病的治疗和护理需要大量的医疗资源和经济投入，这无疑给家庭带来了沉重的经济负担。

遗传病不仅影响患者本身的生活和生存质量，同时也会对整个家庭和社会造成许多负面影响。因此，对于遗传病的预防和治疗应该引起足够的重视，通过加强公众教育和宣传，提高人们对遗传病的认识和预防意识，从而减少遗传病的发生和影响。

（二）家庭遗传病的预防

在预防家庭遗传病的过程中，可以通过以下几个方面进行针对性的策略调整，以保证家族成员的身体健康和幸福生活。

1. 谨慎选择伴侣 在择偶时，应尽量避免与患有同种或相似遗传性疾病的人结婚。如精神分裂症、哮喘、唇裂、无脑儿、高血压、先天性心血管疾病、癫痫等。特别是两个原发性高血压患者结婚，其后代患原发性高血压的概率会显著增加。

2. 避免近亲结婚 近亲结婚增加了遗传性疾病的传播风险。三代或三代以内的血缘关系较为密切的男女间通婚，可能导致携带的隐性有害基因更易传递给后代，从而增加后代的健康风险。

3. 合理备孕与孕期护理 在准备怀孕期间，孕妇应保持良好的心理状态，这有助于胎儿的生长和中枢神经系统的发育。孕前应进行全面的优生检查，包括巨细胞病毒、单纯疱疹病毒、风疹病毒、弓形虫、人乳头状瘤病毒及解脲支原体等可能的感染源。此外，备孕女性应警惕病毒感染，增强体质，避免在人多拥挤的地方活动，以减少感染风险。

4. 进行产前诊断 预防家庭遗传病的关键步骤之一是进行产前诊断。产前诊断，是指在出生前对胎儿的健康状况进行检测和评估。通过这一过程，可以了解胎儿的发育状态，以及是否存在潜在的疾病风险。早期检测为宫内治疗提供可能，对于某些可治疗的遗传性疾病，是最佳的治疗时机。

对于那些不可治疗的遗传性疾病，产前诊断也能让父母提前得知情况，以便能够做出更明智、更全面的决策。即使某些疾病无法治愈，父母也可以在知情的情况下，为胎儿的未来做好规划，并为其提供最好的生活条件和支持。

三、居家环境卫生与家庭健康评估

家是人的一生中居住时间最长的空间，良好的家庭生活环境与人体健康联系紧密。居家环境卫生主要包括：家庭住宅卫生、生活饮用水质量、家庭消毒卫生三个方面。

1. 家庭住宅卫生 家庭住宅是人们生活、休息、家庭团聚的重要环境。人的一生大约有65%的时间是在室内度过的。现代家庭住宅环境对家庭成员的身心健康具有重要的意义，住宅建筑应采取各种措施满足如下基本卫生要求。

（1）室内卫生的必备条件 室内阳光充足，采光与照明良好；湿度、气温、气流适宜；空气清洁，避免室内空气污染，燃料煤气等排放安全合理；室内装饰材料、家用电器电磁辐射等无有害影响。居室周围无噪声、生物性污染物等；室内冬暖夏凉，必要时应装采暖、通风、防寒、隔热等设施；有上下水道和卫生设施；室外有足够的绿化场地等。

（2）室内的布置和装饰卫生 良好家庭住宅都应设有客厅、卧室、厨房、餐厅、卫生间等不同功能的房间布置，布局合理，以满足家庭成员的功能需要：居室的布置应美观、整洁。家具等各种用具必须符合人体工程学原理；居室的照明灯具应满足功能需求，与室内装修风格相协调，光源固定合理且节能；墙壁、家具、窗帘及其他室内装饰的色彩要协调统一，同时达到美学效果。

（3）住宅的外部环境卫生　城市住宅区的设计、建造应按国家标准统一规划。在选址方面：住宅应建筑在地势相对较高的地方，避开灾害易发生地段和自然疫源地，应与铁路、机场、化工、码头、煤矿企业等保持一定距离。在生活方面：居住区用地布局合理，交通方便，有充足的停车设施，公共配套设施完善；同时为居民的社会活动、人际交往提供场所。在布局方面：住宅和住宅之间保持适宜的距离，房屋周围要因地制宜、设计绿化园地。

2. 生活饮用水卫生　饮用水质量直接关系到人体健康。我国现行的《生活饮用水卫生标准》（GB 5749—2022）规定了生活饮用水水质要求、生活饮用水水源水质要求、集中式供水单位卫生要求、二次供水卫生要求、涉及饮用水卫生安全的产品卫生要求以及水质检验方法。其中明确了生活饮用水水质应符合下列基本要求，保证用户饮用安全：生活饮用水中不应含有病原微生物；生活饮用水中化学物质不应危害人体健康；生活饮用水中放射性物质不应危害人体健康；生活饮用水的感官性状良好；生活饮用水应经消毒处理。

3. 居家消毒卫生　居家消毒是预防和控制疾病传播的重要手段，也是提高家庭健康水平的必要举措。居家消毒是用物理、化学、生物的方法杀灭或消除环境中的病原微生物及其他有害生物，达到切断传播途径，防止传染病的发生和流行的目的。居家消毒的方式应根据病原生物的性质、传播途径，在社区卫生保健人员的指导下进行。居家常见消毒方法见表 6－3。

表 6－3　居家常见消毒方法

消毒对象	消毒方法	备注
空气	1. 通风换气、每天 3 次以上（每次 30 分钟）； 2. 紫外线灯管照射（每次 30 分钟以上），使用时人不宜停留室内； 3. 密闭门窗 2% 过氧乙酸溶液气溶胶喷雾消毒，作用 30～60 分钟	
餐具	1. 煮沸 15～30 分钟； 2. 0.5% 过氧乙酸浸泡 30 分钟； 3. 有效溴为 250～500mg/L 的二溴海因溶液或有效氯为 250mg～500mg/L 含氯消毒剂溶液浸泡 30 分钟后，再用清水洗净	金属餐具不用含氯消毒液
住室（地面、墙壁、门窗）、家具等	1. 0.2%～0.5% 过氧乙酸溶液喷雾、擦拭； 2. 1000～2000mg/L 有效氯消毒剂溶液喷雾、擦拭 3.3%～5% 煤酚皂溶液喷洒、擦拭	作用时间 60 分钟
衣物、被褥等	1. 耐热、耐湿的纺织品可煮沸消毒 30 分钟； 2. 不耐热的毛衣、被褥、化纤制品可将衣物悬挂室内，用每立方米 15% 过氧乙酸 7ml，加热熏蒸	
食物、水果、蔬菜类	1. 可用 0.2%～0.5% 过氧乙酸溶液浸泡； 2. 次氯酸钠 0.1～0.2ml/L 水溶液浸泡 2～5 分钟	
手、皮肤	1. 用肥皂、流动水反复洗刷； 2. 2% 煤酚皂溶液浸泡 2 分钟后用清水洗净； 3. 必要时 0.2% 过氧乙酸浸泡	

知识链接

地中海饮食

地中海饮食是泛指希腊、西班牙、法国和意大利南部等处于地中海沿岸的南欧各国以蔬菜水果、鱼类、五谷杂粮、豆类和橄榄油为主的饮食风格。地中海饮食可以减少患心脏病，保护大脑免受血管损伤，降低发生中风和记忆力减退的风险。地中海饮食的平衡膳食结构：以种类丰富的植物食品为基础，包括五谷杂粮、大量水果、蔬菜、土豆、豆类、坚果；食物加工尽量简单，并选用当地、应季的新鲜蔬果作为食材，避免微量元素和抗氧化成分的损失；烹饪时用植物油代替动物油及各种人造黄油，尤其提倡用橄榄油；脂肪占膳食总能量的≤35%，饱和脂肪酸<7%～8%；适量摄入奶酪、酸奶类乳制品，最好选用低脂或脱脂的；每周吃2次鱼或者禽类食品；吃≤7个鸡蛋/周，包括各种烹饪方式；用新鲜水果代替甜品、甜食、蜂蜜、糕点类食品；每月最多吃几次红肉，总量不超过350～450g，尽量选用瘦肉；适量饮用红酒，最好进餐时饮用，避免空腹，男性每天不超过2杯，女性不超过1杯。除此之外，地中海式饮食还强调：适量、平衡的原则，健康的生活方式，乐观的生活态度，每天坚持运动。

练习题

答案解析

一、选择题

1.（多选）家庭心理问题产生的原因包括（　）

A. 人际界限不清　　B. 个体成长中出现的问题

C. 缺乏沟通技巧　　D. 家庭应对方式问题

E. 家庭成员少

2.（多选）家庭遗传病的预防应该从（　）几个方面入手

A. 谨慎择偶　　B. 避免近亲结婚C. 合理备孕

D. 进行产前诊断　　E. 没必要进行婚检

3.（多选）餐具的消毒方法包括（　）

A. 煮沸15～30分钟

B. 0.5%过氧乙酸浸泡30分钟

C. 有效溴为250mg～500mg/L的二溴海因溶液浸泡30分钟

D. 0.5%醋酸浸泡消毒20分钟

E. 金属餐具可用煮沸法进行消毒

二、简答题

1. 简述家庭营养膳食健康管理特点。

2. 简述家庭心理问题的治疗方法。

（刘　婧）

书网融合……

本章小结　　题库

第三节 家庭健康管理常用技能

PPT

情境导入

情境：王女士，48岁，几日前到公园游玩，回家后感觉疲乏无力，未加重视。今晨起床后感觉乏力加重，腰酸腿胀并伴恶心呕吐，且恶寒，王女士担心感冒了，立即拿出家里备用的体温计测量体温。

工作任务：

1. 一般人群在家如何进行居家管理。
2. 家庭健康管理的常用技能。
3. 请指导王女士正确测量体温。

课前思考：

在进行家庭健康管理中常用的技能有哪些？

在日常生活中，对家庭健康管理的了解和熟悉是健康素养水平的体现。家庭成员掌握基本的健康技能，对维护整个家庭的健康起到至关重要的作用。家庭健康管理涵盖了多个方面的技能，其中最重要的是对家庭成员健康状况的评估、对潜在风险的判断以及家庭日常所需的技能掌握。家庭健康评估是整个家庭健康管理的基础，需要全面了解每个家庭成员的生理、心理及社会适应状况。通过定期进行健康检查，以及密切关注家庭成员的日常表现和变化，可以及时发现潜在的健康问题，并采取相应的措施进行干预。此外，家庭风险评估也非常重要，它可以识别和评估家庭成员可能面临的健康风险。通过科学评估，可以提前采取预防措施，降低风险发生的可能性。在家庭健康管理中，掌握一些常用的基本技能也是必不可少的。这些技能包括基本的急救技能、伤口处理、药物使用、预防接种等方面的知识。掌握这些技能有助于在突发情况下提供及时的救助，同时也有助于更好地管理慢性疾病。通过有效的家庭健康管理，不仅可以提高家庭成员的健康水平，降低患病风险，还能在突发情况下提供及时的救助。因此，每个家庭都应该重视并努力掌握这些基本技能，以保障家人的健康和幸福。

一、家庭健康评估

家庭健康评估是指为确定家庭健康问题而收集家庭健康相关资料的过程，可为家庭健康管理提供依据。

（一）评估内容

家庭健康评估应侧重于收集与家庭整体健康相关的资料。具体评估内容见表6－4。

表6－4 家庭健康评估内容

评估项目	评估具体内容
家庭一般资料	1. 家庭地址、电话； 2. 家庭成员基本资料（姓名、性别、年龄、家庭角色、职业、文化程度、婚姻状况、宗教信仰）； 3. 家庭成员健康状况及医疗保险的形式； 4. 家庭健康管理状况； 5. 家庭成员生活习惯（饮食、睡眠、育婴、家务和休假等情况）
家庭中患病成员的状况	1. 所患疾病的种类和日常生活受影响的程度； 2. 疾病预后； 3. 日常生活能力； 4. 家庭角色履行情况； 5. 疾病经济支出

续表

评估项目	评估具体内容
家庭发展阶段及任务	1. 家庭目前所处的发展阶段与发展任务； 2. 家庭履行发展任务的情况
家庭结构	1. 家庭成员间关系（患者与家庭成员间、其他家庭成员之间）； 2. 家庭沟通与交流（思想交流、情感交流与语言交流）； 3. 家庭角色（角色的变化、家庭的分工）； 4. 家庭权力（传统权威型、情况权威型、分享权威型）； 5. 家庭价值系统（家庭成员的健康观、家庭价值、观念、态度、信仰与信念）
家庭功能	1. 家庭成员间的情感； 2. 培养子女社会化的情况； 3. 家庭自我保健行为
家庭资源	1. 家庭内部资源：家庭住宅面积、交通便利情况、经济来源、医疗保险、知识、风俗习惯、道德观念、信息、教育、文学欣赏。 2. 家庭外部资源：(1) 家庭周围社会支持性团体（邻里、志愿者和家政服务部门等）；(2) 社会保障设施（医疗保险机构、居民委员会、养老院、社区卫生服务中心等）；(3) 家庭发展阶段及任务，家庭结构、家庭功能、家庭资源、家庭与社会的关系
家庭与社会的关系	1. 家庭与亲属、社区、社会的关系； 2. 对社区的看法； 3. 家庭利用社会资源的情况及能力
家庭应对和处理问题的能力与方法	1. 家庭成员对健康问题的认识（对疾病的理解和认识等）； 2. 家庭成员间情绪上的变化； 3. 家庭战胜疾病的决心； 4. 家庭应对健康问题的方式； 5. 调整生活方式（饮食、睡眠、作息时间）； 6. 对家庭的经济影响； 7. 对家庭成员健康状况的影响； 8. 家庭应对和处理问题的能力与方法

（二）家庭健康评估常用工具

家庭健康评估常用工具包括家系图、家庭功能和社会支持度评估工具等。

1. 家系图 是以家谱的形式展示家庭疾病史及家庭成员的相互关系。根据家系图，健康管理者能够迅速了解家庭基本情况；识别及判断家庭中的危机因素及高危人员；对患者进行管理，指导其改变生活方式。家系图常包含三代人或三代以上，不同性别、角色、关系用不同符号表示。同代人从左开始，根据年龄大小从左到右排列。每个成员符号旁可标注年龄、婚姻状况、出生或死亡日期、患病情况，也可根据需要标注家庭成员的职业、文化程度、家庭决策者、家庭重要事件及主要健康问题等。(图 6－1、图 6－2)

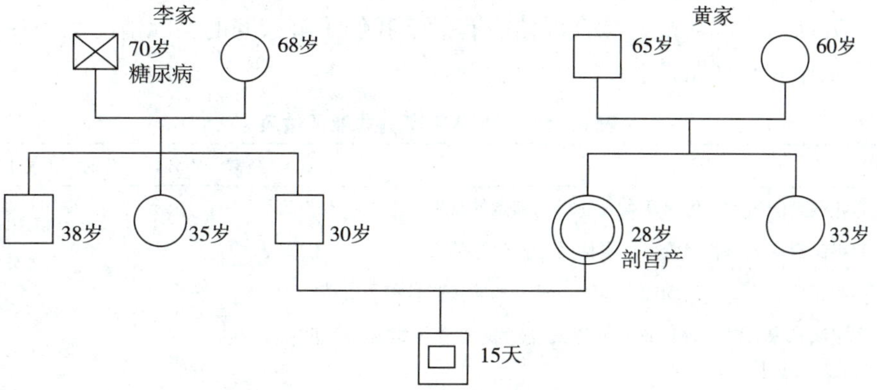

图 6－1　家系图

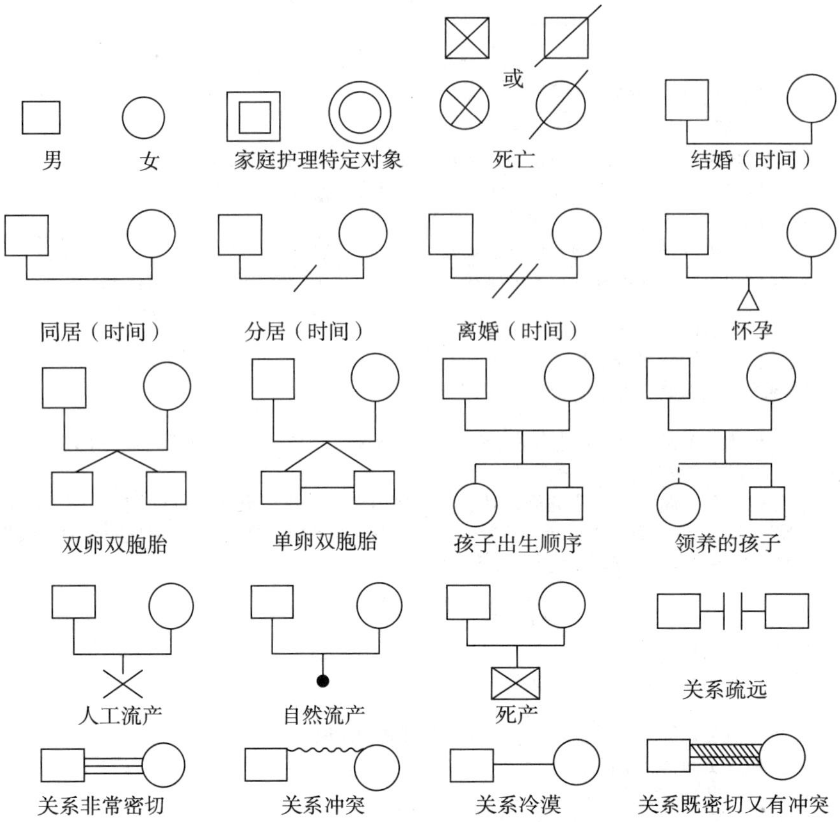

图 6－2　家系图常见符号

2. APGAR 家庭功能评估表　APGAR 家庭功能评估表又称为家庭关怀度指数测评表，是斯密克汀（Smilkstein）于 1978 年设计的检测家庭功能的客观评价问卷，适用于初次家访对家庭功能的简单了解。该量表共 5 个题目，每个题目代表 1 项家庭功能，分别为适应度（adaptation）、合作度（partnership）、成熟度（growth）、情感度（affection）和亲密度（resolve），简称 APGAR 家庭功能评估表（表 6－5）。由于回答问题少，评分容易，可以粗略、快速地评价家庭功能，APGAR 适宜在社区工作中使用。

具体介绍如下。

A（适应度）：是指家庭在面对危机或压力时，其调整自身以应对这些状况的能力。

P（合作度）：指的是家庭成员在处理日常事务或应对外部挑战时共同决策的程度。

G（成熟度）：主要是指家庭成员在面对问题或困难时所展现的成熟、理智和自我控制的能力。

A（情感度）：主要关注家庭成员之间的情感联系和彼此的关爱程度。

R（亲密度）：这是指家庭成员之间的关系质量以及他们的团结程度。

通过以上几个方面对家庭功能的综合评估，有助于我们了解家庭的实际情况和潜在需求，进而更好地开展相关的家庭工作和社区服务。

表 6－5　APGAR 家庭功能评估表

评估维度	问题	经常（2 分）	有时（1 分）	几乎从不（0 分）
适应度	1. 当我遇到问题时，可以从家人处得到满意的帮助			
合作度	2. 我很满意家人与我讨论各种事情及分担问题的方式			
成熟度	3. 当我希望从事新的活动或发展时，家人都能接受且给予支持			
情感度	4. 我很满意家人对我表达感情的方式及对我情绪（如愤怒、悲伤、爱）的反应			
亲密度	5. 我很满意家人与我共度时光的方式			

续表

问卷总分： 评估结果：	7～10分：家庭功能良好 4～6分：家庭功能中度障碍 0～3分：家庭功能严重障碍

3. 社会支持度 社会支持度这一概念，描述的是对服务对象的社会支持和利用资源的能力和程度。如图6－3所示，展示了各种因素之间相互作用以及关键概念和它们之间的联系，体现了以服务对象为中心的家庭内、外的相互作用。图中的连线表示不同概念之间的联系，而双线则表示更为密切的关系。通过这张图，健康管理者可以更全面地了解一个家庭目前所面临的社会关系和可用资源，从而提供更有针对性的支持和服务。

其中相关的关键概念和它们之间的联系如下所述。

（1）家庭内相互作用 这表示家庭成员之间的相互支持和影响。例如，家庭成员间的情感支持、日常照顾等。

（2）家庭外相互作用 这表示家庭成员与外部社会环境的相互联系和互动，如社区活动、朋友关系等。

（3）社会关系 这是家庭内、外相互作用的具体体现，描述了家庭成员与外部社会的关系，如亲戚关系、邻里关系等。

（4）可利用资源 这表示家庭成员可以用于解决问题的资源或支持，如经济资源、社会网络、信息和知识等。

（5）服务对象 这是核心概念，代表家庭中需要获得支持和服务的个体或群体。

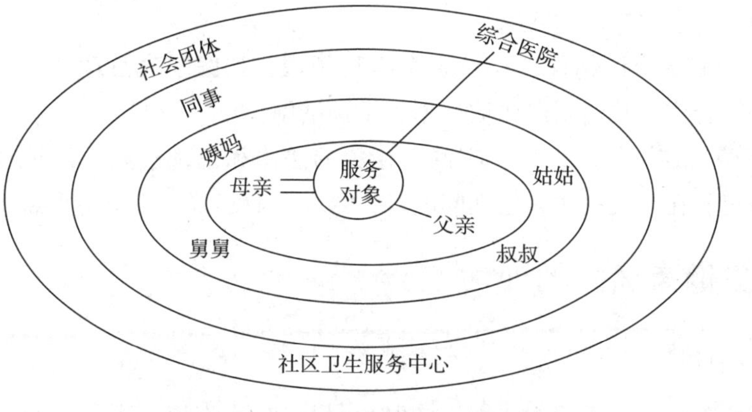

图6－3 社会支持度因素关系图

社会支持度采用“冰山”的概念，冰山的上层代表社会支持度高，下层代表社会支持度低，中间的过渡部分表示中等程度的社会支持。高社会支持度部分表示家庭成员获得大量的社会支持，如同在冰山上的部分，容易被人看到和接触。这包括良好的家庭内相互作用、紧密的家庭外相互作用、丰富的社会关系和可利用资源；中等社会支持度部分表示家庭成员获得一定的社会支持，但不如高社会支持度那么明显。家庭内相互作用、家庭外相互作用、社会关系和可利用资源都处于中等水平；低社会支持度部分表示家庭成员获得的社会支持较少，如同冰山下的部分，不易被人察觉，通常意味着家庭内相互作用差、家庭外相互作用稀疏、社会关系和可利用资源稀少。社会支持度分级可利用表6－6进行测评。

表 6－6　社会支持度分级表

项目	高社会支持度	中等社会支持度	低社会支持度
家庭内相互作用	紧密、频繁、支持性	中等程度、时有时无、部分支持性	稀疏、频率低、非支持性
家庭外相互作用	广泛、紧密、互助性	一定范围、有限接触、部分互助性	有限、疏远、缺乏互助
社会关系	丰富、多样化、支持性	一定数量、中等质量、部分支持性	稀少、单调、缺乏支持
可利用资源	充足、多样性、高质性	一定量、中等质量、部分满足需求	不足、单一性、低质性
服务对象满意度	非常满意	一般满意或一般不满意	非常不满意

（三）家庭健康评估注意事项

1. 收集资料要全面　运用多种方法收集资料，如观察法和交谈法等。

2. 认识家庭的多样性　在进行家庭健康评估时，健康管理师应充分认识到家庭的多样性，做到“辨证施治”，明白即使是同样的健康问题，在不同家庭背景下其处理方法也不完全相同，应具有独特性。

3. 尊重家庭隐私　在收集资料和进行评估时，要尊重家庭的隐私权，确保收集的资料仅用于评估目的，并采取适当的保密措施。

4. 建立信任关系　与家庭成员建立信任关系是评估顺利进行的关键，要确保家庭成员感到舒适和安全，愿意分享他们的健康状况和家庭情况。

5. 关注家庭动态　家庭健康状况是动态变化的，因此评估不应局限于一次性的静态观察，要定期进行评估，并关注家庭成员之间的关系、互动模式和动态变化。

6. 沟通技巧　有效地沟通是成功的关键，运用简洁、明确的语言，以及倾听和回应的技巧，确保家庭成员能够充分表达自己的需求和问题。

7. 跨学科合作　家庭健康评估往往涉及多个学科领域，如医学、心理学、社会学等。健康管理师应与相关学科专家进行合作，共同制定评估计划和干预措施。

8. 法律与伦理考量　在评估过程中，应遵循相关的法律和伦理准则。保护家庭成员的权益，避免任何形式的伤害或侵犯。在涉及法律和伦理问题时，寻求专业建议或进行专业咨询。

二、家庭常见健康风险的评估

（一）跌倒风险的评估

跌倒已成为我国伤害死亡的第四大原因，同时也是导致 65 岁以上老年人意外死亡的首要原因。老年人的跌倒死亡率与年龄成正比。摔倒不仅导致老年人死亡，还引发大量的残疾，对老年人的身心健康造成严重影响。跌倒还给老年人带来不同程度的心理创伤和障碍，表现为对跌倒的恐惧，被称为“跌倒后综合征”。这会降低老年人的活动意愿和能力，限制其活动范围，导致生活质量下降。

1. 跌倒的概念　跌倒是一种突发的不自主的体位改变，导致身体任何部位（不包括双脚）意外“触及地面”。它不包括由于瘫痪、癫痫发作或外界暴力作用引起的摔倒。

按照国际疾病分类（ICD－10），跌倒可以分为两类：从一个平面至另一个平面的跌落，以及同一平面的跌倒。

2. 跌倒的危险因素　跌倒是可以预防和控制的。跌倒既有内在危险因素，也有外在危险因素，是多因素交互作用的结果。

（1）内在危险因素　内在因素包括生理因素、病理因素、心理因素等。

生理因素：随着年龄的增长，老年人的骨骼、肌肉和关节会发生退行性变化，导致身体平衡能力下降、容易跌倒。具体表现为步态稳定性下降和平衡功能受损，这是老年人跌倒的主要原因。步态特征，如步高、步长、连续性和平稳性与跌倒风险紧密相关。为代偿活动能力下降，老年人会采取更谨慎、缓慢的行走方式，导致步幅缩短、行走不连续和脚抬高度不足，从而增加跌倒的风险。此外，中枢控制能力、反应能力和平衡能力的下降也会增加跌倒的危险性。

病理因素：许多慢性疾病，如心血管疾病、糖尿病、帕金森病等，会影响老年人的身体功能和平衡能力，增加跌倒的风险。神经系统疾病如阿尔茨海默病等会引发不同程度的认知障碍，并对平衡维持的中枢整合造成影响。循环系统疾病如直立性低血压、心律失常等会影响中枢和外周器官的供氧供血，从而干扰平衡功能。运动系统疾病如骨关节炎，导致关节痛和畸形，降低老年人的平衡和活动能力。肌肉萎缩则使肢体控制和协调性下降。眼部疾病如白内障、青光眼等会降低视力，影响平衡。泌尿系统疾病如尿频、尿急会增加跌倒风险。其他疾病如昏厥、惊厥和偏瘫等也会影响平衡和步态。

心理因素：沮丧、焦虑、抑郁等心理问题可能会影响老年人的判断力和反应能力，从而增加跌倒的风险。

（2）外在危险因素　环境因素、药物因素以及社会因素等也会增加跌倒风险。

环境因素：老年人跌倒的风险也与室内和室外的环境因素有关。在室内环境中，湿滑或不平整的地面、台阶和楼梯的障碍物、家具摆放不当或高度不合适、昏暗的灯光或环境中的障碍物、卫生间设施不完善以及不合适的鞋子或行走辅助工具都可能增加老年人跌倒的风险。而在室外环境中，台阶和缺乏修缮的人行道、雨雪天气以及拥挤的环境等都可能引起老年人跌倒。针对这些环境因素采取相应的预防措施，对于降低老年人跌倒的风险至关重要。

药物因素：多种药物都可能影响人的意识、精神、视觉、步态和平衡，从而增加跌倒的风险。这些药物包括抗焦虑药、抗抑郁药、催眠药、抗惊厥药等精神类药物，以及血管扩张药、抗高血压药、利尿剂等心血管药物。此外，降糖药、非甾体类抗炎药、镇痛剂、多巴胺类药物和抗帕金森病药也可能引发跌倒。因此，对于正在服用这些药物的人，应特别注意防止跌倒。药物因素与老年人跌倒的关联强度见表6－7。

表6－7　药物因素与老年人跌倒的关联强度表

增加跌倒风险的药物因素	关联强度
精神类药	中等至强
抗高血压药	中等
降糖药	弱至中等
使用四种以上的药物	强

需要注意的是，药物与老年人跌倒之间的关联强度并不是绝对的，会受到个体差异、用药剂量、用药时长、其他潜在疾病和环境因素的影响。因此，该表格使用时要结合患者的具体情况进行综合评估。同时，对于任何有可能增加跌倒风险的药物，医生都应在开具处方时充分告知患者及其家属，并指导他们采取相应的预防措施。

社会因素：包括社区环境的安全状况、社会支持网络、医疗资源分配、文化价值观以及经济条件。这些因素相互交织，共同影响老年人的跌倒风险。社区环境的隐患、昏暗的照明、湿滑的路面等都可能增加跌倒的风险。而社会支持网络的缺失、孤独感、医疗资源的不均衡分配，以及经济困难等也可能让老年人面临更高的跌倒风险。此外，对老年人尊重和照顾的文化价值观也能在一定程度上降低跌倒的风险。

3. 跌倒风险的评估

（1）评估跌倒风险一般可遵循和使用问卷筛查法、多因素跌倒风险评估法、体格检查法等流程与方法。

问卷筛查法：该方法是利用筛查问卷，定期进行跌倒风险的规范筛查，可以将高跌倒风险的人群筛查出来。（表6－8）

表6－8　跌倒风险评估问卷

跌倒风险评估问卷	
问题一：过去的一年里是否发生两次及两次以上跌倒？	
□是：请进入下一步评估	□否：结束评估，建议定期进行身体检查
问题二：是否有严重跌倒？	
□是：请进入下一步评估	□否：结束评估，建议定期进行身体检查
问题三：是否有平衡及步行困难？	
□是：请进入下一步多因素跌倒风险评估	□否：结束评估，建议定期进行身体检查
多因素跌倒风险评估（仅当问题三回答为“是”时需进行）	
问题四：您是否有视力问题？	
问题五：您是否有肌肉力量减弱？	
问题六：您是否正在服用可能导致跌倒风险的药物？	
问题七：您是否有头晕、眩晕或失去平衡的感觉？	

表6－8评估中有两项及以上回答为“是”，建议及时就医，进行全面的身体检查，以便早期发现和预防跌倒风险。同时，也可以采取一些措施来降低跌倒的风险，如加强锻炼、保持平衡、避免过度使用药物等。

在多因素跌倒风险评估时，除了进行病史询问、环境评估和功能评估外，还需要进行全面的身体检查和医学评估。询问病史和跌倒史是评估的重要环节，包括询问过去一年内是否发生过跌倒，以及跌倒发生的频率、环境和症状等细节。同时，需要了解受试者是否正在服用可能导致跌倒风险的药物，并进行药物史的审核和剂量重新核对。此外，相关危险因素的评估也是必要的，包括骨质疏松、尿失禁、心血管疾病等急慢性医学问题。通过综合评估这些因素，可以全面了解受试者的跌倒风险，并提供针对性的预防措施和建议。

多因素跌倒风险评估后，还要进行体格检查。检查内容包括循环系统：心率和心律，直立位脉搏、血压及颈动脉窦刺激后心率和血压的变化等；神经系统：认知功能、下肢神经功能、深浅感觉、锥体外系功能及共济（协调）功能测试等；骨骼肌肉系：下肢肌力、肌张力、关节活动度评定等。主要目的为判断肌力、肌张力异常及关节活动度受限的部位和程度，预防下肢肌力减弱、肌张力失衡及关节活动度受限引起的跌倒和损伤。其他还包括视力的评估，双足、鞋袜的检查等。

（2）Morse跌倒评估量表　Morse跌倒评估量表于1989年由美国的Janice Morse教授研制。该量表被广泛用于评估住院老年患者跌倒风险，是一种专门用于预测跌倒可能性的量表。经过多年的临床实践，Morse跌倒评估量表被证明是一种简便、有效的评估工具，在预防跌倒方面发挥了重要作用。该量表也可用于社区居家健康管理过程中，对居家人群尤其是老年人进行跌倒风险的评估。

Morse跌倒评估量表（6题）在跌倒风险评估中发挥着核心作用。通过简短的六个问题，该量表能够快速评估患者的跌倒风险，预测未来跌倒事件，并指导个性化的预防措施。它不仅有助于医护人员识别患者的风险因素，还为预防和干预提供了重要依据。此外，该量表还能增强患者及家属的防跌意识，促进跨学科合作，为患者提供全面的跌倒预防和护理服务。因此，Morse跌倒评估量表是临床实践中评估跌倒风险的重要工具。（表6－9）

表 6－9 Morse 跌倒评估量表

姓名：	性别：	年龄：
1. 跌倒史（近 3 个月内有发生）	□否 0 分　　□是 25 分	
2. 超过一个医学诊断	□否 0 分　　□是 25 分	
3. 行走辅助	□不需要/完全卧床/需要专人扶持	0 分
	□使用拐杖/手杖/助行器	15 分
	□扶家具行走	30 分
4. 静脉输液中/使用静脉留置针	□否 0 分　　□是 25 分	
5. 步态	□正常/卧床/轮椅代步	0 分
	□双下肢虚弱无力	10 分
	□残疾或功能障碍	20 分
6. 认知状态	□认知正常/了解自己的能力	0 分
	□高估自己活动能力/忘记自己受限制/意识障碍/躁动不安/沟通障碍/睡眠障碍	15 分

总　　分：＿＿＿＿＿＿分
评估结果：＿＿＿＿＿＿＿＿＿＿＿＿＿＿＿＿
评分标准：总分 <25 分，为跌倒低危人群；25～45 分，为跌倒中危人群；总分 ≥ 45 分，为跌倒高危人群。得分越高风险越大，需执行相关的防护措施

4. 平衡能力评定

（1）平衡能力的内容　平衡能力是人体维持身体姿势和进行活动的基础，对于日常生活中的行动和预防跌倒至关重要。平衡能力包括静态平衡和动态平衡两种类型。静态平衡指的是人体在保持某一特定姿势时的稳定状态，而动态平衡则涉及人体在进行各种自主运动时重新获得稳定状态的能力。

（2）平衡能力的评定方法　平衡能力的评定方法有多种，下面主要介绍观察法、量表法、仪器测试法。

观察法：这是一种常用的方法，通过观察被评估者的平衡表现来评估其平衡能力。观察者可以通过观察被评估者在静态和动态情况下的姿势和动作来评估其平衡能力。这种方法虽然主观，但简单易行，不需要特殊设备。

量表法：这种方法通过一系列的标准测试项目来评估被评估者的平衡能力。常见的量表包括 Berg 平衡量表（BBS）、Tinetti 活动量表等。这些量表通常包括一系列的动作和任务，要求被评估者完成，并根据其表现进行评分。量表法具有较好的信度和效度，但需要一定的专业知识和训练才能进行准确的评估。

仪器测试法：该方法是一种使用专门仪器设备测评个体平衡能力的常用方法，如动态平衡仪和稳定平台测试等。这些测试能够提供客观和量化的数据，但需要专业的设备和训练才能进行准确的测试和解释。静态平衡测试是在睁眼、闭眼以及外界视动光的刺激下，测定人体重心的平衡状态；而动态平衡测试要求被测试者通过活动躯体来跟踪计算机荧光屏上的视觉目标，或在无准备状态下，支撑面突然发生移动以及外界环境的视觉干扰，以了解其对外界环境变化的反应以及大脑感知觉的综合能力。通过综合运用这些方法，可以对个体的平衡能力进行全面评估，并为相应的康复训练和治疗提供依据。

（二）视力障碍的评估

视力障碍是一个全球性问题，影响广泛的人群。根据英国的一项 Meta 分析，全球在 2015 年有 73.3 亿人口，其中约有 3600 万人失明，超过 2.16 亿人有中、重度视力障碍，1.88 亿人有轻度视力障碍。这些数字表明，视力障碍对全球人口的健康和生活质量产生了重大影响。此外，该 Meta 分析还指出，年龄在 35 岁以上的功能性老花眼患者数量庞大，达到 10.94 亿人。而 60 岁以上的老年人中，有 6.66 亿人

患有功能性老花眼。这一数据突出了老年人群在视力障碍中的重要地位，也提示我们应更加关注老年人的视觉健康问题。

1. 视力障碍的基本概念和分类 视力障碍是指因各种先天因素或后天因素导致视觉器官或视觉中枢的结构或功能发生部分或完全障碍，从而对外界的视觉辨识产生困难，视力障碍由遗传、眼部疾病、创伤、老化等多种原因引起。

视力障碍包括视力残疾、视觉缺陷两种情况。

视力残疾：是指经过医疗干预后，双眼仍存在不同程度的视力损失或视野缩小，导致视功能难以维持正常的工作、学习和生活。视力残疾包括盲和低视力两种情况。在我国，法定的视力残疾标准与世界卫生组织（WHO）基本相同，即最佳矫正视力低于0.3（不包括0.3）或视野半径小于10°。具体分级标准见表6-10。

视觉缺陷：是指个体在视觉信息处理或认知方面存在功能障碍，表现为无法准确识别或处理视觉信息，尽管其视觉器官和中枢的功能正常。

表6-10 视力残疾分级标准

类别	级别	最佳矫正视力		
		较好眼	较差眼	
低视力	四级	<0.3	≥0.1	
	三级	<0.1	≥0.05	
	二级	<0.05	≥0.02	或视野半径<10度
盲	一级	<0.02	无光感	或视野半径<5度

注：最佳矫正视力是指以适当镜片矫正所能达到的最好视力，或针孔视力。以注视点为中心，视野半径<10°者，不论其视力如何均属于盲。

2. 视力障碍的评定

（1）老视　老视是指由于年龄增长，晶状体弹性减弱，导致眼睛调节能力下降，从而出现近视困难等症状。老视的典型症状包括视近困难、阅读时看不清楚小的字体、不自觉地把书本挪远、视近物时不能持久、容易串行等。在裸眼的状态下进行测试，选用标准近视力表，视标为E，测试距离为30cm，每个视标的辨识时间为2~3秒，以能看清的最小一行字母作为测量结果，采用小数法记录，数值≥0.8诊断为老视。

（2）近视　近视为一种屈光不正状态，表现为平行光线经眼球屈光系统后聚焦在视网膜之前，导致远距离物体模糊，但近距离物体清晰可见。通常与眼轴过长或角膜、晶状体屈光力过强有关。视力判断标准采用“标准对数视力表灯箱”，在光线充足的房间，由医生或专业人员进行视力检测。裸眼视力在5.0以上为正常，低于5.0为视力不良。其中，4.9为轻度近视，4.6~4.8为中度近视，4.5及以下为重度近视。近视表现为视力减退、远视力差、易发生眼疲劳、眼胀、头痛及恶心等症状。

（3）远视　远视是指眼球的屈光状态异常，导致远处物体无法在视网膜上清晰成像，而近处的物体则能正常成像。远视与近视相反，其屈光不正状态表现为平行光线聚焦在视网膜之后，导致近距离物体模糊，而远距离物体可能相对清晰。常由眼轴过短或角膜、晶状体屈光力不足引起。判断远视眼的标准以睫状肌麻痹验光为标准。中高度远视可能导致儿童及青少年双眼屈光不正性弱视。对于双眼屈光参差度大于2.50D的患者，屈光度较高的眼调节力增加，可能形成内斜视。对于儿童及青少年远视屈光参差性弱视，应尽早发现并进行治疗，即使错过了敏感期也应积极治疗，以尽量减少视力、视功能的损失。

（4）散光　散光是眼睛的一种屈光不正状态，患病率随年龄增长而降低，婴幼儿时期最高。不同种族和人群的散光患病率有所不同，可能与遗传、环境和生活习惯有关。散光与近视紧密相关，特别是先天性上睑下垂者。散光可能导致视功能缺陷，如立体视功能和对比敏感度改变，可影响日常生活和工作。散光患者的格栅视力有明显的子午线弱视特征，水平方向的格栅视力较垂直方向差。建议咨询眼科医生或专业人士以了解和管理散光相关问题。

（5）老年性白内障　老年性白内障是常见的眼病，通常双眼发病但有先后。症状包括视力渐进性、无痛性下降，视野缺损和对比敏感度降低。晶状体浑浊可导致单眼复视、多视和散光。核性白内障患者可能伴有核性近视，晶状体浑浊增加对蓝光的吸收，影响色觉敏感度。

（6）老年性黄斑变性　老年性黄斑变性分为萎缩型和渗出型。萎缩型表现为玻璃膜疣、视网膜色素上皮改变和脉络膜毛细血管萎缩，导致视力损害。渗出型则突然出现视力下降、视物变形或中心暗点，伴有后极部视网膜下出血和渗出。眼底荧光血管造影显示脉络膜新生血管，长时间后形成盘状瘢痕，中心视力丧失。

（7）糖尿病视网膜病变　糖尿病视网膜病变分为非增殖期和增殖期。非增殖期表现为微血管瘤、出血、水肿等，可引发黄斑水肿。增殖期则有新生血管形成、纤维增殖和视网膜脱离，可引起青光眼。2 型糖尿病患者应在确诊时开始筛查眼底，每年 1 次，由全科医生或社区人员初筛，如发现视力下降或视物模糊，应转诊至眼底病专科医师。

（三）老年性耳聋的评估

老年性耳聋是随着年龄增长，听觉系统衰老导致的听觉功能障碍。据听力学研究，男性约从 45 岁以后开始出现听力衰退，女性稍晚。随着人类寿命的延长，老龄人口增多，老年性耳聋的发病率也在增加。在中国，老年性耳聋患病率分别为：1.6%（65～69 岁）、3.2%（70～74 岁）、7.5%（75～79 岁）和 14.9%（≥80 岁）。全球范围内，65～75 岁的老年人中有 25% 受老年性耳聋困扰，而 75 岁以上的老年人中，该比例高达 70%～80%。

对于老年性耳聋的评估，除了常规的听力测试外，还应考虑个体差异、环境因素和生活方式等。对于疑似老年性耳聋的患者，应尽早进行听力学检查和评估，以便早期干预和治疗。

1. 老年性耳聋定义与病因

（1）老年性耳聋的定义　老年性耳聋是指在老年期（60 岁以后）出现的双耳对称、渐进性的神经性耳聋。这种耳聋的特点是不仅影响听觉器官，还会累及听觉传导通路和听觉中枢。典型的表现是，听力障碍首先出现，然后逐渐影响语言交流能力。如果不进行干预，可能会进一步引发心理、情感以及认知功能的变化。在老年人中，耳聋是一种非常常见的慢性疾病，仅次于关节炎和高血压。

（2）老年性耳聋的病因　导致老年性耳聋的因素可以大致分为两类：一是内在因素，包括遗传因素、情绪紧张以及某些慢性疾病，如高血压、高血脂、冠心病、糖尿病和肝肾功能不全等。二是外在因素，包括高脂肪饮食、吸烟酗酒、环境噪声、接触耳毒性药物或化学试剂以及感染等。这些因素都可以引发或加重老年性耳聋的发生和发展。此外，老年性耳聋的发生还可能受到地理环境、生活水平、饮食卫生、营养状况、年龄以及性别差异的影响。通常来说，城市地区的发病率高于农村地区，男性高于女性，高脂饮食区的发病率高于低脂饮食区。

2. 老年性耳聋的危害

听力障碍：老年性耳聋患者往往在听别人讲话时遇到困难，特别是在噪声环境中遇到的困难更大。

交流障碍：在社会交往活动中，他们往往不能听明白人们很快地改变谈话主题时的内容，与家人、朋友及同事进行交流时也存在许多困难，且大部分听力障碍者也不能进行正常的电话交流。

社会障碍：由于在公众场合及噪声环境中存在着交流困难，这限制了老年人的社会活动及交往。这可能导致他们的就业范围及工作机会相对减少，娱乐活动如看电影、听音乐会等也会减少，使他们容易被社会及他人忽视。

家庭关系障碍：他们常抱怨配偶及家人不能理解，而配偶及家人则对患者的期望值高，多表示不满。

心理障碍：耳聋可能会衍生出许多心理问题。例如缺乏自信或过分自信、孤独、内向、不合群、焦虑、沮丧、担忧、悲伤、愤怒、自责、感到有压力、易疲劳、不愿接受听力障碍的事实并企图掩盖等。

3. 老年性耳聋评估 老年性耳聋进行评估，包括听力测试、言语识别能力、认知功能、生活质量评估和社交参与度。通过这些评估，可以全面了解老年人的听力状况，并制定相应的干预措施，以提高他们的生活质量。下面从对听力障碍评估和交流能力评估两个方面进行介绍。

（1）听力障碍的评估 该项评估内容包括询问病史、进行听力筛查、耳镜检查和影像学检查等。

病史询问：在评估老年性耳聋时，了解患者的病史非常重要。需要询问的内容包括但不限于：日常生活自理能力、既往病史（如冠心病、高血压、脑卒中及其后遗症、高脂血症、糖尿病、甲状腺疾病、肾脏疾病等）、耳科病史（如家族耳聋史、急性或慢性中耳炎、工业噪声暴露、耳毒性药物使用、头部外伤、突发性聋、发作性眩晕、耳科手术、耳鸣情况等）。

听力筛查评定：听力筛查是发现早期老年性耳聋的有效手段。定期对有危险因素的老年人进行纯音测听和言语测听，有助于早期识别老年性耳聋。纯音听阈测定用于评估不同频率的听力损失程度；声导抗测试用于评估中耳功能；听性脑干测试则是用于进一步确定听力损失的性质和程度。

其他检测：包括耳镜检查，用于观察鼓膜的状态，了解是否有炎症或穿孔等；影像学检查，例如颞骨 CT 或 MRI，可以更深入地了解听力损失的原因。

听力残疾的分级：听力残疾是指个体由于各种原因导致的听力损失，从而影响其语言理解能力和言语表达能力。世界卫生组织（WHO）制定了听力残疾分级标准，以便对听力残疾进行科学评估和管理。根据 WHO 的听力残疾分级标准，听力损失程度分为五级，从最轻的四级到最重的一级，程度逐渐加重。各级别的划分依据是较好耳的平均听力损失程度，即个体在 500Hz、1000Hz 和 2000Hz 三个频率上能听到的最小声音的平均值。而中国的听力残疾分级依据听力损失程度，从结构、功能、活动和参与、环境和支持四个方面，将听力残疾划分为四级（表 6－11）。

表 6－11 听力残疾的分级标准

分级	判定标准
听力残疾一级	听觉系统的结构和功能方面极重度损伤，较好耳平均听力损失大于等于 91dBHL； 不能依靠听觉进行言语交流，在理解、交流等活动上极度受限，在参与社会生活方面存在极严重障碍
听力残疾二级	听觉系统的结构和功能重度损伤，较好耳平均听力损失在 81～90dBHL 之间； 在理解和交流等活动上重度受限，在参与社会生活方面存在严重障碍
听力残疾三级	听觉系统的结构和功能中重度损伤，较好耳平均听力损失在 61～80dBHL 之间； 在理解和交流等活动上中度受限，在参与社会生活方面存在中度障碍
听力残疾四级	听觉系统的结构和功能中度损伤，较好耳平均听力损失在 41～60dB HL 之间； 在理解和交流等活动上轻度受限，在参与社会生活方面存在轻度障碍

（2）交流能力评估 在听力语言康复干预之前评估服务对象的交流能力，可确定康复的起始点及最适合的康复训练方式，同时提供康复的背景资料，便于在训练结束时比较，从而判断患者的康复效果。交流能力评估通常使用交流能力评估（CPA）问卷（表 6－12），该问卷能够全面反映患者的交流能力、听力损失对其生活的影响以及他们对听力损失的态度。在 CPA 的评估中，主张以口语方式进行，以便从中了解患者对听力损失的态度和感觉。此外，为了更好地观察助听器对患者交流能力的影响，我们通常建议在选配助听器至少一个月后进行 CPA 的复测。这段时间是为了确保患者有足够的时间适应助听器，从而更准确地评估助听器对他们交流能力的改善。

表 6 – 12 交流能力评估（CPA）问卷

题目	得分
一、交流能力的自我评估	
1. 当我听不清或听不懂谈话内容时感觉很沮丧	
2. 由于自己存在听力问题，不愿意见陌生人	
3. 我承认自己有听力问题	
4. 由于听力问题，我对什么都不感兴趣	
5. 听力问题让我觉得自己很无能	
6. 我认为大家都了解听力损失的感受	
7. 由于听力问题，我性格内向	
8. 当我需要别人重复所说的话时觉得很尴尬	
二、人际交往的评估	
9. 我的家人和朋友都很厌烦我的听力问题	
10. 家人朋友谈话时，把我孤立起来	
11. 我的家人和朋友了解有听力损失会是什么样的感受	
12. 我的家人和朋友都大声、清楚地跟我说话	
三、听力损失对社会交往的影响	
13. 我的听力问题影响了我与配偶及家庭成员之间的关系	
14. 我觉得因为我有听力问题，大家都不愿意跟我说话	
15. 交谈时我需要集中精力，而且非常吃力	
16. 由于有听力问题，使我开始逃避社会交往	
17. 听力损失影响我参加自己喜欢的活动	
18. 别人在我背后或隔壁房间说话时，我听不到	
19. 如果看不到说话人的脸，我就不知道他在说什么	
20. 当我听不清或听不懂时，对方会很生气	
21. 我听不到周围一些重要的声音，如门铃、电话铃	
22. 因为我的听力问题，我尽量不看电影或电视	
23. 因为我的听力问题，我尽量不去餐厅	
24. 你是否因为听力问题很少去朋友、亲戚或邻居家	
25. 你是否因为听力问题很少看电视、听广播	
四、听力损失对职业的影响	
26. 我的上司和同事都知道我有听力问题	
27. 我的同事会大声、清楚地跟我说话	
28. 我的工作伙伴能够理解有听力损失者的感受	
29. 由于听力问题，我感觉工作有压力	
30. 我觉得听力问题影响了我的工作能力	

总分：____________________分

注意：

第 3、6、11、12、26、27、28 题选项为：总是 5 分、经常 4 分、有时 3 分、很少 2 分、从不 1 分；

其他题目选项评分顺序为：总是 1 分、经常 2 分、有时 3 分、很少 4 分、从不 5 分。

交流能力评估（CPA）可用于评估个体在选配助听器前后的听觉功能。选配助听器至少一个月后复测 CPA，能够了解个体在佩戴助听器后交流情况的变化。首先，需要计算总分，这通常是通过将各项指标的得分相加得出的。总分越高，表示佩戴助听器后的交流能力越好。接下来，可以分析各项指标的得分情况。例如，听力、语音和语言能力的得分可以反映佩戴助听器后这些方面的改善程度。交流效果得分则可以反映个体在日常生活中的实际交流效果。还可以比较佩戴助听器前后的得分变化，以评估助听器对于个体交流能力的改善程度。基于评估结果，可以为个体提供有针对性的解释和建议。例如，如果评估结果显示佩戴助听器后交流能力显著提高，可以建议继续佩戴并适应助听器。如果结果显示改善不明显，可以建议调整助听器参数或考虑其他干预措施。最后，应该定期跟踪个体的交流能力，并定期复查助听器选配情况，以确保最佳的交流效果。

三、家庭常用基本健康技能

（一）体温测量

1. 体温计的选择 体温计是日常生活中常见的医疗器械，尤其在家庭环境中。根据其工作原理和用途，体温计有多种类型。

（1）水银体温计是目前医院和家庭广泛使用的测温工具。其优点是价格相对较低，测温准确度高。然而，使用后需要妥善处理，以避免水银泄漏造成环境污染。

（2）电子数字体温计则能直接显示温度，但价格相对较高。这种体温计适合需要快速、准确地测量体温的场景，如婴儿家庭或需要连续监测体温的场合。

（3）奶嘴体温计主要用于有新生儿的家庭。其设计符合婴儿吸吮习惯，可以测量婴儿口腔温度，但在使用时应注意消毒和正确使用方法。

（4）额温枪多用于公共场所如机场、车站或医院等大规模人群筛查中，用于快速测温。这种体温计的优点是使用方便、快速，但准确性可能会受到操作方法、环境温度等因素的影响。

2. 体温计消毒方法 为了避免交叉感染的风险，使用体温计时需要遵循一人一用的原则。使用完毕后，应及时进行消毒处理。常用的消毒方法包括使用75%乙醇或浓度为500mg/L的含氯消毒液浸泡30分钟。在消毒之前，如果是肛表，需要先用纱布擦干净。另外，生理盐水或冷开水也是清洗体温计的常用选择。消毒过程中，75%的乙醇需要每日更换，含氯消毒液每周更换两次，以保证消毒效果。

对于家庭使用的体温计，消毒相对简单，测量前和测量后都可以用75%的乙醇棉球擦拭消毒。此外，使用任何类型的体温计时，都需要遵循说明书上的正确使用方法和保养建议，以延长其使用寿命并保证测量的准确性。特别是在使用水银体温计时，应特别小心避免水银泄漏，用后及时收好并妥善处理。正确的消毒和使用方法不仅能确保测量的准确性，也能为家庭成员提供更安全的健康保障。

3. 体温测量的方法及步骤 在开始测量体温之前，需要确保体温计的玻璃管内水银柱在35℃以下，并选择一个舒适的体位进行测量。以下是三种常见的体温测量方法及步骤。

（1）口腔测量法 消毒并擦干口表，确保水银头端放置于被测量者的舌下热窝处。告知被测量者切勿用牙咬，也不要说话，以免体温表被咬碎或脱落。等待3分钟后取出体温表，在光亮处横持并慢慢转动，观察水银柱的水平线所在刻度。

（2）腋下测量法 擦干腋下，将腋表轻轻放入患者腋下，确保水银头端位于腋窝顶部。嘱咐被测量者屈臂过胸，夹紧腋窝。等待7～10分钟后取出体温表，查看方法同口表。

（3）肛门测量法 让患者采取屈膝侧卧或俯卧姿势，露出臀部。将涂有凡士林或肥皂液的肛表水银端轻轻插入肛门内3～4cm。等待3分钟后取出体温表，用软纸擦净后读取体温计上的刻度。

4. 测量体温的注意事项

（1）在测量前20～30分钟内，避免进行剧烈运动、进食、喝冷热饮料、洗澡或坐浴等行为；

（2）对于婴幼儿和昏迷患者，应特别小心并遵循医生的建议进行测量；

（3）在使用电子数字体温计时，应确保电池充足并遵循使用说明；

（4）腹泻、直肠或肛门手术、心肌梗死者，不能测量肛温。

（二）心率和脉搏的测量

1. 脉搏和心率测量方法 通常选择桡动脉进行测量，其他可选部位包括颞浅动脉、颈动脉、股动脉、腘动脉、胫后动脉、足背动脉等。在家中进行测量时，一般采用桡动脉。测量时需确保手腕处于舒适位置，用食指、中指、无名指（三指并拢）轻按在桡动脉处，施加的压力应以能清楚感觉到脉搏为宜。对于一般患者，计数30秒的脉搏数，然后将该数值乘以2，即可得到每分钟的脉搏数。对于异常脉搏或心血管疾病、危重患者等特殊情况，应测量1分钟。正常情况下，一个人的每分钟脉搏和每分钟心率是一致的。当脉搏细弱难以触诊时，可考虑测量心率，但需要使用医用听诊器，建议由医护人员进行测量，具体方法此处不再赘述。

2. 脉搏测量注意事项

（1）在活动或情绪激动时，应休息20分钟后再进行测量；

（2）避免使用拇指进行诊脉，以防止与患者的脉搏混淆；

（3）对于偏瘫患者，应选择健侧肢体进行测量。

（三）血压的测量方法

1. 血压计的选择 目前常用血压计有三种：水银血压计、气压表（弹簧）式血压计和电子血压计。在家庭生活中，较常使用水银血压计和电子血压计。

电子血压计是利用电子压力、搏动传感器（代替听诊器）识别压力和搏动信号，并以数字形式表达出来，其屏幕显示上面为收缩压，下面为舒张压和脉搏数。其优点是操作简便，读数直观，只需按一下按钮就会自动进行测量，适合于家庭使用。但电子血压计存在着误差率高的缺点，故需经常以标准水银柱式血压计为准加以校准。

家用电子血压计的测量方式分为两种，分别是臂式与腕式。这两种电子血压计，都适用于健康人。腕式的电子血压计不适用于患有血液循环障碍的人。高血脂、糖尿病、高血压等疾病会导致动脉硬化，从而引起服务对象末梢循环障碍，其手腕血压与上臂血压测量值相差会较大。建议这些患者和老年人选择臂式电子血压计。

2. 血压的测量方法和步骤 在家庭里测量血压时，一般选择上臂进行测量。因为使用电子血压计测量血压比较简单（详见第五章第一节），所以下面主要介绍使用水银柱血压计的具体测量方法。

测量步骤如下。

（1）检查血压计。要检查水银柱是否在零刻度，水银柱上方有没有散落的水银，充气气囊和管子是否有漏气等。

（2）被测量者取坐位或卧位，坐位时最好坐靠椅背。露出一侧手臂，使手臂与心脏在同一水平，袖口不能太紧，伸直肘部，手掌向上。

（3）放平血压计，驱尽袖带内空气，平整地缠于上臂，使下缘距肘窝2～3cm，松紧以能放入一指为宜，放开水银槽开关。

（4）戴好听诊器，将听诊器胸件放在肱动脉搏动处并固定，向袖带内充气，至动脉搏动音消失，再加压使压力升高2030mmHg（2.6～4kPa），放气，使汞柱以每秒钟4mmHg（0.5kPa）缓慢下降。

（5）当从听诊器上听到第一次搏动，汞柱所指刻度为收缩压；继续放气，到搏动声突然变弱或消失，汞柱所指刻度为舒张压，记录血压值。

（6）取下袖带，排尽空气，将血压计倾斜45°关闭水银槽开关，把血压计整理妥善放入盒内。

3. 测量血压的注意事项

（1）测量血压时需要安静休息5分钟后再测量。原则上，要求被测量者30分钟内禁止吸烟或饮咖啡，排空小便。

（2）如果是第一次测量血压，最好同时测量左上臂和右上臂血压，一个人左右臂的血压基本上是一致的，因为心理、环境和测量时袖带松紧等原因会有波动，但一般不会超过20mmHg。

（3）对刚诊断为高血压或血压不稳定的高血压患者，一般情况建议每天早晨和晚上测量血压，每次测2～3遍，建议连续家庭测量血压7天（至少3天），取后6天血压平均值作为参考值。血压控制平稳者，每周1天测量血压即可。

（4）测量血压时应选择合格的袖带。臂围在25～35cm之间的成人可以选择标准袖带，儿童应使用小规格气囊袖带，肥胖或臂围大者应选择使用大规格气囊袖带。

（5）家庭血压值一般低于诊室血压值，高血压的诊断标准为135/85mmHg，与诊室血压的140/90mmHg相对应。

（6）对于精神高度焦虑患者，不建议自测血压。

知识链接

成人体温、脉搏、心率、血压的正常值范围

人体温度相对恒定，每个人的体温在24小时内都会略有波动，但每天最高温度和最低温度之间相差不超过1℃。一般来说，早晨体温略低，下午略高。运动、进食后、妇女月经期前或妊娠期体温稍高，而老年人体温偏低。

成人体温正常值范围：腋下温度36～37℃，口腔温度正常值范围为36.3～37.2℃，肛温正常值范围为36.5～37.7℃。

脉搏和心率正常值范围：健康成人的正常脉搏和心率为60～100次/分，大多数为60～80次/分，女性稍快；3岁以下的小儿正常心率在100次/分以上，老年人偏慢。运动员的脉搏和心率一般比较慢，甚至可能会低至40次/分。一般安静状态下脉搏和心率过快时要考虑是不是存在发热、贫血、甲亢等情况，一般人脉搏或心率低于50次/分时，要到医院就诊了解是否存在心脏方面的疾病。

血压正常值范围：正常血压为收缩压90～120mmHg，舒张压60～80mmHg。收缩压120～139mmHg和（或）舒张压80～89mmHg为正常高值，在这个范围内虽然还不能诊断为高血压，但已经处于偏高水平。收缩压低于90mmHg或舒张压低于60mmHg时，则普遍认为血压偏低。

四、常见标签和危险标识识别

（一）常见标签和说明书的识别

在日常生活中，人们经常接触到食品药品、化妆品和保健品等，因此国家明令要求生产厂家对此类产品的具体功效必须在标签或说明书中详细标明。所以，在使用前仔细阅读标签内容或使用说明书并严格参照执行，才能避免对家庭成员健康造成损害。

1. 定型包装食品和食品添加剂 此类产品要求在包装标识或产品说明书上必须标出厂名、品名、产地、生产日期、批号或代号、规格、配方或者主要成分、保质期限、食用或者使用方法等。不得有夸大或者虚假的宣传内容。在国内市场销售的食品，必须有中文标识。

检查食品标签应注意的六大要素如下。

（1）注意食品袋上的条形码。条形码是通常印在包装下端的一排粗细不等的黑色竖条，表示该食品已经通过国家有关部门批准或注册，也便于市场实现信息化管理；

（2）注意食品的“名称”与其“配料”是否符合；

（3）注意生产食品的企业；

（4）注意净含量。指包装以外的可食部分的含量，饮料标签还要包括固形物的含量；

（5）注意包装上注明的生产日期、保质期；

（6）注意该食品的热量和营养素，应经过有关部门的检测，便于购买者根据个人需求而选择购买。

2. 药品 药品标签或说明书上必须注明药品的通用名称、规格、成分、生产企业、产品批号、批准文号、生产日期、有效期、适应证、禁忌证或功能主治、用法、用量、不良反应和注意事项。麻醉药品、精神药品、放射性药品、医疗用毒性药品、外用药品和非处方药的标签必须印有规定的标志。非处方药标签印有红色或绿色“OTC”字样，可以按照说明书使用。其他药物必须在医生指导下使用。

3. 化妆品 化妆品标签上应当注明产品名称、厂名、生产企业卫生许可证编号，小包装或说明书上应当注明生产日期和有效使用期限。特殊用途的化妆品，还应当注明批准文号。对可能引起不良反应的化妆品，说明书上还应当注明使用方法、注意事项。此外，进口化妆品必须有中文标注的化妆品标签，小包装或说明书上不得注有适应证，不得宣传疗效，不得使用医疗术语。

4. 保健食品 保健食品标签和说明书不得有明示或者暗示治疗作用及夸大功能作用的文字，不得宣传疗效作用。必须标明主要原（辅）料、功效成分或标志性成分及其含量、保健作用、适宜人群、不适宜人群、食用方法、适宜的食用量、规格、保质期、贮藏方法和注意事项、保健食品批准文号、卫生许可证文号、保健食品标志等。

（二）常见危险标识识别

识别常见的危险标识是保护自身安全的关键。危险标识由安全色、几何图形和图形符号构成，用以表达特定的危险信息。使用危险标识的目的是提醒人们对周围环境引起注意，以避免可能发生的危险，防止事故的发生，起到保障安全的作用。为了减少伤害，应该远离高压、易燃、易爆、剧毒、放射性、具有生物危害等危险物。常见的危险标识如图 6 -4 所示。

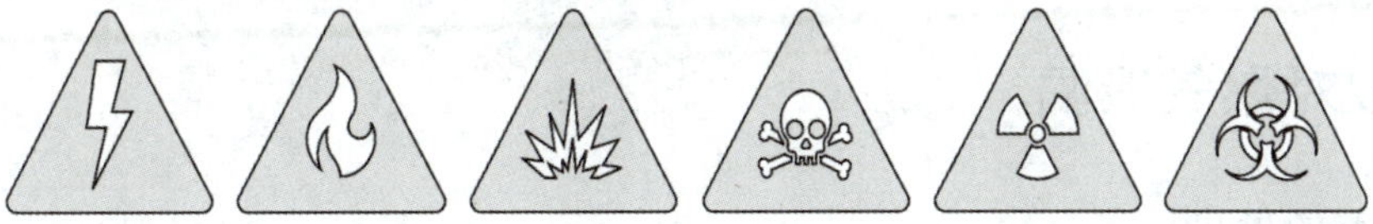

图 6 -4 常见的危险标识

1. 高压警示标识 提示该区域存在未绝缘的高压电危险，应远离以免触电。

2. 易燃警示标识 提示远离易发生火灾的危险场所，如可燃性物质的生产、储运、使用等地点。

3. 易爆警示标识 提示该区域存在易爆物，有可能发生具有破坏性的爆炸，如火药、炸药、烟花爆竹等。

4. 剧毒警示标识 提示该物品具有毒性，不应在没有任何防护措施的情况下接触此类贴有剧毒标识的物品。

5. 放射性警示标识 提示此处可能存在电离辐射危险，告诫人们远离，以防止发生不安全事件或事故。此标识还会出现在放射性物质的外包装上、射线装置上以及存在电离辐射的工作场所。

6. 生物安全警示标识 提示该区域或物品中的生物物质（致病微生物、细菌等）对人类及环境会有危害。危险废弃物的容器、存放血液和其他有潜在传染性的物品及进行生物危险物质操作的二级以上生物防护安全实验室的入口处都贴有此标识。

五、火灾现场逃生技能

（一）及时使用119和120电话

发生火灾时，要立即拨打119火警电话，有伤员时要同时拨打120急救电话。避免跳楼逃生，以免造成严重骨折等外伤。当人群聚集的公共场所发生火灾时，由于秩序混乱而易导致踩踏死伤，因此要有序逃离现场。

（二）随机应变，设法立即脱险

1. 睡觉被烟呛醒时的应急处理 这种情况下，应迅速下床俯身冲出房间，如整个房间起火，要匍匐爬行到门口；如烟火封门，应改走其他出口，并随手把门窗关闭，以延缓火势向其他房间蔓延。

2. 被烟火围困在屋里时的应急处理 此时，应在采取防护措施后及时向外冲。千万不要趴在床下、桌下或壁橱里，更不能为抢救家中的贵重物品而冒险返回房间。

3. 楼房发生火灾后不能乘坐电梯 如果楼梯被火封锁，可以从窗户旁边安装的排水管道往下爬，但要确认管道牢固，也可将床单撕开连接成绳索，一头牢固地系在窗框或其他固定物上，然后顺绳索滑下去。

4. 火势猛烈，无路逃离时的应急处理 此时应坚守房门，用衣服将门窗缝堵住，同时不断向门、窗及室内一切可燃物如床、桌椅、被褥等泼水；设法通知消防人员前来营救，如打手电筒，挥动色彩鲜艳的衣衫、毛巾或往楼下丢东西等方法引起营救人员的注意。

5. 火灾时避免烟雾中毒 逃生时应用湿毛巾捂住口鼻，因为烟雾在离地面30～60cm处最稀薄，因此向外逃生时，应采取弯腰或匍匐移动的方式尽量使头部处在较低的位置。

6. 火灾中避免烧伤的应急处理 可用浸湿的衣物和被褥包裹身体，并泼水降温，若发现身上着火，应就地打滚或用厚的湿衣物覆盖，以压灭火苗。不要在火中大声呼喊，防止烧伤呼吸道。不要用手直接扑火，防止手被烧伤。

六、正确应对燃气泄漏

（一）煤气泄漏的处理

发现煤气泄漏异味后，不要开、关电器，如开灯、开排气风扇和抽油烟机；不要接打固定电话和手机；不要用明火，以免产生电火花而引燃、引爆易燃气体；应用湿毛巾捂住口鼻做好自身防护，立即打开门窗通风，关闭燃气阀门，尽快离开现场，防止中毒。如需拨打120急救电话或119，要在远离燃气泄漏的地方拨打电话。

（二）煤气中毒的处理与抢救

如果煤气中毒已经造成人员受伤，应将伤者救出危险环境，移至空气新鲜处，再实施抢救。较轻的伤病员注意保暖，并给口服含糖茶饮料，有条件可吸氧。如果伤者呼吸停止，应尽快在防护条件下对其进行心肺复苏。

七、正确使用 120 急救（110 报警）电话

（一）120 急救（110 报警）电话

“120”是我国统一规定的急救电话（110 报警）。在家里、单位或公共场所有人发生了急重病和意外受伤等情况下，可立即拨打 120 急救电话，向急救中心求救。拨打 120 急救电话（110 报警）时，切勿惊慌，保持镇静且讲话清晰、简单易懂。要在对方挂断电话以后才能放下话筒，以确保急救人员已获得了急救所需的全部信息。

（二）拨打 120 急救（110 报警）电话六个要点

1. 首先表明呼叫目的：有患者，需要救护车。

2. 清晰地表述伤病者所处的准确地点，以及周边显著的地标。

3. 说明意外事件的类型，以及发病或受伤的主要情况。如果是多人受伤，说明大致的受伤人数、伤势、性别及年龄。

4. 说明特殊情况，例如急救对象是否有心脏病病史，是否因为发生燃气泄漏、火灾、高处坠落等事故导致。

5. 告知联系人电话号码，并随时保持电话畅通；

6. 为避免遗漏，报警人应认真倾听 120 急救调度员（或 110 接警人）问话，得到提示后方可挂断电话。

八、家庭小药箱配备指南

（一）家庭常备药基本原则

1. 根据家庭人员的组成和健康状况准备药品 如果家中有高血压患者、结核患者、冠心病患者或癫痫患者，应常备治疗这些疾病的药物，并确保药物不断。同时，家庭药箱中严禁混入可能导致家庭成员过敏的药物。

2. 选择副作用较小的老药 由于老药的毒副作用已经得到了充分的暴露，其说明书上通常会有明确说明，因此容易发现和预防。相比之下，新药由于使用时间较短，可能会出现一些意想不到的反应，因此不适合作为家庭备用药。

3. 针对常见病和多发病选择药品 这样能够确保药品在实际使用时能够发挥有效作用。

4. 选择疗效稳定且用法简单的药物 优先选择口服药和外用药，尽量少选或不选注射药物，以减少使用难度和风险。

5. 确保药品的保存环境符合要求 药品应保存在避光、干燥、阴凉、密封的环境中。家庭常备药的保存温度应不高于 20℃，相对湿度应保持在 45%～75% 之间。

6. 除个别需要长期服用的药物外，家庭备药量不应过多 备够三至五日的剂量即可，以免备量过多造成药品失效和浪费。

（二）家庭常备医药物品指南

家庭健康与应急救护时，可根据实际情况和需求，因时制宜、因地制宜地选择一些常用的急救物品和家庭常用药品，下面内容可做参考。

1. 常用急救物品

（1）常用物品 体温计、镊子、手电筒、剪刀。

（2）外伤物品　棉签、创可贴、无菌纱布、弹力绷带。

（3）伤口消毒　碘伏、酒精。以及烫伤药：烧伤膏。

2. 常用药品

（1）解热镇痛药　如阿司匹林、索米痛片、吲哚美辛等。

（2）感冒类药　如复方对乙酰氨基酚片、酚麻美敏混悬液等。

（3）止咳化痰药　如溴己新、喷托维林、蛇胆川贝液、复方甘草片等。

（4）胃肠解痉药　如普鲁苯辛、654-2 等。以及助消化药：如多潘立酮片、多酶片、山楂丸等。

（5）通便药　如果导、大黄苏打片、甘油栓、开塞露等。

（6）止泻药　如洛哌丁胺、复方地芬诺酯片、蒙脱石散等。

（7）抗过敏药　如赛庚啶、阿司咪、氯苯那敏、苯海拉明等。

（8）外用消炎消毒药　碘酒、双氧水、紫药水、红药水、高锰酸钾等。

（9）外用止痛药　如风湿膏、红花油等。

3. 特殊对象备药

（1）冠心病药　硝酸甘油片、速效救心丸等。

（2）降压药　硝苯地平、琥珀酸美托洛尔片等。

（3）哮喘药　沙丁胺醇气雾剂、氨茶碱、沙丁胺醇等。

（三）家庭常备药分类管理

1. 储存条件　储存药品的环境应当满足避光、干燥、阴凉和密封的要求，以保证药品的质量和药效。

2. 外用药和内服药储存要求　外用药和内服药应当分开存放，并采用明显的标记加以区分。外用药成分复杂，一旦误服，容易诱发中毒反应。建议为外用药和内服药贴上不同颜色的标签，然后分类存放在两个小药箱或两个抽屉内。

3. 储存技巧

（1）每一种药品应连同其外包装一起存放。药物的外包装纸盒除了包含有效期、适应证等相关信息，还有助于药品的保存。例如，眼药水、喷鼻剂、糖浆等用棕色玻璃瓶包装的药物，对日光特别敏感，光照会加速化学反应而影响药效。

（2）在条件允许的情况下，内服药应按照不同用途进一步分类存放，并贴上醒目且内容齐全的标签。此外，儿童药与成人药应当分开存放，以防误用。

（3）为了方便携带和紧急使用，建议准备一个随身携带的小药盒。小药盒上应写清药名和有效期，并确保其存储条件适宜。对于一些有特殊保存要求的药品，如胰岛素等需要冷藏的药品，必须按照要求存放。同时，药箱应放在高处，以避免小孩误食。

（4）定期检查药品的有效期和存储条件，确保药品的安全性和有效性。对于过期或失效的药品，应及时处理并更换新的药品。

（5）掌握正确的用药方法对于发挥药物的治疗作用至关重要。在使用药品时，应遵循医生的指导或说明书上的用药建议，确保用药剂量和方式的准确性。

（四）定期清理家庭药箱

1. 定期清理　每隔 3～6 个月清理一次家庭备用药品，以及时发现过期药、失效药，防止误服过期失效药品而对身体造成危害。

2. 定期检查药品质量 在有效期内的药品，要定期检查其质量，如果出现以下变化，则不能再用。不同剂型的药品检查技巧如下。

（1）片剂 产生松散、变色，糖衣片的糖衣粘连或开裂。

（2）胶囊 胶囊粘连、开裂，丸剂粘连、霉变或虫蛀。

（3）散剂 严重吸潮、结块、发霉。

（4）眼药水 变色、浑浊。

（5）软膏 有异味、变色或油层析出。

（五）正确处理过期药品

1. 不随意丢弃 过期的抗生素药品有可能导致人体的变态反应或过敏反应，甚至可能使细菌产生耐药性。而磺胺类、链霉素等药品若过期，可能会对人体产生致畸、致突变或致癌的作用。另外，过期的激素类药物也可能会影响人体正常的激素水平与功能，甚至有一定的致癌性。考虑到过期药品中含有的化学物质和重金属物质可能对环境和人体健康造成危害，请不要随意丢弃。

2. 不转卖给不法药贩 药贩子可能会回收过期的药品，进行包装加工后转卖到偏远地区或黑诊所。据国家药监局的数据显示，目前农村市场上有三分之二的过期药都是从家庭小药箱流出的。为避免危害他人健康，请不要将过期药品转卖或赠予他人。

总之，处理家庭过期药品时，请确保采取科学、合理的措施，防止药品对环境和人体健康的潜在危害。如果有任何疑问或担忧，咨询专业的医疗机构或药师。

知识链接

家庭健康服务信息化

家庭健康服务信息化是指基于物联网、云计算、信息网等信息化技术，省市医院和社区卫生中心的家庭医生或健康保健师为家庭健康提供的网络服务模式。按照其发展历程分为两个类型。

1. 数字健康（e－Health）：e－Health 出现于 2000 年，内容覆盖全民健康信息网络、电子健康记录等，基于 IT 和通信技术的疾病预防、健康监测和生活方式的管理系统，主要瞄准 e－Health 的准确、安全、可靠等关键需求，开发用于家庭和个人的微型、智能、数字化等健康管理设备。

2. 移动健康（m－Health）：全球移动通信系统协会（GSMA）定义 m－Health 为把移动通信及信息技术应用于整个医疗过程的现代化医疗方式，它是面向社会的健康管理服务系统。主要包括常见重大疾病的特征参数、居民健康档案规范、统一数据交换技术、健康数据中心的云存储技术、区域化协同健康服务体系的云计算技术等。比如，无线健康城市正在以一种全新的视角诠释“移动改变生活”，在未来，无线健康城市将由分散建设向无线城市群方向发展。

练习题

答案解析

一、选择题

1. 成人最常用的体温测量方法是（ ）

A. 口腔测量法　　B. 腋下测量法

C. 肛门测量法　　D. 以上都是

2. 家庭备用药品每隔（　）个月应该定期清理一次

A. 3~6　　B. 1~2

C. 4~5　　D. 3~4

3. 导致老年人死亡的主要家庭风险是（　）

A. 耳聋　　B. 失明

C. 压力性尿失禁　　D. 跌倒

二、简答题

1. 简述血压的测量方法和步骤。
2. 简述检查食品标签应该注意的六大要素。

（刘　婧　王春鹏）

书网融合……

本章小结　　题库

第四节　家庭应急救护

PPT

情境导入

情境： 老周家里种了10亩地玉米，近期已到收获季节，这几天老周连续在玉米地里劳作，今日下地2小时后突然感觉头痛、头晕、恶心、胸闷、心慌、乏力等，测量体温39℃。家人以为老周得了热伤风感冒，让其口服感冒药后在家休息。然而家人回来后，老周的病情仍不见缓解，反而加重，其家人遂拨打“120”电话呼救。

工作任务：

1. 了解家庭常见意外的救护。
2. 正确进行现场救治。
3. 正确协助意外人员进行转院救护。

课前思考：

家庭健康管理中可能出现的应急事件有哪些？

当今社会，随着慢性病如糖尿病、心脑血管病的发病率持续上升，以及人口老龄化的日益严重，人们面临的心脑血管急性事件等健康危险的发生率正逐年攀升，这对广大民众的健康产生了极大的威胁，社会的医疗负担愈发沉重。为了积极应对这一严峻形势，每一位健康管理人员都有责任为人民提供必要的健康指导与应急救护知识。而社区和家庭是生命健康维护的前沿阵地，家庭应急救护是应对突发健康危机的重要一环。在家庭环境中，每个人都应尽最大可能成为第一时间的施救者。因此，无论是基层卫生机构健康管理者，还是家庭内每一位成员，了解并掌握基本的急救知识，如心肺复苏、止血、处理烧伤等，可大大提高突发事件的应对能力。不仅如此，在等待专业救援人员到场的过程中，家庭成员或现场目击者如果能进行及时的初步处理，往往能为后续的救治工作赢得宝贵的时间。

一、应急救护的概述和基本程序

（一）应急救护的概述

1. 应急救护的定义 应急救护是指在突发疾病或灾害事故的现场，在专业人员到达前，为伤病员提供初步、及时、有效的救护措施。这些救护措施不仅是对伤病员受伤的身体和疾病的初步救护，也包括对病员的心理救助。

2. 应急救护的目的 应急救护的目的在于挽救生命、防止恶化、促进恢复三方面。通过在紧急情况下采取及时的急救措施，能够为伤病者提供最大的生命安全保障，并为后续的治疗和康复创造有利条件。

（1）在遭遇紧急医疗状况时，挽救生命是最首要的目标。无论是心脑血管事件、创伤、中毒还是其他紧急情况，首要任务都是尽快采取措施，确保伤病者的生命安全。在实施急救的过程中，要遵循“黄金时刻”原则，即在事故发生后的几分钟或更短时间内，采取必要的紧急救护措施，这对挽救生命至关重要。

（2）在进行急救的同时，要时刻关注伤病状况的恶化。防止伤情恶化的目的在于尽量减少并发症和继发性损伤。这需要急救人员或第一发现者在现场对伤病者的状况进行及时的评估和干预，采取相应的紧急措施，如止血、防止窒息、保持呼吸道通畅等，以防止伤病状况进一步恶化。

（3）应急救护不仅仅是为了挽救生命和防止恶化，它还旨在为伤病者提供初步的治疗和护理，为其后期的治疗和康复打下基础。在紧急状况下，正确的急救措施能够为伤病者提供必要的临时处理，减轻其痛苦，并为后续的医疗救治创造有利条件。此外，应急救护还关注伤病者的心理恢复，为其提供必要的心理支持和安抚，帮助其渡过难关。

3. 应急救护的任务 应急救护是社会保障的重要组成部分，是基层医疗服务与公共卫生服务的提供者，其主要的任务如下。

（1）提供日常情况的院外呼救伤病员的急救服务。包括对各种急症、意外伤害、中毒等情况的现场急救，以及在等待专业医疗救援期间为伤病员提供初步的医疗处理。

（2）承担突发公共卫生事件或灾害性事故的救护任务。在发生地震、火灾、交通事故等突发公共事件时，应急救护体系需迅速响应，为受害者提供及时的急救服务，以降低伤亡率。

（3）面向社区群众和服务行业人员开展急救知识宣传、普及和教育工作。通过各种形式的宣传和教育活动，增强公众的自救互救能力，提高大众在紧急情况下的应对能力。

（4）承担急救信息通信网络的枢纽任务。应急救护体系还需建立一个高效的急救信息网络，确保在紧急情况下能够迅速传递信息，协调各方资源，为伤员提供及时的救治。

4. 应急救护的原则 应急救护的总原则是“先救命后治病，先重伤后轻伤”，具体原则如下。

（1）先排险后救护　在到达急救现场后，首要任务是评估现场环境是否安全。如果存在危险，必须首先排除险情或使伤病员脱离险情，然后再进行紧急救护，以避免造成进一步的伤害。

（2）急救与呼救并重　面对伤病员时，如果有多人在现场，应分工合作，急救和呼救同时进行，尽快争取到急救外援。如果只有一人在场，且伤病情紧急，应先进行紧急施救，然后再进行呼救。

（3）先复苏后固定　当遇到心搏、呼吸骤停合并骨折的伤病员时，应先进行心肺复苏至心跳、呼吸恢复，然后再固定骨折处。复苏是首要任务，以恢复患者的生命体征。

（4）先止血后包扎　对于开放性损伤合并出血的伤病员，应立即采取指压、止血带、药物等方法进行止血，防止因持续性失血而导致失血性休克。然后进行消毒包扎，以防止感染。

（5）先重伤后轻伤　当伤病员有多处伤情时，应先处理危及生命的伤情，如窒息、大出血等，再处理一般伤情。这样可以优先挽救生命，避免危及生命的伤情加重。

（6）先救护后转送　在应急救护现场，应先争分夺秒地挽救伤病员生命，待生命体征稳定后再进行转送。转送过程中也要密切关注伤病员的状况，确保其安全到达医疗机构。

（二）应急救护的基本程序

作为“第一目击者”，在意外伤害、突发事件的现场，要迅速评估情况，采取适当的措施保护自己的安全，并尽快寻求专业救援。在紧急情况下，要遵循“先保证生命安全，再采取救援措施”的原则。

1. 评估环境　在事故现场，首先要冷静地观察周围环境，判断是否存在危险。如果环境存在危险，应采取必要的安全措施或呼叫救援，只有在确保安全的情况下才可进行救护。

2. 初步检查和评估伤（病）情　一旦确认环境安全或采取了必要的安全措施后，应立即检查伤病员的伤（病）情并对发现的伤病及时采取相应的救护措施。

（1）检查反应　如怀疑伤病员意识不清，救护员用双手轻拍伤病员的双肩，并在伤病员的耳边大声呼唤，观察伤病员是否有反应。如伤病员没有反应，要立即呼救；如伤病员有反应，应继续检查伤病情况，采取相应救护措施，必要时呼救或将伤病员送往医院。

（2）检查气道　对没有反应（意识不清）的伤病员，要保持气道通畅。伤病员可因舌后坠而阻塞气道，采用仰头举颌法打开气道。

（3）检查呼吸　保持患者呼吸道通畅，用扫视或“一听、二看、三感觉”的方法，判断伤病员有无呼吸。检查过程需在10秒内完成，扫视是直接观察伤病员的胸、腹部，判断有无呼吸。听是要听伤病员有无呼吸声。看的目的是观察伤病员的胸腹部有无起伏。感觉是用面颊感受伤员呼吸的气流。

（4）检查循环　迅速评估检查患者有无外伤和出血，对严重出血采取止血措施，为后续救治打下基础，提高生存率。

（5）检查患者意识　在抢救过程中，要随时检查伤病员的清醒程度，意识状态分级表见表6－13。

表6－13　意识状态分级表

意识状态	语言刺激反应	痛刺激反应	生理反应	大小便自理	配合检查
清醒	灵敏	灵敏	正常	能	能
模糊	迟钝	不灵敏	正常	有时不能	尚能
浅昏迷	无	迟钝	正常	不能	不能
昏迷	无	无防御	减弱	不能	不能
深昏迷	无	无	无	不能	不能

3. 充分暴露检查伤情　在患者情况较平稳，现场环境许可的情况下，应充分暴露患者受伤部位，以便进一步检查和处理。在检查完成后，要整理伤病员衣裤，避免暴露伤病员隐私。

4. 呼救　发现伤病员伤病严重时，要及时拨打急救电话120，也可请周围人帮助拨打。当拨通急救电话后，要沉着、冷静，注意语速，清楚地回答急救中心接线员的询问。

二、常用应急救护技术

止血、包扎、固定、搬运是应急救护的四项基本技术，开展现场救护时，正确有效地应用这些技术能够及时地挽救伤者生命，防止病情恶化，减少伤者痛苦和预防并发症的发生，所以每一位健康管理人员必须熟练掌握这些技术。

（一）外伤止血技术

外伤止血技术是应急救护中的一项基本技术，对于伤者生命挽救、病情控制和伤者舒适度的提高都有重要意义。当机体失血量较大时，甚至可能引发失血性休克，因此止血技术的掌握和应用显得尤为重要。常用的止血方法包括指压止血法、止血带止血法、加压包扎止血法和加压屈肢止血法等。这些方法在使用时需要视具体情况而定，不同的止血方法适用于不同的出血情况和部位。在现场救护中，应根据具体情况选择合适的止血方法，并注意操作时的卫生和安全。同时，还需要注意伤者的保暖、保持呼吸道通畅、及时转运等综合处理措施，以最大限度地保护伤者的生命安全和健康。

1. 出血类型 出血是指血管破裂，血液从血管中流出的现象，是外伤常见的并发症。当失血量达到20%（大约800ml）时，可能会出现一系列失血性休克的症状，如血压下降、脉搏细速、皮肤苍白、肢端厥冷和意识模糊等。如果失血量超过30%，将会引发严重的失血性休克，如果不及时进行抢救，伤者在短时间内可能会有生命危险。因此，对于外伤出血的患者，必须迅速采取止血措施，以挽救患者的生命。

（1）按出血部位划分 按出血部位可分为外出血与内出血。外出血是指血液经伤口流到体外，在体表可看到出血；内出血是指血液流到组织间隙、体腔或皮下，形成脏器血肿、积血或皮下淤血。外出血显而易见，严重的内出血常因在体表看不到而隐匿凶险。身体受到创伤时可能同时存在内、外出血。

（2）按血管类型划分 血管分为动脉、静脉和毛细血管三种类型，出血根据损伤的血管类型可分为动脉出血、静脉出血和毛细血管出血。

动脉出血的特点：动脉血含氧量高，血色鲜红，血管内血液流速快，压力高，一旦动脉受到损伤，出血可呈涌泉状或随心搏节律性喷射。大动脉出血可导致循环血容量快速下降。

静脉出血的特点：静脉血含氧量少，血色暗红，血管内血液流速较慢，压力较低，但静脉管径较粗，能存有较多的血液，当曲张的静脉或大的静脉损伤时，血液也会大量涌出。

毛细血管出血的特点：任何出血都包括毛细血管出血，开始出血时出血速度比较快，血色鲜红，但出血量一般不大，身体受到撞击后可引起皮下毛细血管破裂，导致皮下淤血。

（3）失血量与症状 见表6－14。

表6－14 失血量与临床表现

失血程度	失血量	表现
轻度失血	20% （成人失血约800ml）	轻度休克症状，表现为伤员口渴、面色苍白、出冷汗、手足湿冷、脉搏快而弱，可达100次/分钟以上
中度失血	20%～40% （成人失血800～1600ml）	中度休克症状，表现为伤员呼吸急促、烦躁不安，脉搏可达100次/分钟以上
重度失血	40% （成人失血约1600ml）	重度休克症状，表现为伤员表情淡漠，脉搏细、弱或摸不到，血压测不清，随时可能危及生命

2. 止血材料的选择 常用的止血材料有无菌敷料、绷带、三角巾、创可贴、止血带，也可用毛巾、手绢、布料、衣物等代替。救护人员在为伤员止血时，要采取防止感染的措施，处理伤口前应洗手，尽可能戴医用手套或不透水的塑料手套和戴口罩，必要时戴防护眼镜或防护罩；处理伤口时要保护伤口，防止感染扩散；处理伤口后要用肥皂、流动水彻底洗手；如自己的皮肤被划伤，应尽快就医，采取必要的免疫措施。

3. 少量出血的处理 伤员伤口出血不多时，救护员洗净双手（最好戴上防护手套），然后用清水、肥皂把伤员伤口周围洗干净，用干净柔软的纱布或毛巾将伤口周围擦干，表面伤口和擦伤应用干净的水冲洗，最后用干净的纱布、创可贴或手绢等包扎伤口。

4. 严重出血的处理 控制严重的出血，要分秒必争，立即采取止血措施，同时呼叫救护车。止血操作按照以下步骤进行。

（1）直接压迫止血法 该方法是最直接、快速、有效、安全的止血方法，可用于大部分外出血的止血。救护员在进行止血前要快速检查伤员伤口内有无异物，如有表浅小异物可将其取出，然后将干净的纱布块或手帕（或其他干净布料）作为敷料覆盖到伤口上，用手直接压迫止血，如果敷料被血液湿透，不要更换，再取敷料在原有敷料上覆盖，继续压迫止血，等待救护车到来。

（2）加压包扎止血法　多用于体表及四肢的静脉或毛细血管出血，是一种比较可靠的非手术止血法，但关节脱位、骨折或伤口内有碎骨存在时不宜使用。该方法要先用无菌纱布覆盖伤口，外用布垫覆盖，压迫伤口的敷料应超过伤口周边至少3cm，然后用绷带（或三角巾）环绕敷料加压包扎，包扎后检查肢体末端血液循环。如果包扎过紧，影响血液循环，则应重新包扎。

（3）止血带止血法　当四肢有大血管损伤，直接压迫法无法控制出血，或者因有多处损伤、伤口不易处理或伤病情况复杂而不能使用其他方法止血以致危及生命时，尤其在特殊情况下（如灾难、战争环境、边远地区），可使用止血带止血。使用止血带的救护员需接受专门的急救训练。

止血带止血法分为卡式止血带止血法、橡皮止血带止血法、布料止血带止血法、充气止血带止血法。①卡式止血带止血法，是将止血带缠在衬垫上，然后把插入式自动锁卡插入活动锁紧开关内，一只手按住活动锁紧开关，另一只手用力拉松紧带，直到不出血为止。放松时向后扳动放松板，解开时按压锁紧开关即可。②橡皮止血带止血法，是借助橡皮管的弹性压迫血管而达到止血目的。具体操作方法是在肢体伤口近心端，用绷带、棉垫、纱布或毛巾等物做衬垫，两手将止血带中段适当拉长，左手持止血带头端，右手将止血带长的尾端绕肢体一圈压住头端，再绕一圈后，用左手食指和中指夹住尾端将止血带下拉出，使之成为一个活结，如需放松，只要将尾端拉出即可。③布料止血带止血法，是将毛巾或三角巾叠成带状，平整地在加有布垫的伤肢上缠绕一圈，两端向前拉紧打成活结，再将小木棒、笔杆或筷子等插入带圈内做绞棒，然后用绞棒绞紧后插入活结套内，最后将活结套拉紧、固定。④充气止血带止血法，该方法需使用充气止血带，充气止血带根据血压计原理设计，有压力表指示压力大小，其压力均匀，止血效果较好。使用时将压力袖带绑于伤口近心端，充气后即可起到止血的作用。

使用止血带止血的注意事项如下。①上止血带前，应先抬高伤肢，促使静脉血液回流，以减少血液流失。②止血带不要直接结扎在皮肤上，应先用平整的衬垫垫好，再结扎止血带。③绑扎止血带的部位应在伤口的近端。上肢结扎应在上臂的上1/3处，避免结扎在中1/3以下，防止损伤桡神经；下肢结扎应在大腿中上部。对于损毁的肢体，也可把止血带结扎在靠近伤口的部位，有利于最大限度地保存肢体，特别是伤口以下的肢体可能需要截肢或保留困难的情况下更需如此，以利于重建假肢。④止血带松紧要适度，以伤口停止出血为度。过紧容易造成肢体损伤或缺血坏死；过松只能压迫静脉，使静脉血液回流受阻，反而加重出血。⑤结扎好止血带后，要在明显部位加上标记，注明结扎止血带的时间，应精确到分钟。⑥止血带使用时间一般不应超过2小时，而且每隔40～50分钟或发现伤员远端肢体变凉，应松解一次，以暂时恢复远端肢体的供血。松解时如有出血，可压迫伤口止血。松解约3分钟后，在比原结扎部位稍低的位置重新结扎。⑦解除止血带，应在输液、输血与采取其他有效的止血措施后进行。如止血带以下组织已明显广泛坏死，在截肢前不宜松解止血带。⑧禁止用细铁丝、电线、绳索等当作止血带。

（4）加垫屈肢止血法　主要用于肘或膝关节以下的出血，前提是无骨关节损伤。在肘窝或腘窝放置绷带卷或纱布垫，使关节屈曲并用绷带或三角巾扎紧，以减少远端血流达到止血效果。但此法可能对伤员造成一定痛苦，并可能压迫神经和血管，不方便搬运。对于疑有骨折或关节损伤的伤员，不建议使用加垫屈肢止血法。

（5）填塞止血法　对于四肢较大、较深的伤口或穿透伤，可以使用无菌敷料填塞在伤口内，再用加压包扎法包扎。这种方法能够有效地压迫伤口，达到止血的目的。在进行填塞止血时，需要注意无菌操作，以防止感染。

（二）外伤包扎技术

包扎伤口是外伤现场应急处理的重要环节，主要目的在于止血、防止感染、保护伤口、减轻疼痛、固定敷料和夹板，以及便于转运和后续治疗。在进行包扎时，需确保使用的布料清洁，避免直接接触伤口，保持适当的压力和松紧度，并定期更换敷料。正确的包扎方式能够有效地控制外伤出血、预防感染、减轻伤者痛苦，为进一步的治疗提供保障。

1. 伤口种类

（1）割伤　由刀、玻璃等锋利物品造成的整齐伤口，如伤及大血管，可能导致大量出血。

（2）淤伤　因硬物撞击、钝物击伤等造成皮肤深层组织出血，伤口呈现青紫色，伤处会淤血肿胀。

（3）刺伤　被尖锐的小刀、针、钉子等扎伤，伤口小而深，易引起深层组织受损。

（4）挫裂伤　伤口表面不规则，可能伴有血管撕裂出血，伤口上会黏附污物。

（5）枪伤　子弹可能穿透身体或留在体内，体表通常可见 1 ~ 2 处伤口，同时体内组织或脏器也可能受伤。

2. 伤口伤情检查判断　现场处理时，要仔细检查伤口的位置、大小、深度、污染程度、有无异物及何种异物，常见的情况有：伤口深，出血多，可能有血管损伤；胸部伤口较深时可能有气胸；腹部伤口可能有肝脾或胃肠损伤；肢体畸形可能有骨折；异物扎入人体可能损伤大血管、神经或重要脏器。

3. 包扎目的　伤口是细菌侵入人体的门户之一，如果伤口被细菌感染，就有可能引起局部或全身严重感染并发脓毒症、气性坏疽、破伤风，严重损害健康，甚至危及生命。受伤以后，如果没有条件做清创手术，在现场要先进行包扎。包扎的目的是为了保护伤口，防止进一步污染，减少感染机会，减少出血，预防休克，保护内脏和血管、神经、肌腱等重要解剖结构，有利于转运伤员。

4. 包扎材料　包扎伤口时，需要选择合适的包扎材料。常用的包扎材料包括创可贴、尼龙网套、三角巾、绷带、弹力绷带、胶带等医疗用品，应急可使用手帕、领带、毛巾、头巾、衣服等就便材料。

（1）创可贴　创可贴有不同大小规格，适用于不同伤口的包扎，弹力创可贴适用于关节部位损伤。

（2）绷带　卷状绷带适用于身体不同部位的包扎，如手指、手腕、上下肢等。普通绷带有利于伤口渗出物的吸收，高弹力绷带适用于关节部位损伤的包扎。四头带适用于固定敷料和夹板等。

（3）就地取材　就地取材也是一种常见的包扎方式，如干净的衣物、手帕、毛巾、床单、领带、围巾等可作为临时性的包扎材料。

（4）胶带　胶带有多种宽度，可用于固定绷带及敷料。对于一般胶带过敏的人，可采用纸质胶带。

（5）三角巾　三角巾可用于手、足部包扎，还可对脚挫伤进行包扎固定以及对不便上绷带的伤口进行包扎和止血。

5. 包扎方法

（1）尼龙网套及自黏创可贴是新型的包扎材料，一般应用于表浅伤口、头部及手指伤口的包扎，现场使用方便、有效。两种包扎法如下：①尼龙网套包扎，尼龙网套具有良好的弹性，使用方便。头部及肢体均可用其包扎。先用敷料覆盖伤口并固定，再将尼龙网套套在敷料上。②各种规格的创可贴包扎，创可贴的透气性良好，具有止血、消炎、止疼、保护伤口等作用，使用方便，效果佳。选择大小合适的创可贴，除去包装，将中央部对准伤口贴上即可。

（2）绷带包扎的方法有环形法、回返包扎法、“8”字包扎法、螺旋包扎法等。①环形法，此法是绷带包扎中最常用的，适用于肢体粗细较均匀处伤口的包扎，如颈部、胸腹部、四肢、手指、脚趾。小伤口的包扎一般都用此法。伤口用无菌或干净的敷料覆盖，固定敷料。②回返包扎法，用于头部、肢体末端或断肢部位的包扎。③“8”字包扎法，手掌、手背、踝部和其他关节处伤口选用“8”字包扎法，用无菌或干净的敷料覆盖伤口，固定敷料。④螺旋包扎法，适用粗细相等的肢体、躯干部位的包扎。选用无菌的或干净的敷料覆盖伤口。⑤螺旋反折包扎法，用于肢体上下粗细不等部位的包扎，如小腿、前臂等。

（3）三角巾包扎主要是在较大创面、固定夹板、手臂悬吊等情况下使用的包扎法。目的是保护伤口，减少感染，压迫止血，固定骨折，减少疼痛。具体包扎方法有：①头顶帽式包扎，用于头顶部外伤，且伤口无异物的情况。②肩部包扎，用于肩部受伤部位的包扎。有单肩和双肩包扎。③胸部背部包扎，有双侧胸部和单侧胸部包扎。④腹部包扎，包括腹部兜式包扎法、腹部燕尾式包扎法。⑤手足包扎，将手或足放在三角巾上，与底边垂直，反折三角巾顶角至手或足背，底边缠绕打结。⑥膝部（肘部）带式包扎，用于膝部（肘部）受伤的包扎，将三角巾折叠成适当宽度的带状，将中段斜放于伤部，两端向后交叉缠绕，返回时分别压于中段上下两边，包绕肢体一周在肢体外侧打结。

6. 伤口包扎的注意事项

（1）伤口上要加盖敷料。

（2）应用绷带包扎时，松紧要适度，如手、足的甲床发紫，绷带缠绕肢体远心端皮肤发紫，有麻木感或感觉消失，严重者手指、足趾不能活动时，立即松开绷带，重新缠绕。

（3）手指、足趾末端损伤者，包扎时要暴露肢体末端，以便观察末梢血液循环。

（三）急救固定技术

固定的目的是限制受伤部位的活动，减少出血和肿胀，减轻疼痛，避免骨折端移位损伤周围组织、血管和神经，便于伤员转运。

1. 固定适应证 现场急救时，所有的四肢骨折、脊柱骨折均应进行固定；骨盆骨折及四肢广泛软组织创伤在急救中也应相对固定。

2. 固定使用的工具与器具 常用工具与器具包括：夹板，常用的有木质、金属、塑料或树脂夹板；纱布、棉垫、绷带或三角巾等物品。紧急情况下可就地取材，如竹板、木棒、树枝、毛巾、衣服等都可代替。

3. 固定方法 常用的固定方法包括：小悬臂带，用于锁骨、肱骨骨折、肩关节损伤和上臂伤；大悬臂带，用于前臂外伤或骨折、肘关节等的损伤。

（四）急救搬运技术

搬运伤（病）员的方法是院前急救的重要技术之一。搬运的目的是使伤病员迅速脱离危险地带，纠正当时影响伤病员的病态体位，以减少痛苦，减少再受伤害，安全迅速地送往理想的医院治疗，以免造成伤员残疾。搬运伤病员的方法，应根据当地、当时的器材和人力而选定。徒手搬运法适用于伤势较轻、无骨折、转运路程较近的伤员；使用器材搬运适用于伤病较重，不宜徒手搬运，且转运路程较远的伤员。

1. 搬运适应证 需要注意的是，受伤后需转运到医院进一步治疗的一切伤员，以及受伤现场不利于现场急救，需转移到安全地带者均有可能成为搬运对象。

2. 物品准备 搬运所需物品和器材一般有平车、担架、轮椅及约束带。紧急情况下可用木板、被服、椅子、绳索替代。

3. 徒手搬运 该方法是在搬运伤员过程中凭人力和技巧，不使用任何器具的一种搬运方法。常适用于狭窄的阁楼和通道等、担架或其他简易搬运工具无法通过的地方。此法虽实用，但因其对搬运者来说比较劳累，有时容易给伤病员带来不利影响。

具体方法和适用场景如下。

（1）单人搬运法　短距离的搬运常用的有拖行法、爬行法等。适用于伤势比较轻的伤病员，采取背、抱或扶持等方法。①拖行法搬运：将伤员的手臂横放于胸前，救护员的双臂置于伤员的腋下，双手抓紧伤员对侧手臂，将伤员缓慢向后拖行。适用于现场环境危险的情况下，搬运不能行走的伤员。②爬行法搬运：救护员用布带将伤员双腕捆绑于胸前，救护员骑跨于伤员的躯干两侧，将伤员的双手套在救护员颈部，救护员用双手着地，或用一只手保护伤员头颈部，用另一只手着地，救护员抬头使伤员的头、颈、肩部离开地面，拖带伤员前行。适用于在空间狭窄或有浓烟的环境下，搬运两侧上肢有没有受伤或仅有轻伤的伤员。

（2）双人搬运法　搬运伤者时，需救护者二人同时抬起，此方法主要用于体重较重，没有骨折，可自行坐起者，禁用于腰部受伤和脊柱骨折的患者。①椅托式：适用于搬运无脊柱、骨盆及大腿骨折，清醒但体弱的伤员；②拉车式（前后扶持法）：适用于在狭窄地方搬运无上肢、脊柱、骨盆及下肢骨折的伤员，或用于将伤员移上椅子、担架。

（3）三人搬运法　对疑似有胸、腰椎骨折的伤者，应由三人配合搬运。一人托住肩胛部，一人托住臀部和腰部，另一人托住两下肢，三人同时把伤员轻轻抬放到硬板担架上。三人平托式适用于脊柱骨折的伤者。

（4）多人搬运法　对脊椎受伤的患者向担架上搬动应由4～6人一起搬动，2人专管头部的牵引固定，使伤员始终保持与躯干成直线的位置，维持颈部不动。另2人托住臂背，2人托住下肢，协调地将伤者平直放到担架上，并在颈、胸窝放一枕头，头部两侧用软垫沙袋固定。

4. 使用器材搬运　主要是使用担架来搬运伤者，切记小心将伤者移至担架后，两人各抬担架两端即可。基于安全考量，在一般平地时让伤者脚朝前方，在上楼梯、上坡或抬上救护车时，则应让伤者头部向前端较佳。

5. 搬运原则　搬运原则主要有两个方面，一是止血、包扎、固定后再进行搬运；二是要根据伤情选择适当的搬运方法。

6. 搬运患者注意事项

（1）必须先急救，妥善处理后才能搬动。

（2）运送时尽可能不摇动伤（病）者的身体。若遇脊椎受伤者，应将其身体固定在担架上，用硬板担架搬送。切忌一人抱胸，一人搬腿的双人搬抬法，因为这样搬动易加重脊髓损伤。

（3）运送患者时，随时观察呼吸、体温、出血、面色变化等情况，注意患者姿势，给患者保暖。

（4）在人员、器材未准备完好时，切忌随意搬动。

三、常见病的家庭救护技术

（一）休克

休克是机体遭受强烈的致病因素侵袭后，由于有效循环血量锐减，组织灌注不足以及由此导致的微循环障碍、细胞代谢障碍及功能受损、重要内脏器官继发性损害的一种临床综合征。其主要特点是重要脏器组织中的微循环灌流不足，代谢紊乱和全身各系统的功能障碍。

1. 休克分类

（1）感染性休克　由病毒、细菌感染引起。这些病原体进入人体后，可能引发严重的炎症反应，导致机体组织损伤和血管通透性增加。随着有效循环血容量减少，血压下降，引发休克。

（2）心源性休克　因心脏排血量急剧减少所致。急性心肌梗死、严重的心律失常、急性心力衰竭及急性心肌炎等疾病均可导致心脏排血量减少，进而引发休克。

（3）过敏性休克　过敏性休克是由于人体对某种药物或物质过敏引发的。当人体接触到过敏原时，会触发免疫系统的过度反应，导致全身血管扩张和通透性增加，引起血压急剧下降和休克。

（4）神经性休克　由强烈精神刺激、剧烈疼痛、脊髓麻醉意外等而发病。这些因素可能导致中枢神经系统功能障碍，进而影响自主神经系统的调节功能，引起有效循环血容量减少和血压下降，导致休克。

（5）创伤性休克　创伤性休克常由严重的身体创伤引起。如骨折、撕裂伤、挤压伤、烧伤等。这些创伤可能导致大量失血或组织损伤，引发有效循环血容量减少和血压下降，最终导致休克。

2. 休克判断　休克是一种紧急状况，需要及时诊断和治疗，以下是判断休克的几种关键指标。

（1）皮肤变化　休克时，皮肤湿冷、出汗，面色苍白或青紫，表情淡漠，这些都是微循环血流不足的表现。微循环是身体内部最小的血管网络，当休克发生时，这些血管中的血流会减少，导致皮肤温度下降，面色苍白或青紫。

（2）心率和脉搏　休克时，心率会加快，脉搏细弱。这是由于心脏需要更加努力地工作来泵送血液，导致心率加快。同时，由于血压下降，血管难以充分扩张，导致脉搏变细。

（3）血压　血压下降是一个明确的指标，收缩压低于80mmHg被认为是休克的诊断标准之一。

（4）其他症状　严重口渴、尿少、意识模糊、血压测不到等也是休克的常见症状。口渴是因为体内水分流失过多，尿少是因为肾脏血流量减少，而意识模糊和血压测不到表明病情已经相当严重。

3. 休克急救　休克是一种紧急状况，需要立即采取急救措施，休克急救的基本步骤如下。

（1）体位安置　将患者安置于中凹卧位，即抬高下肢20～30°，摇高床头10～20°，这样有利于促进静脉回流，改善呼吸，同时也能为患者保暖，维持体温。

（2）保持呼吸道通畅　确保患者的呼吸道畅通无阻，将患者头部偏向一侧，并清除口腔内的异物或分泌物。对于呕吐或昏迷的患者，这一步尤为重要，可以避免因呕吐物或分泌物导致的窒息风险。

（3）去除病因　针对引起休克的原因采取相应措施。如有外伤出血，应进行压迫止血。对于心跳、呼吸停止的患者，应立即进行心肺复苏。

（4）监测生命体征　密切观察患者的呼吸、脉搏、血压、体温等生命体征的变化。同时注意患者的尿量情况，尿量减少也是休克的一个重要表现。

（5）吸氧　给予患者吸氧，可以提高血液中的氧含量，对改善组织缺氧有良好效果。

（6）联系急救服务　在急救的同时，应拨打“120”等急救电话，告知具体地点和患者情况。如果离医院较近，可在现场急救后立即送往医院接受进一步治疗。

（二）高血压危象

高血压危象是指在原发性或继发性高血压发展过程中，因某些诱因的作用，使周围小动脉发生暂时性强烈痉挛，导致血压急剧升高，病情急剧恶化，并伴随心、脑、肾等主要靶器官功能严重受损的并发症。在临床上，舒张压高于18.3～19.6kPa（140～150mmHg）和（或）收缩压高于28.8kPa（220mmHg），无论有无症状，也应视为高血压危象。这表明血压水平已经达到一个相当高的程度，可能对靶器官造成严重损害。

高血压危象是一个紧急状况，需要立即采取急救措施。除了紧急降低血压外，还需要针对靶器官的并发症进行相应的治疗，以最大程度减轻其对患者的伤害。

1. 高血压危象的判断

（1）起病急　通常在剧烈头痛、恶心、呕吐、多汗、耳鸣和眩晕后急剧发病。

（2）血压显著升高　收缩压常升高到26.7kPa（200mmHg）以上，舒张压17kPa（128mmHg）以上。

（3）严重靶器官损害　严重者可能出现昏迷、暂时性偏瘫、失语、视盘水肿和出血等症状。

2. 高血压危象的急救

（1）体位处理　使患者半卧位，保持安静，给予休息。

（2）防止窒息　若患者血压持续升高，伴明显头痛、呕吐，甚至是神志不清，应将患者身体放平，同时将头侧向一边，避免呕吐物吸入呼吸道。

（3）快速降压　选用快速降压药物，如硝苯地平、卡托普利等。

（4）适度降压　若患者还伴有冠心病或者脑梗死，降压时应将血压降至140/85mmHg左右，避免血压过低引起灌流不足或再次卒中。

（5）及时求助　若在家里急救后，患者的血压仍然无法降至正常水平甚至还有上升迹象时，应尽快拨打120急救电话。同时要宽慰患者，使其身心放松。若有条件可进行进一步自救措施。

（6）保持呼吸道通畅　确保患者的呼吸道畅通无阻，尤其对于呕吐或昏迷的患者尤为重要。

（7）观察生命体征　密切观察患者的呼吸、脉搏、血压、体温等生命体征的变化，同时注意尿量情况。

（8）吸氧　在某些情况下给予吸氧以提高血液中的氧含量。

（9）联系急救服务　在急救的同时拨打“120”等急救电话，告知具体地点和患者情况。若离医院较近，可在现场急救后立即送往医院接受进一步治疗。

（三）脑卒中的急救

脑卒中，俗称“中风”，是一种由于脑部血液循环障碍导致的神经功能缺损综合征。这种疾病是由于各种原因（如动脉粥样硬化、高血压、动脉炎等）导致的脑血管受损，进而引起脑组织缺血或出血。脑卒中是中老年人的常见病和多发病，也是引起中老年死亡的主要原因之一。

1. 脑卒中判断　脑卒中的判断主要基于患者的症状和体征以及可能的病史。

（1）缺血性脑卒中（脑梗死）的判断。患者可能出现头痛、头昏、眩晕、恶心、呕吐、运动性或感觉性失语，甚至昏迷；可能出现双眼向病灶侧凝视、中枢性面瘫及舌瘫、假性延髓性麻痹（如饮水呛咳和吞咽困难）；可能出现肢体偏瘫、偏身感觉减退、步态不稳、肢体无力、大小便失禁等症状。

（2）出血性脑卒中判断（脑出血和蛛网膜下隙出血）。患者可能有长期的高血压动脉硬化病史；在体力活动或情绪激动时突然发病，出现头痛、头晕、呕吐、意识障碍等症状；发病快速，可能在几分钟或几小时内出现肢体功能障碍及颅内压增高的症状；临床症状和体征因出血部位及出血量而异。基底核、丘脑与内囊出血可能导致轻偏瘫的早期症状，少数病例出现癫痫性发作。重症患者可能迅速陷入意识模糊或昏迷。

2. 脑卒中的急救

（1）稳定患者情绪，保持患者安静，避免因情绪激动或紧张而加重病情。对于昏迷的患者，应将其头部偏向一侧，以防止呕吐物或痰液堵塞呼吸道。

（2）迅速松解患者的衣领和腰带，以确保呼吸通畅。保持室内空气流通，注意调节室温，保持舒适的环境。如有条件，给予吸氧以帮助提高血氧含量。

（3）对于出现舌根下坠的患者，可以轻轻拉出其舌头，以确保呼吸道畅通。

（4）在送往医院的途中，尽量减少颠簸和震动，同时保持患者头部稍微抬高，与地面保持20°角，以减少脑部充血和颅内压增高的风险。

（5）在等待专业人员到来或送往医院的过程中，应暂时禁止患者进食和进水，以避免误吸和窒息的风险。

（6）如果出现心跳或呼吸停止的紧急情况，应立即进行心肺复苏，并尽快寻求专业医疗人员的帮助。

（四）晕厥的急救

晕厥俗称昏厥，是指患者突然发生严重的、一过性的脑供血障碍，从而导致的短暂意识丧失。发作时除意识完全丧失外，患者因全身骨骼肌张力减低，不能维持正常姿势而就地摔倒，通常在数十秒钟后意识恢复。

1. 晕厥的判断

（1）其先兆为头晕、胸闷、心慌、气急、面色苍白、出冷汗、眼前发黑。

（2）突然意识丧失，就地摔倒。

（3）数秒钟或数分钟内清醒。

2. 晕厥的急救

（1）立即将患者以仰卧位置于平地上，头略放低，可以按压人中穴等急救，并松开过紧的衣领和腰带等。

（2）开窗通风，保持室内空气清新。

（3）观察患者的神志、呼吸、脉搏、血压、体温等生命体征，检查患者有无摔伤。

（4）多数晕厥患者都能够迅速缓解，无需紧急救治，但患者清醒后如有下述情况则提示病情严重：大汗淋漓、持续头疼和头晕、恶心、呕吐、胸痛、胸闷、脉搏过快过慢或脉率不整齐、血压严重低于或高于平时。此时应该立即呼叫救护车。此外，频繁发作的晕厥以及老年人发生的晕厥，无论何种原因都需要去医院检查和治疗。

（5）由于大部分的晕厥与血容量暂时相对不足有关，故可让患者喝适量的水，对可疑低血糖的患者（如糖尿病），可给予含糖饮料及食物。

（6）不要急于让患者站起来，必须确认患者的意识完全恢复并有能力起来时，要先帮助其缓缓坐起，给患者一个适应的过程，以免再次摔倒。

（7）视情况拨打120急救电话或送往医院救治。

（五）心脏性猝死

心脏性猝死是指由于心脏原因导致的突然死亡，通常在急性症状出现后1小时内发生，以意识突然丧失为特征。其特点是死亡急骤、出人意料，通常是非暴力性的自然死亡。触电、溺水、严重的创伤等可引发猝死，但主要原因包括冠心病、高血压、吸烟、肥胖、精神紧张、情绪激动、剧烈活动、气候寒冷以及饱食等。

1. 识别心脏骤停的症状 如果发现患者突然出现意识丧失、抽搐、呼吸停止、大动脉搏动消失等症状，应立即进行心肺复苏。

2. 心肺复苏 心肺复苏是抢救心脏骤停患者的重要措施。应立即将患者平放在硬板上，进行胸外按压和人工呼吸，按照30次按压和2次人工呼吸的比例进行操作。同时，尽快使用自动体外除颤器（AED）进行除颤。

3. 拨打急救电话 在进行心肺复苏的同时，应尽快拨打120等急救电话，请求专业人员的帮助。在等待专业人员到来之前，持续进行心肺复苏，不要轻易放弃。

4. 针对诱因进行治疗 针对不同的诱因采取相应的治疗措施，如触电导致的心脏骤停应立即切断电源，溺水导致的心脏骤停应进行倒水处理等。对于主要原因如冠心病、高血压等，应在事后及时就医并进行针对性治疗。

四、常见意外家庭救护

（一）中暑

中暑是指在高温和高湿度环境下，由于体温调节系统无法适应外界环境变化，导致体温升高、水电解质平衡紊乱以及心血管和中枢神经系统功能出现障碍的临床急症。如果得不到及时救治，中暑严重者可能会导致死亡。人体的正常体温调节是非常重要的，如果热量产生过多或者散热机制减弱，身体就无法维持正常体温，进而导致中暑的发生。

1. 病因 中暑的病因主要包括以下几个方面。①产热增加：长时间进行体力劳动或高强度运动，机体产热过多，或者环境温度过高，机体吸收热量过多。②散热减少：环境湿度过高、通风不良等因素，导致机体散热受阻，热量无法及时散发。③热适应能力下降：年老体弱、妊娠、高血压、冠心病或糖尿病等情况，使得人体对高温环境的适应和调节能力下降，更容易发生中暑。④常见诱因：年老、体弱、肥胖、疲劳、糖尿病、心血管疾病等，这些因素增加了中暑的风险。

2. 发病机制 人长时间处于高温环境或热辐射中时，机体会出现一系列生理变化。由于机体大量出汗，造成失水、失盐，使得血容量明显减少，导致周围循环衰竭。此时，如果不能及时补足水分和盐分，或者只注意补水而忽略了盐分的补充，就容易引发低钠血症，进而导致热痉挛。此外，大量出汗时，汗腺容易疲劳，导致体温调节功能障碍。这使得体内热量过多蓄积，引发中暑高热。体温甚至可高达40℃以上，增加了热射病的风险。

3. 身体状况 根据临床症状的轻重分为先兆中暑、轻度中暑、重度中暑。临床表现见表6－15。

表6－15 中暑的分类及表现

分类	临床表现
先兆中暑	在高温环境下工作一段时间后，出现大汗、口渴、头晕、头痛、注意力不集中、耳鸣、眼花、胸闷、心悸、恶心、四肢无力等症状，体温正常或略升高，一般不超过38℃。如及时脱离高温环境转移到阴凉通风处，补充水、电解质后，短时间即可恢复
轻度中暑	除先兆中暑症状加重以外，还可出现：体温38℃以上，面色潮红、大量出汗、皮肤灼热等表现；或面色苍白、皮肤湿冷、血压下降、脉搏增快等早期周围循环衰竭的表现。如进行及时有效的处理，常于数小时内恢复
重度中暑	包括热痉挛、热衰竭、热射病3种类型 热痉挛：多见于强体力劳动后的青壮年，表现为阵发性、对称性、痉挛性的肌肉疼痛 热衰竭：多见于老年人、儿童和慢性疾病患者。可有多汗、疲乏、无力、眩晕、恶心、呕吐、头痛等表现，有明显脱水症 热射病：典型表现为“高热、无汗和意识障碍”三联征，常见于年老体弱或有基础疾病的患者

4. 中暑的急救 中暑的急救包括以下步骤。

（1）脱离高温环境 将中暑者迅速转移到阴凉、干燥且通风的环境中，使其平卧，头部抬高，松解衣扣，有助于降低体温，缓解不适感。

（2）补充水分 如果中暑者神志清醒，且无恶心、呕吐等症状，可适量补充含盐的清凉饮料、茶水、绿豆汤等，既降温又补充血容量。

（3）散热 可以采用电风扇等散热方法，但避免直接吹风，防止感冒。

（4）冰敷 头部冷敷，具体可采用冰块、冰棍、冰激凌等放入塑料袋内，封严密即可。还可用冷水或30%乙醇擦浴帮助体表温度降低。

（5）监测生命体征 监测中暑者的心率、血压、脉搏、动脉血氧饱和度等，保证血氧饱和度。

（6）急救处理 如果中暑者出现体温明显上升或症状加重，应及时拨打120急救电话或前往医院就诊。在等待专业人员到来之前，可以应用冰盐水进行擦浴、擦拭等物理降温。

（二）溺水的急救

溺水是由于呼吸道被水、污泥、杂草等杂质阻塞，导致喉头、气管发生放射性痉挛，引起窒息和缺氧。当人体坠落水中而身体被淹没时，口腔和鼻腔充满水，氧气无法进入，同时冷水或吸水的刺激引起反射性咽喉痉挛，导致窒息和昏迷。如果水继续被吸入肺内，患者会因缺氧而死亡。

在发现溺水时，应立即拨打急救电话。同时，如果自己或他人发生溺水，应保持冷静，采取以下措施。

1. 水中救护

（1）自我保护　在确保自己有能力的情况下，可以选择跳入水中救出落水者。如果没有足够的能力，应立即高声呼救，寻求他人的帮助。

（2）接近落水者　迅速但小心地接近落水者，从其后面靠近可以避免被慌乱挣扎中的落水者抓住。

（3）带至安全处　从后面双手托住落水者的头部，两人都采用仰泳姿势，这样有利于呼吸，并将落水者带至安全处。

（4）必要的急救措施　如果有条件，可以使用漂浮的脊柱板来救护落水者。如果必要，可以进行口对口的人工呼吸。

（5）寻求帮助　高声呼救，尽快启动急救医疗服务体系（EMSS），以便得到更多的帮助和专业的救治。

2. 岸上救护

（1）安置位置　将溺水者安置于侧卧位，头部保持低位。这样有利于口鼻自动排出液体，并清理口鼻内的异物。在这个过程中，无须刻意控水。

（2）心肺复苏　如果溺水者出现心搏骤停的情况，应立即进行人工吹气两次，然后进行胸外心脏按压，完成五个循环后判断复苏效果。

（3）观察和清理　如果溺水者有呼吸和心跳但意识不清楚，应清除其口鼻异物，确保呼吸通畅。密切观察呼吸和心跳的变化。对于有自主能力的溺水者，可以协助其自行催吐，排出胃内的水。

（4）保暖和等待救援　对于低体温的溺水者，应坚持抢救，直到医务人员到达现场。

（5）后续护理　如果应急救护有效，溺水者恢复了心跳和呼吸，可以用干毛巾为其擦拭全身。擦拭方向应从四肢和躯干向心脏方向摩擦，以促进血液循环。同时，呼叫急救医疗服务系统进行现场或医院的进一步救护。

（三）地震的急救

地震又称地动、地振动，是地壳快速释放能量过程中造成振动，其间会产生地震波的一种自然现象。地震波可引起地面振动、塌陷、裂缝等现象，对人类生命财产造成严重威胁。地震发生后，及时有效的急救措施对于减少人员伤亡至关重要。同时，应保持冷静和理智，采用科学的方法进行救援。

1. 震后自救　在震后自救的过程中，可以采取以下措施。

（1）树立生存信念　在地震后，要坚定自己能够生存下来的信念，不轻易放弃。

（2）判断所处位置　首先要确定自己所在的地点和地形，判断是否有脱险的可能。如果有脱险通道或相对安全的地方，应该尽快前往。

（3）改善周围环境　如果周围环境危险，应尽快改善，如搬开压在身上的重物、清理周围的障碍物等。

（4）寻找和开辟脱险通道　根据实际情况，选择合适的脱险通道，如楼梯、走廊、出口等。如果无法找到，可以尝试开辟新的通道。

（5）保持呼吸畅通　如果空气中存在异味或尘土较多，可以用湿衣服或湿布捂住口鼻，以减少吸入有害物质。

（6）发出求救信息　尽量保持安静，不要大喊大叫，以免消耗体力。可以敲击铁管、墙壁等物体，或吹口哨等发出求救信号，以便引起救援人员的注意。

（7）节约水和食物　在等待救援的过程中，尽量节约食物和饮用水，同时尽量延长生存时间。

（8）处理伤口和固定骨折　如果受伤出血，可以用衣服进行包扎止血。如果发生骨折，可以用就地取材的方式进行固定，以减少移动和损伤。

2. 震后互救 在震后互救的过程中，可以采取以下措施。

（1）建立通风孔道 对于被埋在瓦砾中的人员，首先应该建立通风孔道，以确保他们能够呼吸到新鲜空气，防止窒息。

（2）清除口鼻异物 在将幸存者挖出后，应该立即清除他们口鼻中的异物，以确保呼吸畅通。同时，为了避免强光的刺激，应该蒙上他们的双眼。

（3）保持中立位搬运 在救出伤病员时，应该保持他们的脊柱呈中立位，以避免伤及脊髓。在搬运过程中，应该注意保护伤病员的头部、颈部和脊柱。

（4）判断伤情 在救出伤病员后，应该立即判断他们的意识、呼吸和循环体征，以便进行及时的救治。

（5）优先救治重伤员 在救援过程中，应该先救治重伤员，然后再处理轻伤员。对于外伤出血的伤员，应该进行包扎和止血；对于骨折的伤员，应该进行固定。

（6）心理援助 对于受到惊吓或情绪不稳定的伤员，应该给予必要的心理援助，帮助他们稳定情绪。

（7）关注特殊伤员 对于患有心脏病、高血压等疾病的伤员，应该特别关注他们的病情变化，防止病情加重或复发。

3. 危重伤员的应急救护 在震后搜救的过程中，对于危重伤员的应急救护可以采取以下措施。

（1）心肺复苏 对于呼吸心跳停止的伤员，应立即在现场实施心肺复苏，进行胸外按压和人工呼吸，以恢复其生命体征。

（2）平卧处理 对于昏迷的伤员，应将其平卧，头部偏向一侧，以便清理口腔分泌物，保持呼吸道畅通。

（3）正确搬运 对于颈、胸、腰部疼痛的伤员，应先进行固定，使用脊柱板或木板搬运。在移动伤员时，要确保身体轴线位，避免造成脊髓损伤。

（4）体位处理 对于休克的伤员，应取平卧位或头低脚高位，以增加回心血量和减轻呼吸困难。对于伴有颅脑、胸腹外伤者，应迅速转至医疗单位进行处理。

（5）处理开放性伤口 对于严重的开放性伤口，应先除去泥土杂物，用无菌敷料或其他干净物进行覆盖包扎，以减少感染的风险。

（6）处理挤压综合征 对于挤压综合征的伤员，应正确处理其伤肢，避免加重伤情。

（四）触电的急救

人身直接接触电源会导致触电，这一现象与电压、时间、电流、电流通道和频率等多个因素有关。由于人体组织中含有超过60%的导电物质水分，人体本身就是一个导体。当人体与设备的带电部分接触并形成电流通路时，电流就会流过人体，从而造成触电。触电时，电流对人体的伤害程度取决于多个因素，包括电流流过人体的强度、持续时间、电流频率、电压大小以及电流流经人体的途径等。因此，为了保护人身安全，应避免直接接触电源，特别是在高压环境下。如果出现触电情况，应立即切断电源，采取急救措施，并及时就医。

1. 切断电源 立即关闭电源开关或拉下闸门，拔掉电源插头，使触电者尽快脱离电源。如果无法接近电源开关，可以使用干燥的绝缘物品，如竹竿、扁担、木棍、塑料制品、橡胶制品或皮制品，挑开接触患者的带电物品，使其迅速脱离电源。

2. 移开患者 如果患者仍留在漏电的机器上，使用干燥的绝缘物品如棉衣、棉被等将患者推拉开。

3. 避免直接接触 在未切断电源之前，抢救者切忌直接用手拉触电者，以避免造成二次触电伤害。

4. 心肺复苏 如果确认触电者心跳停止，在进行心肺复苏之前不要使用强心剂。

5. 处理灼伤 触电可能导致灼伤，对这些伤口进行适当的包扎。在高空或高压线触电的抢救中，要注意防止触电者再次摔伤。

6. 保护自身 急救人员在现场时最好穿上胶鞋，站在木板上，以保护自己免受电击伤害。

（五）猫狗咬伤的急救

猫狗咬伤后易发生狂犬病，感染方式主要通过携带狂犬病病毒的动物啮咬、舔、抓时，将唾液内的病毒传给动物或人。狂犬病的主要传染源是狗，其次是猫，另外，还有许多野生动物都可传播狂犬病。有时动物并没有发病，但因其带有狂犬病病毒，人被这些动物咬伤之后也可能患狂犬病。所以，被猫狗咬伤后，处理得当非常重要。

1. 咬伤出血的处理 如果伤口流血，流血不多的情况下，不急于止血。因为，流出的血液可以将残留在伤口的猫狗唾液一并带走。对于渗血的伤口，尽量从近心端（伤口离心脏近的位置）挤压伤口出血，利于排除残留的唾液。

2. 伤口处理及就医 用肥皂水或者清水冲洗伤口至少15分钟，用干纱布或干净布料蘸干伤口，再用75%乙醇或碘酒消毒伤口和周围的皮肤；如果现场找不到75%乙醇或碘酒，可以用白酒替代。伤口较深，更应反复冲洗、消毒，还需用3%过氧化氢（双氧水）冲洗；必要的情况时，可扩大伤口，不缝合，以利于引流。伤口处理后，尽快到医院或卫生防疫站注射狂犬和破伤风疫苗。

知识链接

医疗救护员（EMT）

EMT是指应用救护知识和技能，在各种急症、意外事故、创伤和突发公共卫生事件现场施行初步紧急救护的人员。在欧美等发达国家，从事院前医疗急救的专业人员除医生、护士外，还有EMT。2013年11月，国家卫生和计划生育委员会颁布《院前医疗急救管理办法》，规定“从事院前医疗急救的专业人员包括医师、护士和医疗救护员。医疗救护员应当按照国家有关规定经培训考试合格取得国家职业资格证书”。因此，从该办法实施起，医疗救护员为我国院前医疗急救新增力量。

练习题

答案解析

一、选择题

1. 以下不可能引起触电情况的是（ ）

A. 电线上晾晒衣服　　B. 抢救触电者时，抢救者用手拉触电者

C. 暴风雨引起高压电线断裂、落地　　D. 拉线时先切断电源

2. 冲洗被狂犬咬伤的伤口最适合用（ ）

A. 弱酸溶液　　B. 20%的肥皂水

C. 双氧水　　D. 食醋

3. 临床上依据症状轻重可将中暑分为（ ）

A. 先兆中暑、轻度中暑、热射病　　B. 先兆中暑、热痉挛、热射病

C. 轻度中暑、重度中暑、热衰竭　　D. 先兆中暑、轻度中暑、重度中暑

二、简答题

1. 简述常用应急救护的四项基本技术。
2. 简述休克分类及其特征。

（刘　婧）

书网融合……

本章小结　　题库

PPT

第五节　工作场所健康管理

情境导入

情境：张某，2004 年 6 月到某石料加工公司上班，先后从事破碎、开压力机等工种。工作三年多后，即 2007 年下半年，张某感觉咳嗽、胸闷，胸片也显示双肺有阴影，在怀疑自己得了“尘肺病”之后，张某到全国多家医院就诊，医生们都给出了一致的结论，他患了尘肺合并感染。

工作任务：

1. 确定导致张某患病的因素。
2. 在工作场所中进行健康管理，预防相关疾病的发生。

课前思考：

在不同的工作环境中，应如何进行健康管理？

劳动人口是社会财富的主要创造者，劳动力人口的健康状况对社会发展、国家进步发展起十分重要的作用。在我国，劳动人口约占总人口的 56%，该群体的身心健康直接影响家庭幸福、社会安定及国民经济发展，然而，快速增长的慢性病和职业病的发生正在影响着他们的健康。据统计，在我国劳动人口中，亚健康状态的员工已占 48%，尤以经济发达地区为甚，其中北京为 75.3%，上海为 73.49%，广东为 73.41%。而且，几乎每个参与市场竞争的个体都或多或少地患有慢性病或存在心理问题，因此，开展工作场所的健康管理迫在眉睫。

一、工作场所健康管理概述

（一）工作场所概念

1. 工作场所的定义　是指劳动人员的工作环境。它包括自然环境和人造环境，共同构成工作场所。各种有害的化学、物理、生物因素存在于生产作业场所及作业过程中并与特定职业相伴随，危害劳动人员身心健康，降低生活质量。

2. 工作场所的功能　包括：①学习的场所；②个性、能力发挥的场所；③获得生活费用的场所；④人际关系的场所；⑤生活的重要场所；⑥一个竞争的场所。

3. 工作场所健康管理　按照 WHO 的定义，工作场所健康管理是指“促使工作场所提高对影响健康的因素的控制能力，以及改善工作组织所有成员健康的过程”。

（二）工作场所健康管理的特点

工作场所中影响健康的因素较多且复杂多样，且处于变化中，因此工作场所健康管理应是动态连续的，应随着社会的发展、科技的进步、法律法规的完善以及人们职业安全卫生意识的提高而不断改进。从事工作场所健康管理的人员应不断努力，与时俱进，确保工作场所健康管理体系得以持续、健康发展。然而，随着社会经济的快速发展，工业化进程越来越快，许多新建改建扩建项目迅速开工，快速发展的工业及人们日益增长的物质文化需求使工作场所健康管理面临更大的压力和挑战。

目前我国工作场所健康管理已经在某些企业开始了探索和实践，主要以公共卫生机构和医疗机构为主体，但尚未形成一定规模，推广有一定难度，存在以下特点。

（1）认知程度不足　健康管理“治未病”的观念尚未深入人心；工作场所健康管理与促进对广大企业和职工来说还是一个相对陌生的概念，关注度不高。企事业单位对职业人群的健康问题重视程度良莠不齐，普遍存在资金投入不足的现象。国家政府方面越来越重视工作场所的健康促进工作，但是配套的落地政策尚待完善。

（2）广泛性不足　国内一些大型企业和特定行业积极开展了工作场所职工健康管理的探索和实践工作，但其广度、深度和可持续性均不强。目前世界各国中小企业的健康管理与促进工作都存在广泛性不足的问题，我国在这方面的问题也同样存在。

（3）资金来源渠道受限　当前企业开展职业健康与促进活动经费无专项列支渠道，中小企业因经营经济水平限制，更无此项费用的预算。经费的不足，在一定程度上制约了工作场所健康管理促进工作的开展。

（4）专业健康管理人才短缺　目前我国健康管理行业处于起步并蓬勃发展的阶段，多数由体检机构转型而来，从业人员水平参差不齐，对于行业发展而言，需要专业的健康管理人才队伍支撑行业发展。

（5）模式尚未成熟　虽然一些专业机构一直在探索工作场所健康管理工作模式，也积累了一定的经验，但尚未形成行业内公认的成熟工作模式，缺乏行业标准。

二、工作场所健康管理的主要内容及工作流程

（一）健康监测

企业应每年度组织职工进行一次健康体检，判断工作人员体质情况，客观了解其处于何种状态，建立及完善个人健康档案，确保档案的真实性、准确性、连续性、完整性。除此之外，企业应结合实际情况建立职工健康信息远程监测系统，如利用可佩戴腕式手表、数字体重秤、智能血糖仪等智能可穿戴设备采集、监测健康信息。工作人员职业健康检查项目应遵循国家相关标准规定。特殊工种另有检查规定的，还应执行相关规定。

（二）健康评估

采用调查问卷或综合量表对工作场所人员进行生活及行为方式评估、心理健康评估。生活方式及行为评估包括饮食情况、运动习惯、睡眠状态等。疾病风险评估可采用量表评价法以及生理、生化、心理检查指标分析预测。心理健康评估可采用心理健康测评量表，针对行为、认知能力、人格特征、情绪等进行评估。每年应至少开展一次健康管理综合效果评估，对企业的健康管理情况、管理人员能力、健康监测手段、评估机制、健康促进策略及措施、目标或指标控制等进行评估并提出改进建议。

（三）健康干预

根据不同类别的工作场所采取不同的健康干预措施。

1. 针对工作中接触传染病病原微生物的人员，应进行传染源无害化处置、工作场所隔离、通风、

消杀、工作活动精准管控、人群疫苗接种、个体防护等。

2. 针对工作中接触职业病危害因素的人员，首先应保证职业危害因素水平满足国家标准要求。并探索替代落后的生产工艺及设备、材料，配置有益健康的防护条件、设备、用品，落实职业禁忌保护等。

3. 针对慢性非传染性疾病风险人群，应采取下列策略及措施：健康生活方式宣传；定期健康检查；膳食与营养指导；运动康复指导；亚健康理疗保健服务；心理健康促进与提升指导；根据情况调整作业岗位等。

4. 针对女职工、未成年员工、伤残人员等，应落实国家劳动保护的特别规定。

（四）健康促进

推进现代健康理念，打造企业健康文化品牌，传播先进健康理念。企业应利用多种形式组织开展健康教育培训，普及健康知识，提升职工健康素养水平。应保证健康教育人群参与率不低于80%，职工具备基本健康素养的人数占职工总数的比例不低于30%。

健康教育内容包括：中国公民健康素养、职业健康教育、心理健康教育、慢性非传染性疾病健康教育、传染性疾病健康教育、应急健康教育、公共卫生健康教育、基本健康技能等。

三、工作场所健康管理案例

国内某公司工作场所健康管理服务介绍如下。

1. 服务对象 某企业全体教职工。

2. 服务人数 约4000人。

3. 提供服务方 国内某健康管理公司。

4. 服务时间 2020—2021年。

5. 流程图 如图6－5所示。

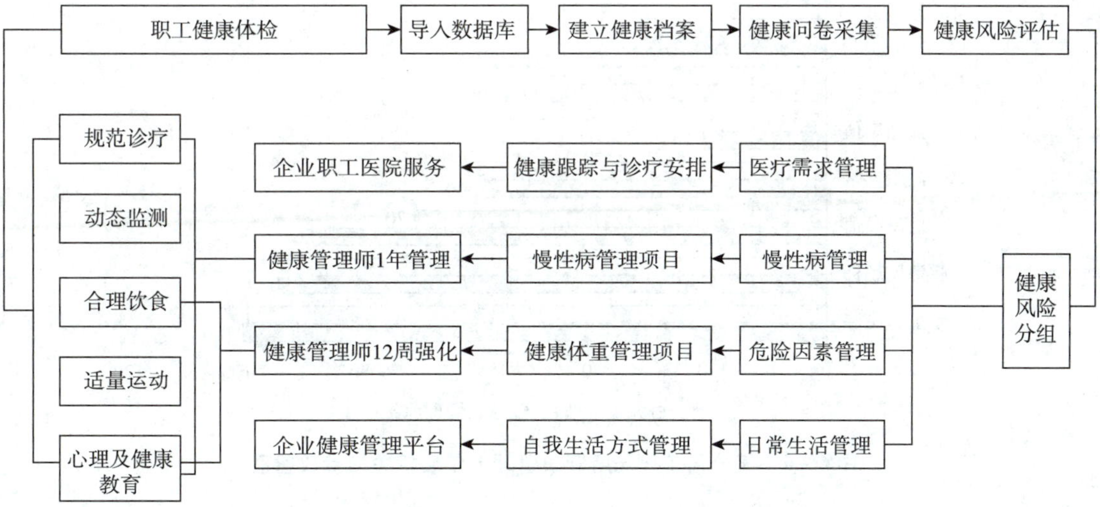

图6－5 某公司工作场所健康管理流程图

6. 具体内容 企业每年组织干部职工参加健康体检，并将全部数据录入健康管理云平台。通过为职工建立健康档案，采集健康信息，进行全员健康风险评估，并进行风险干预分组，针对不同干预组的职工提供不同干预措施，具体包括以下几项。

（1）为低风险状态的干部职工提供生活方式自我管理平台服务。

（2）为处于超重、肥胖、高血压、高血糖、高血脂、脂肪肝、高尿酸血症的个体提供健康体重管理服务。

（3）为高血压、2 型糖尿病等慢性病患者，提供综合干预服务。即：医疗干预、饮食干预、运动干预、心理干预及健康教育、动态监测。

（4）工作场所健康管理的工具包括：健康管理云平台、健康监测设备、个人移动健康监测包。

7. 干预步骤

（1）健康管理团队　由企业健康管理工作室、安全部门、职工医院、企业健康管理师、营养师、心理咨询师等组成。

（2）目标人群确定　由健康管理企业确认干预对象纳入标准，确定目标人群。

（3）健康教育　通过有效的健康教育使目标人群意识到自我行动的重要性，认识到健康风险的可控性。

（4）配备健康管理工具包　企业为目标人群提供方便可移动的血压、脉搏、心电图、体成分等测量设备。根据健康管理师要求，检测并上传数据，进而得到相应的药物、饮食、运动及心理指导。

（5）制定干预计划　根据评估结果，为目标人群制定个体化的干预计划。包括医疗、饮食、运动、心理及长期监测计划。

（6）跟踪指导计划　健康管理师通过“面对面—电话—微信—云平台”等方式，为目标人群提供长期的饮食、运动指导及心理支持，确保健康管理的效果得以持续。

（7）效果评价　在管理的不同阶段，对管理对象进行阶段性的评价，鼓励达标对象，提醒未达标人群，也可以经验分享、小组讨论的形式进行总结及鼓励。

（8）干预效果　健康管理 1 年后，职工的体重、腰围、血压、血糖、血脂、膳食结构、缺乏运动等情况明显改善，如图 6 -6 所示。

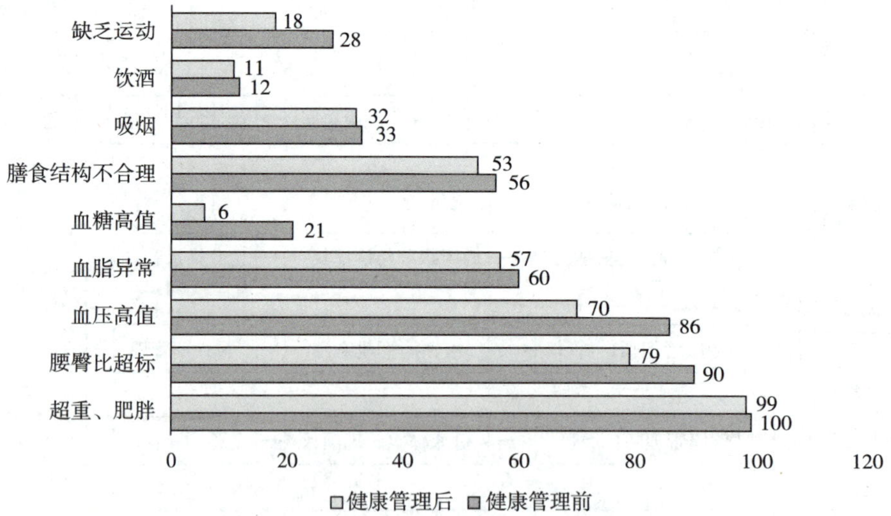

图 6 -6　某公司工作场所健康管理 1 年后相关指标改善图

知识链接

工作场所开展健康管理的历程

工作场所健康促进（workplace health promotion，WHP）理论产生于 20 世纪 90 年代中后期欧美发达国家，自 20 世纪五六十年代这些国家就开始大力开展职业卫生工作，并开展了很多 WHP 项目。通过几十年的发展，建立了相应的法律、标准体系，创立专业组织和机构，取得了丰富的实践经验，并形成一些较为成熟的职业健康促进模式。WHP 在我国起步较晚，长期以来以职业病防治和卫生宣教为主，20

世纪80年代WHP理念传入我国，随着经济社会发展，大型国有企事业单位开始逐渐积极探索实践WHP的试点项目，根据不同职业人群的工作特点，开展具有行业特色的健康管理项目，如航空航天系统、电力系统、石油石化系统、公务员系统，编写了行业健康指导手册，取得了一些积极成果，也积累了一定经验。但由于企事业单位发展情况的不平衡，目前WHP开展主体仍以公共卫生机构为主，与发达国家相比，我国的WHP在技术方法、认知程度、资金投入、广泛性等方面还存在差距。2017年国家卫计委发布了“十三五”全国健康促进与教育工作规划，从国家政策层面对工作场所职工的健康促进活动给予支持，WHP工作迎来了新的契机。

答案解析

练习题

一、选择题

1. 以下关于工作场所健康管理的概念描述正确的是（　）
   A. 对工作场所的职业卫生情况及个人的身体健康情况进行管理
   B. 主要是对从事与有害因素相关的工作人员的身体状况的管理
   C. 指“促使工作场所提高对影响健康的因素的控制能力，以及改善工作组织所有成员健康的过程”
   D. 对工作场所的物理、化学、生物及自然有害因素的管理
2. 工作场所健康管理的特点不包括（　）
   A. 认知程度不足　　B. 广泛性不足
   C. 专业健康管理人才短缺　　D. 有害因素不易识别

二、简答题

简述工作场所健康管理的工作流程。

（吕　婵）

书网融合……

本章小结　　题库

第七章　健康保险与健康管理

学习目标

知识目标

1. 掌握　健康保险定义及分类，包括医疗保险、疾病保险、失能收入损失保险、护理保险、医疗意外保险对应的保险责任。

2. 熟悉　健康保险原理及相关要素，健康保险风险特点；健康保险指导在个体健康管理中的应用。

3. 了解　健康保险风险控制的原理和方法；健康保险对健康管理的意义。

能力目标

能根据不同人群需求介绍相关健康保险类型及相关保险责任。

素质目标

通过本章学习，帮助树立严谨的科学态度，并具有敬业精神以及为人群健康服务的高尚道德情操和人文情怀。

随着现代社会生活节奏的加快和工作压力的增大，人们对于健康的关注度不断提高，健康已经成为最基本的需求之一。然而，在这样的背景下，许多人的健康状况却不容乐观。为了维护和提升个体的健康水平，需要积极采取措施，随着科技的发展和人们对健康的日益重视，健康保险和健康管理逐渐成为未来的重要产业。这两个领域相互关联，在维护和提升个人及群体健康方面发挥着不可替代的作用。健康保险为人们提供经济保障，减轻因疾病或意外伤害带来的经济负担；而健康管理则通过帮助人们建立健康的生活方式，预防疾病的发生，提高生活质量。

第一节　健康保险概述

PPT

情境导入

情境：王女士是某中学退休教师，丈夫杨先生是会计，二人育有一女。王女士和丈夫退休以后感觉到身体状态越来越差，三年前王女士还诊断出糖尿病。二人此前购买过重大疾病保险，还购买了百万医疗保险。王女士今日去社区卫生服务中心监测血糖和血压时，发现血糖水平控制不佳，社区李医生反复跟王女士强调应该注重自我健康管理。回家后王女士突然想起购买的百万医疗保险中有一项健康管理服务还未曾使用，随即打电话联系保险代理人咨询。

工作任务：

1. 为客户介绍健康保险与健康管理之间的关系。
2. 给客户普及健康保险在个体健康管理中的应用知识。

课前思考：

如果你是王女士的保险代理人，应如何为王女士介绍百万医疗保险中的健康管理服务。

一、健康保险的原理与定义

风险是人的全生命周期过程中不可避免的现象，我们生活在一个充满风险的世界之中，风险是否发生，发生在何时何地造成多大的损失，都是不以人的意志为转移的，而且是不确定的。可以说一个人一生中遇到多少自然灾害、意外事故、疾病，或者说一个人发生危险事故的概率是多少都是无法确定的，但是对整个社会整体而言，风险是确定的，那就是风险无处不在，发生的概率和损失程度有一定的统计规律。那么保险就是集合大量面临相同危险的个体，通过每个人缴纳少量的保费，形成巨额的保险基金，当参加保险的个体发生事故时可以从保险基金中领取丰厚的保险金作为补偿，从而避免巨大的经济损失，确保人们生活稳定。

保险以契约形式（保险合同）确立双方经济关系，以缴纳保险费建立起来的保险基金，对保险合同规定范围内的灾害事故所造成的损失，进行经济补偿或给付的一种经济形式。构成保险要素的主要有：保险人、投保人、被保险人、保险标的及可保风险。保险人也称承保人，是指经营保险业务，与投保人订立保险合同，收取保费，组织保险基金，并在保险事故发生或者保险合同届满后，对被保险人赔偿损失或给付保险金的保险公司。投保人也称“要保人”，是指与保险人订立保险合同，并按照合同约定负有支付保险费义务的人。被保险人俗称“保户”，是指受保险合同保障并享有保险金请求权的人。保险标的是投保人申请投保的财产及其有关利益或者个人的寿命和身体，是确定保险合同关系和保险责任的依据。可保风险是指符合承保人承保条件的特定风险，比如疾病风险。

根据保险标的不同，保险可分为人身保险和财产保险两大类。人身保险是以人的寿命和身体为保险标的的保险。当人们遭受不幸事故或因疾病、年老以致丧失工作能力、伤残、死亡或年老退休后，根据保险合同的规定，保险人对被保险人或受益人给付保险金或年金，以解决病、残、老、死所造成的经济困难。一般来说，人身保险包括人寿保险、健康保险和人身意外伤害险。

健康保险以人的身体作为保险标的，保证被保险人在发生疾病或意外事故所致伤害的情况下，可以获得医疗费用及相关损失补偿的一种保险。其保险责任包括被保险人的医疗费用支出、护理费用支出、收入损失和因病造成的事故或残疾等。

健康保险的产品设计内容主要涉及保险标的、保险责任、保险责任的起始时间、保险费率、保险金额、保险期限等，并以商品的形式满足消费者的需求。健康保险的产品设计要遵循市场、简明、互补、平衡等原则，涉及要素包括投保范围、保险责任、除外责任、保险期间、续保、保险费、投保人解除合同的处理、被保险人的年龄、性别、职业等及其他风险要素。其中，保险责任是最重要的部分，直接关系到最终保险产品的质量。

健康保险经营管理的基础工作涉及精算、核保、理赔等。精算主要分为费率制定、赔付率计算和准备金提取三大部分。其中主要任务就是费率制定（即所谓定价），基本原理是保费收入恰好等于赔款支出。因此，健康保险的定价贯穿于业务管理工作的始终，其基本要素包括索赔总额、费用、等待期、免赔额、保单续保率和失效率、利率和安全余量等。核保是指保险人对可保风险进行评判和分类，进而决定是否签发保单以及什么样的条件签发保单。通过核保筛选出不符合条件的被保险人，防止出现逆向选择。在健康保险范畴，并不是所有的疾病都可以得到保障，健康保险保的是可保疾病。核保的基本要素包括年龄、性别、个人健康状况、家族史、职业、生活习惯和环境、财务状况、投保动机、逆向选择、道德风险等。理赔是指被保险人遭受意外伤害事故或罹患保险责任范围内的疾病，保险人接受其索赔申请，依据保险合同约定，对其罹患的约定疾病或发生的医疗费用、住院津贴、失能收入减少等情况进行审核、理算，并向被保险人或受益人进行赔偿或给付保险金的过程。

二、健康保险的分类

依据不同的标准，健康保险进行的分类不同。

（一）依据组织性质分类

健康保险可以分为商业健康保险、管理式医疗、社会医疗保险、自主计划。商业健康保险是指投保人和保险公司在双方自愿的基础上，签订保险合同，在保险合同有效期内，如果发生了保险合同约定的风险和损失，由保险公司承担经济损失赔偿的责任。

管理式医疗是美国健康保险采取的主要形式，即“蓝盾与蓝十字计划”。它是一种集医疗服务提供和经营管理为一体的医疗保险模式，管理式医疗保险除了直接参与医疗服务体系的管理以外，还将预防和保健也加入其中，这样可以促进健康，降低患病的风险，从而减少疾病支付费用。

社会医疗保险是以国家和社会作为经营主体，立法强制实施，由多方共同筹资，形成保险基金。如果投保的个人因疾病等原因发生医疗费用，由该医疗保险基金做出经济上的补偿。

自主计划一般是由雇主自愿为雇员提供的多层次医疗保障体系的重要补充。我国政府鼓励企业建立补充医疗保险制度，以保证该企业职工医疗保险待遇水平不降低。

（二）依据保障内容分类

根据2019年中国保险监督管理委员会出台的《健康保险管理办法》文件规定，我国健康保险主要包括医疗保险、疾病保险、失能收入损失保险、护理保险、医疗意外保险。

1. 医疗保险 医疗保险也称“医疗费用保险”，是针对被保险人因疾病、生育、康复等所致的医疗费用进行经济补偿的健康保险的重要险种之一，其中医疗费用包括门诊费用、药费、住院费、手术费等。在保险实务中，医疗保险一般包括普通医疗保险、住院保险、手术保险、综合医疗保险、高额医疗费用保险等险种。医疗保险一般是一年或一年以内的短期健康保险。医疗保险的主要类型包括普通医疗保险、住院保险、手术保险、综合医疗保险。值得注意的是，我们上面提及的医疗保险均属于商业医疗保险，商业医疗保险与社会医疗保险、补充医疗保险共同构成我国目前广义的医疗保险。

商业医疗保险具有以下几个特点。

（1）一般具有免赔额，其给付条件是以医疗行为的发生或医疗费用支出作为依据，与疾病诊断不直接相关；

（2）规定医药目录，有最高补偿限额、共保比例等限制性条款；

（3）给付金额不得超过被保险人实际发生的医疗、康复费用金额；（赔偿时以实际支出为限）

（4）必须区分被保险人是否拥有公费医疗、基本医疗保险、其他费用补偿型医疗保险等不同情况，在保险条款、费率或者赔付金额等方面予以区别对待。

2. 疾病保险 疾病保险是以疾病的发生作为保险金给付条件的健康保险。当被保险人患有保险合同约定的疾病时，可以从保险机构获得保险金补偿的一种健康保险。疾病保险包括重大疾病保险、特种疾病保险等。疾病保险是一种独立的险种，一般要求在确定为保险合同约定的疾病后，可以立即一次性获得保险合同约定金额的保险金。它具有以下特点。

（1）保险金的给付条件只依据疾病诊断结果，不与治疗行为的发生或医疗费用相关；

（2）疾病保险的主要产品类型是重大疾病保险，即当被保险人罹患保险合同中规定的重大疾病或疾病状态并符合严重程度的定义时，保险公司按照约定保险金额履行给付责任；

（3）为防止被保险人带病投保，降低逆向选择的风险，疾病保险合同通常设置等待期，等待期不得超过180天。

重大疾病保险是指严重的、可能造成死亡的，或显著加速生存者提前死亡、直接影响生存、工作能力和生活能力的特定疾病。重大疾病严重威胁生命，通常需要高额治疗费用。重大疾病保险保障的疾病主要包括恶性肿瘤、急性心肌梗死、脑卒中后遗症、冠状动脉搭桥术（或称冠状动脉旁路移植术）、重大器官移植术或造血干细胞移植术、终末期肾病（或称慢性肾功能衰竭尿毒症期）等。

重大疾病保险有多种分类方式：根据保险期限的不同，可以分为一年期重大疾病保险、定期重大疾病保险和终身重大疾病保险；根据是否独立存在，可以分为以主险形式存在的重大疾病保险和以附加险形式存在的重大疾病保险；根据投保人群的性质，可以分为全体重大疾病保险和个人重大疾病保险；根据不同的人口属性，还可以分为少儿重大疾病保险、女性重大疾病保险和男性重大疾病保险等。根据保险责任的不同，重大疾病保险主要分为纯疾病保障型和疾病保障与死亡保障结合型两种主要形式。

3. 失能收入保险 失能收入保险又称“残疾收入补偿保险”或“收入损失保险”，是针对被保险人因疾病或意外事故丧失工作能力而不能获取正常收入或使劳动收入减少进行补偿的一种健康保险。失能收入保险的主要目的是为被保险人因丧失工作能力导致收入减少或丧失提供经济保障。失能收入损失保险具有以下特点。

（1）失能收入损失保险界定的核心包含两点，一是工作能力丧失，二是失能导致收入损失。失能的界定分两种情况：全部失能和部分失能或永久失能。

（2）失能收入损失险所提供的保险金，不一定能完全补偿被保险人因伤残而遭到的收入损失，它的给付限额低于被保险人在伤残以前的正常收入水平，这是为了促使伤残的被保险人尽早重返工作岗位。

（3）失能收入损失险的保险金给付期限，既可短期也可长期。这里的给付期限，是指保险公司支付保险金的最长时间。其中短期补偿是为补偿被保险人在身体恢复前由于不能工作而造成的收入损失；长期补偿则是为补偿被保险人全部残疾而不能恢复工作的收入损失。

（4）参保失能收入损失保险后，被保险人并不能在残疾失能后立即享受到保险公司给予的约定的收入补偿，因为在残疾后的一段时间属于免责期间，这类似于报销型医疗保险和补贴型医疗保险中的免赔额或免责期，在此期间保险公司不给予任何补偿。

4. 护理保险 护理保险是指为那些因年老、疾病或伤残等而需要照顾的被保险人提供护理服务费用补偿的一种健康保险。护理保险起源于20世纪70年代的美国，有效缓解了人口老龄化国家的社会经济压力。我国的护理保险一般作为其他人身保险的附加险出现，其运作方式与养老保险类似，但与真正意义上的护理保险有较大的差距。护理保险提供的保障一般分为四个等级：医护人员护理、中度安养护理、照顾式的护理、家中护理。护理保险具有以下特点。

（1）护理保险的主要形式是长期护理保险，以50岁以上的中老年人为主要消费群体，可以个人购买，也可以由企业为员工购买。

（2）护理保险需要制定理赔判别标准表。其给付条件主要包括：①日常活动能力失败。包括：起床和睡觉，或起居活动、穿衣和脱衣等。②医学上的必要性与住院治疗。保险公司要求被保险人住进护理院时与住进医院一样，要有医学上的必要性。③认知能力障碍。通常，如果被保险人被诊断为在某方面有认知能力障碍，就认为需要长期护理。

（3）长期护理保险具有多种形式的保险责任。一般包括三种护理类型：专业家庭护理、日常家庭护理和中级家庭护理。

（4）长期护理保险通常在保险合同中承诺保单的续保性，保证了长期护理保单的长期有效性。长期护理保险的受益人还可享受税收的优惠待遇等。一般来说，长期护理保险的保险期间不得低于5年。

5. 医疗意外保险 医疗意外保险，是指按照保险合同约定发生不能归责于医疗机构、医护人员责任的医疗损害，为被保险人提供保障的保险。“医疗意外保险”是一个完整名称，不属于“意外保险”。“医疗意外”是医疗领域一个约定俗成的词，主要是指医疗行为没有发生理想的治疗效果并造成损害。这种损害有预见可能，但医疗机构和医护人员并无责任。

三、健康保险的风险

（一）健康保险的风险特点

风险是遭受损失、伤害、不利或毁灭的可能性。健康风险是若干风险中直接作用于人的身体、影响人的健康的一种风险，比如伤病风险。健康风险的发生及其所造成的健康损失是不确定的。通常，被保险人的健康风险可以归为三类：一是去医院就医时，一定会产生医疗费用，甚至可能产生巨额医疗费用而无力承受的风险；二是工作能力的丧失或降低，不能从事任何工作，或者必须改变工作，从而带来收入损失并可能导致健康状况恶化的风险；三是生活不能自理，可能导致无法承受高额护理费用而使健康状况恶化的风险。

健康保险的风险有一般风险的共同特征，即健康风险具有客观性、严重性和不确定性的特征。因其造成危害和损失的对象是人而不是物，故与其他风险相比较，健康风险有自身的特点。

1. 健康风险危害的对象是人，而不是物质财产 其他风险发生造成的损失通常是指物质财产的损失，一般容易计算并可通过相应的保险得到赔付。健康风险发生所造成的损失是人的健康和生命，健康和生命是宝贵的，往往不是经济补偿可以替代的。同时，用货币来计量健康和生命的损失有时会碰到一定的困难，而且也存在道德和伦理方面的争议。

2. 健康风险有较大的不确定性、不可预知性和不可避免性 由于各种危害因素和生命的自然规律，人们可能因各种原因生病，健康风险发生的概率远较其他风险发生的概率要大，但就一个人而言，发生什么样的健康问题、什么时候发生，是不确定的、不可预知的。

3. 健康风险发生的原因复杂，常与其他风险相联系 各种社会的、自然的、生物的、心理的、行为的不利因素，都可能造成对健康和生命的危害。引起健康和生命损失的原因较其他风险更多、更复杂。同时，某些其他风险的发生，不仅导致经济的损失，而且往往伴随着健康和生命的损失，如车祸的发生，不仅会导致车辆损毁，往往也会导致人员伤亡。

4. 健康风险损失的外延性 与一般风险不同，有些疾病如艾滋病、新冠肺炎等，一旦发生，可以由一部分人传染给另一部分人，如不采取有效的预防、治疗和控制措施，对健康和生命所造成的损失将难以估量，严重时将影响经济发展、社会稳定和国际交往。

（二）健康风险的应对方法

在健康保险业务经营过程中，保险人通过向投保人收取保险费来承保被保险人发生伤病后的损失风险，而实际的医疗费用支出和收入损失由于各种原因经常会偏离预期的结果，使得健康保险的经营充满变数。保险人、投保人和医疗服务提供者三方在追求各自利益最大化时的冲突以及保险人的经营管理方式是健康保险风险产生的主要原因。

1. 健康保险的风险因素 健康保险的风险因素主要有投保人风险、医疗服务提供方的风险、保险人的经营管理风险。

（1）投保人的风险因素主要包括有形因素和无形因素两大类。有利因素是指非人力所控制的、客观存在的影响疾病发生和医疗服务需求的因素，主要包括年龄、性别、目前的健康状况、既往史、家族史、职业因素等；无形因素是指行为因素，指的是人的主观意志导致风险损失的增加，主要包括收入状况、已有的医疗保障水平、道德水平和习惯、嗜好、业余爱好等，这些行为因素可以是某些疾病的易患因素。但在健康保险中，对保险经营影响最大的、最难以控制的是医疗保险活动中人的理性行为，主要表现为逆向选择和道德风险。

（2）医疗服务提供方的风险主要源于道德风险。在就医过程，医疗服务提供方在风险损失的确定上起着至关重要的作用，由于医疗行业的高度专业性和技术性，医生拥有处方权和医疗技术足够多的信息，而被保险人因信息不对称，往往处于医疗信息的劣势地位，使得医生有诱导需求的可能或者提供过度医疗的倾向，这就产生了医疗服务提供方对被保险人的道德风险。

（3）保险人的经营管理风险主要源于产品设计、费率厘定、核保、核赔、协调管理等。

此外，社保政策、税收政策、监管政策、健康管理等对保险的经营管理风险也有一定的影响。

2. 风险管理与健康保险风险控制 风险管理是一个组织或个人用以降低风险负面影响（消极结果）的决策过程。健康保险经营业务的风险管理需要专业的健康保险风险管理控制技术来寻找并确定存在的各种风险，然后制订并执行各种行动方案来控制风险的发生，减少、消除、转移或避开这些风险。

健康保险风险控制主要是对内外风险影响程度进行专业评价、排序和制订管理控制目标和体系，尤其注意观察风险防范、风险识别和选择、可保风险控制以及风险转嫁和规避等原则，运用对健康保险的风险管理的一般方法、现代风险控制理论和技术，进行可行性分析和多目标处理，以期达到对整个经营活动和风险控制。

商业健康保险风险控制的方法如下。

（1）条款设计时的风险控制 在产品开发阶段，通过设计相应的合同条款增强被保险人的费用意识，是控制医疗费用并降低健康保险经营风险的首要策略。目前，国内外几乎所有的健康保险合同中都有相应的费用分担条款，常见的有免赔额条款、共同保险条款、等待期条款、无赔款优待系统、保险金给付限额、除外责任等。费用分担条款需要被保险人分担部分医疗费用，可以增强其节约意识，有利于最终降低医疗费用。

（2）核保时的风险控制 核保是建立健康保险市场秩序的屏障，也是风险控制的重要手段之一。在健康保险的核保过程中，对于被保险人保障水平、保险信用记录、过度利用倾向、收入水平、职业情况及医疗记录等进行风险评估。通过风险评估，采用同样费率的被保险人按风险程度进一步分类，然后按照核保标准做出是按标准风险承保，按次标准风险承保，还是拒保的结论。其真正目的在于有效地控制承保质量，使保险公司承保合同的保险事故实际发生率维持在精算预定的范围内，从而确保公司稳健持续经营。

（3）理赔时的风险控制 防范来自被保险人和医疗服务提供者的道德风险是非常重要的一项工作，健康保险公司通过理赔时的赔案审查、住院费用的账目审核、被保险人和医生的黑名单以及理赔经验分析等措施，最大限度地控制道德风险。在实际工作中，被保险人隐瞒既往病史，不如实告知；医疗服务提供者开大处方，提供不必要的检查和治疗服务，转嫁费用，甚至与被保险人勾结共同欺骗保险人的情况时有发生。因此，保险公司除了在条款设计和核保时对上述情况进行限制外，理赔时进行严格的调查和审核。通过健康保险的理赔，保险公司积累了大量的理赔资料和经验，这对医疗保险风险控制也是一项非常重要的工作。

（4）对风险转移——再保险 再保险是基于原保险人经营中分散风险的需要，保险人在原保险合同的基础上，通过签订分保合同，将其所承保的部分风险和责任向其他保险人进行保险的行为。在健康保险经营中，健康险公司通过再保险的方式可使业务规模化并分散风险、提供给投保人更宽的选择业务和其他服务的范围等，使得保险公司在产品和承保风险的选择上可能会更灵活、更积极、更好地为社会需求提供多方面保障。

（5）对医疗服务过程的风险控制 ①对医疗服务提供方的风险控制：医疗服务提供方对发生就医

的被保险人的住院时间长短、治疗方案、是否发生医疗费用及发生多少医疗费用等起着重要作用，因此加强对医疗服务提供方的控制，对减小健康保险的风险是非常重要的。保险公司除了利用全国性的医疗服务数据与医疗机构协商确定合理医疗服务价格外，还应与医疗机构进行密切合作。通过设立定点医院，可以为保险人的理赔审核提供便利，同时也为保险人进一步加强对医疗服务过程的控制服务体系和监督机构，保险人可定期对定点医院的控制奠定基础。通过建立定点医院服务体系和监督机构，保险人可定期对定点医院的诊疗方案、药品选择、住院标准等进行稽查，以提高管理透明度。②对被保险人医疗服务利用的风险控制：对医疗服务利用风险控制的主要方法是审查，即对被保险人医疗服务利用的必要性和服务质量进行审核和评估的方法，审查的内容包括确认非急诊住院的必要性，规定其合理的住院期限等。

（6）健康管理的风险控制　健康管理是健康保险进行风险控制的有效手段。健康保险关注的不仅是被保险人发生保险事故后的经济补偿，更加重要的是保险事故发生前的健康管理。通过对被保险人提供系列健康服务，可以将被保险人患病率降至最低，同时通过定期体检等方式及时掌握被保险人健康状况，为续保提供重要依据。健康管理具体的服务内容包括提供预防保健、健康教育、健康宣传、定期体检、医疗咨询、就医指导等附加服务，努力将医疗服务内容扩展和延伸，从而有效预防疾病的发生。健康管理服务不仅可以有效化解健康经营风险，还可以增强全民健康意识，促进健康保险长期稳健发展。

（7）管理式医疗　管理式医疗是指引入健康管理的理念，通过保险机构直接参与医疗服务体系，来提高医疗服务市场效率的介入手段和管理方式，它以被保险人的健康状况作为管理的核心工作，是一种很好的费用控制模式。管理式医疗能促使医疗机构增加保健和预防方面的开支，合理有效地安排治疗，节约服务成本，从而有效地控制整个医疗服务费用，同时可以对医疗服务过程进行管理，保证被保险人得到合理、必需、高质量而又经济的医疗服务。为了保证被保险人能获得网络内低成本、高质量的医疗服务，管理式医疗采取建立选择性的医疗服务网络、主管医师的“守门人”制度等措施来进行控制，在工作过程中尤其强调基础保健和预防保健，重视社区医疗的作用。

知识链接

《健康保险管理办法》

（中国银行保险监督管理委员会令 2019 年第 3 号）

第一章　总　则

第一条　为了促进健康保险的发展，规范健康保险的经营行为，保护健康保险活动当事人的合法权益，提升人民群众健康保障水平，根据《中华人民共和国保险法》（以下简称《保险法》）等法律、行政法规，制定本办法。

第二条　本办法所称健康保险，是指由保险公司对被保险人因健康原因或者医疗行为的发生给付保险金的保险，主要包括医疗保险、疾病保险、失能收入损失保险、护理保险以及医疗意外保险等。

本办法所称医疗保险，是指按照保险合同约定为被保险人的医疗、康复等提供保障的保险。

本办法所称疾病保险，是指发生保险合同约定的疾病时，为被保险人提供保障的保险。

本办法所称失能收入损失保险，是指以保险合同约定的疾病或者意外伤害导致工作能力丧失为给付保险金条件，为被保险人在一定时期内收入减少或者中断提供保障的保险。

本办法所称护理保险，是指按照保险合同约定为被保险人日常生活能力障碍引发护理需要提供保障的保险。

本办法所称医疗意外保险，是指按照保险合同约定发生不能归责于医疗机构、医护人员责任的医疗损害，为被保险人提供保障的保险。

第三条 健康保险是国家多层次医疗保障体系的重要组成部分，坚持健康保险的保障属性，鼓励保险公司遵循审慎、稳健原则，不断丰富健康保险产品，改进健康保险服务，扩大健康保险覆盖面，并通过有效管理和市场竞争降低健康保险价格和经营成本，提升保障水平。

练习题

答案解析

一、选择题

1. 按照保险性质不同，健康保险可分为（ ）

A. 社会养老保险和社会工伤保险　　B. 商业健康保险和社会养老保险

C. 社会工伤保险和商业健康保险　　D. 社会医疗保险和商业健康保险

2. 只依据疾病诊断结果为保险金的给付条件的保险为（ ）

A. 疾病保险　　B. 医疗保险

C. 失能收入保险　　D. 护理保险

3. 以下关于疾病保险的说法正确的是（ ）

A. 是以约定医疗行为的发生为给付保险金的条件

B. 以费用作为依据，与疾病诊断不直接相关

C. 风险因素多，经营管理复杂

D. 合同通常设有等待期

二、简答题

请简述我国健康保险的类型及相关保险责任。

（瞿 艳）

书网融合……

本章小结　　题库

第二节 健康保险与健康管理的关系

PPT

情境导入

情境：李先生是某大学教授，妻子王女士是医生，二人育有一子。二人为自己购买了社会养老保险的同时，还购买了高额的人寿保险，还为儿子购买了教育年金。随着健康保险的快速发展以及健康管理意识的不断上升，李先生意识到自己虽然购买了大额寿险，但没有为家庭的健康风险进行分散，所以想了解一下健康保险与健康管理之间到底有什么联系。

工作任务：

1. 为客户介绍健康保险与健康管理之间的关系。
2. 根据不同人群需求介绍相关健康保险产品。

课前思考：

如果你是接待李先生的健康管理师，在知识方面应该做哪些储备？如何向李先生介绍？

《健康中国2030规划纲要》《健康保险管理办法》等政策的颁发出台，大力促进商业健康保险与健康管理的协调发展，支持二者长期合作、共同完善自身发展水平。如今，随着健康管理服务理念、商业模式和技术水平的不断进步，以互联网、人工智能为主的科技创新对保险业和健康产业的发展有着促进作用。在大健康时代的背景下，健康保险公司作为大健康产业链的关键一环，应把自己定位成一个健康服务管理平台、健康数据信息平台，在这个平台上被保险人能够享受一条龙的健康服务。目前，健康管理已经成为以健康保险为核心的健康产业中不可或缺的组成部分。健康管理对健康保险行业的巨大促进作用，在国外已得到了普遍认可，商业健康保险公司应注重健康管理的应用，进而创新保险产品，健康管理与商业健康保险建立数据的共享平台，完善商业健康保险基础数据，实现全生命周期的健康管理服务模式。

一、健康保险对健康管理的意义

（一）健康保险引入健康管理的意义

1. 引入健康管理是顺应大健康时代的背景要求 大健康不仅是个体身体健康，还包含精神、心理、生理、社会、环境等方面的完全健康。大健康所提倡的不仅要有科学的健康生活，更要有正确的健康消费等。它的范畴涉及各类与健康相关的信息、产品和服务，也涉及各类组织为了满足社会的健康需求所采取的行动。从风险管理角度出发，大健康倡导一种健康的生活方式，从风险控制出发既强调“治病”，更强调“治未病”，主张将资源向健康保障、健康管理、健康维护倾斜。因此，在大健康背景下健康保险应该积极转变角色，与一些大健康公司积极合作，发展“大健康+保险”模式，通过产品创新、技术创新等手段有效提高保险公司竞争力和公信力，提升其社会效益。

2. 健康管理能实现公司和客户双赢 扩展健康保险的服务范畴，比如增加健康教育、健康咨询等服务，是变被动为主动，从单纯的事后赔付，扩展到事前、事中、事后的全程服务，这样能有效提高公司的声誉与档次，提升客户的忠实度、满意度。并且有效的健康管理能减少常见病、多发病、传染病的疾病发生率，延缓、减轻一些慢性疾病的发生、发展，促进被保险人的健康，提高他们的身体素质，从而达到降低保险赔付支出，从而实现公司与客户双赢的局面。

3. 健康管理能有效降低道德风险 实施健康管理，建立健全客户健康资料，能有效降低保险公司面临的承保风险和客户就医过程中的道德风险，也可以减少逆向选择的风险发生。在健康管理过程中，掌握全面的健康信息是开展工作的前提。基于全面的健康信息，能有效降低道德风险。

4. 健康管理能有效降低医疗风险 在医疗费用上涨较快的当前，建立健康管理的医疗网络，进行事中管理，控制费用支出，能有效降低医疗风险。比如，对于慢性疾病的管理，健康保险公司既可以给服务对象提供方便、专业的医疗服务，又能根据需要向医院支付后期的医疗费用，为慢性病人群提供整体解决方案，从而在这个过程将医疗风险降到最低。

（二）健康保险对健康管理的意义

健康保险的发展需要健康管理的支撑，健康管理也需要保险人的参与才能充分发展。健康保险对健康管理行业的产生与发展，一直起到了非常重要的作用。一方面，通过健康保险业已经建立完善的销售网络与平台，健康管理服务与产品才能更好地向社会民众进行推广；另一方面，随着健康保险业的不断发展和经营管理体系的逐步健全，健康管理的应用技术、行业标准、效果评价等也获得了足够的运用与发展空间。

1. 健康保险能有效促进健康管理的资源整合与配置 在“健康中国”的战略背景下，医疗健康产业蓬勃发展，但其组织松散是包括我国在内的多数国家医疗健康产业所面临的共同问题。保险业具有较强的社会管理与资金管理能力，市场化机制较强，随着其逐步参与医疗保健服务提供领域，将有能力整合并协调好各种类型的健康诊疗服务，为参保人员提供便捷、高效的全程服务。此外，健康保险业还能够通过激励机制以及所掌握的客户资源，利用市场化机制，促进医疗资源的合理配置与费用支付体系的健康发展。

2. 健康保险可作为健康管理的战略性市场渠道 健康管理作为服务产品在国内市场上出现的时间比较晚，通过健康保险公司已经建立的市场渠道与销售平台，将健康管理服务与健康保险产品进行有机融合，将会对健康管理业的发展起到重要推动作用，双方相互结合协调发展的同时，通过与保险机构的合作降低健康管理公司的市场开拓费用，有助于健康管理机构将更多精力投入到健康管理技术研发中。

3. 健康保险能够加强健康管理的良好认同度 由于健康管理在国内的发展尚处在初期阶段，其服务理念、技术原理、内在价值和操作流程还在逐步研究和完善中，如果缺乏对健康保险经营者的支付，客户自然在享受健康管理的必要性和紧迫性上犹豫不决，也没有更好的激励机制。借助健康保险公司已有的社会声誉和市场影响，健康管理可更快地被市场认识与接受。

二、健康保险在个体健康管理中的应用

在新的《健康保险管理办法》中指出保险公司可以将健康保险产品与健康管理服务相结合，为客户提供健康风险评估和干预、疾病预防、健康体检、健康咨询、健康维护、慢性病管理、养生保健等服务，以降低健康风险，减少疾病损失。保险公司开展健康管理服务的有关内容可以在保险合同条款中列明，也可以另行签订健康管理服务合同。在健康保险实务中，指导个体健康管理主要通过疾病管理、病例管理和健康促进管理方式来实现。

首先，疾病管理是健康保险行业中最常见的健康管理方式。它旨在控制和减轻由慢性疾病或病症引起的医疗费用和社会成本。通过对疾病进行风险评估和管理，这种健康管理可以帮助人们更好地控制自身健康状况，并预测患病的可能性以及如何避免疾病发生。

其次，病例管理是指管理患者医疗状况和康复情况。该管理方式主要关注患者的医疗过程，包括对疾病的早期筛查、达成治疗目标、监测患者健康状况以及跟进康复情况。这种健康管理方式突出了对疾病治疗的监控和协调，可以帮助患者更好地康复并提高基金利用效率。

最后，健康促进管理是鼓励保险人员参与健康生活方式、行为和饮食方面改变的一种健康管理方式。它的目标是通过教育和支持来促进健康生活方式的养成，从而减少未来的医疗支出和提高生活质量。这种健康管理方式适用于任何人，正是因为它的用途广泛，所以健康保险行业也经常推广这种健康管理方式。

依据《保险机构健康管理服务指引》，在保险经营的过程中，健康保险在个体健康管理具体的服务内容包括“健康体检、健康咨询、健康促进、疾病预防、慢病管理、就医服务、康复护理等”七大类服务。

（1）健康体检 按照保险机构和客户达成的保险合同的要求，以及重病前高风险病症的定义标准，将罹患高风险病症的客户从保险的客户中挑选出来，将其作为健康管理的对象和标的。

（2）健康咨询　由医学专业的人员，向客户提供和其病症相关的问题、疑问等的解答，增加客户对其病症的了解，并采取积极有效的措施防治其疾病的活动。具体方式可采取电话、视频、线上、线下等服务，解答客户相关的疑问和需求，帮助客户获得健康和医疗信息的活动。

（3）健康促进　包括健康教育服务、营养饮食管理服务、运动管理服务。

健康教育服务是向客户提供和其病症相关的知识和信息，使客户了解其所患疾病的健康风险，以及和其病症相关的不良生活习惯等防治常识的活动。

营养饮食管理服务是向客户提供和其病症相适应的营养饮食方案，使客户了解不良营养饮食的健康风险，形成健康的营养饮食习惯的活动。

运动管理服务是向客户提供和其病症相适应的运动方法和方案，避免不良运动带来的健康风险和危险，使运动成为其健康的促进因素的活动。

（4）疾病预防　包括重病早查方案服务和健康指标监测服务。前者是向客户提供和其重病前症相适应的体检项目和复查方案，使客户了解针对性的检查内容和时间间隔，及时得知病情的进展情况的活动。后者是向客户提供健康指标和监测以及穿戴设备的使用建议，或提供相关配套服务，记录客户健康指标的变化情况，及时掌握其病情的进展情况，并采取应对措施的行动。

（5）慢病管理　包括医嘱管理服务、健康方式养成服务、健康教练服务。

医嘱管理服务向客户提供适合其病症治疗的医嘱管理工具和方案，帮助客户很好地执行医嘱，达到良好的治疗效果的活动，包括按照医嘱进行的客户检查、用药等相关的定期检查、药品服务等。

健康方式养成服务是为客户戒除不良嗜好、维持身心健康和良好生活习惯等提供科学方案、建议、支持，帮助客户保持信心，持之以恒地戒除有害健康的不良嗜好的活动。

健康教练服务是通过定制的健康管理训练课程，使客户掌握自我健康管理的方式和方法，有效管理其健康行为的活动。

（6）就医服务　即就医支持服务。向客户提供就医就诊方面的建议、意见和相关支持，使客户能及时得到适合的医生、医院和医疗服务，并使其获得有效治疗的活动。

（7）康复护理　采用康复和护理的干预手段提供服务。同时可根据客户需求，针对客户的某种疾病和异常健康状况，制定健康干预方案，并和客户共同实施的服务，帮助客户纠正健康风险行为和习惯，形成正确的健康管理方式和生活习惯的活动。还可以为客户提供数据类健康管理服务，帮助客户建立健康和疾病相关的数据和信息档案，并及时收集、跟踪、更新这些健康和疾病信息，根据相关健康和疾病信息的变化，指导客户进行健康管理和就医，并能就危险健康信息提出风险警示的活动等。

知识链接

《保险机构健康管理服务指引》

为积极响应国家的“健康中国2030”战略，贯彻银保监会发布的新《健康保险管理办法》（国家金融监督管理总局中国银行保险监督管理委员会令2019年第3号）和《中国银保监会办公厅关于规范保险公司健康管理服务的通知》（银保监办发〔2020〕83号）（以下简称《通知》）的规定，更好地服务于保险客户，顺应保险保障和健康管理服务深入融合的行业发展趋势，解决行业健康管理服务散乱、缺乏行业规范和标准的难题，助力商业保险经营机构跨出健康风险管理的第一步，推出《保险机构健康管理服务指引》系列标准。

《通知》规定保险公司提供的健康管理服务包括“健康体检、健康咨询、健康促进、疾病预防、慢病管理、就医服务、康复护理等”七大类服务。健康管理服务基础构成成分为健康管理服务某一环节、特定目标而设计的一套服务基础方案，这些环节和目标包括筛查、风险评估、健康教育、大病早查方案、营养饮食管理、运动管理、医嘱管理、不良生活习惯管理、咨询、健康教练、就医、健康指标和数据管理等，相对应的健康管理服务有：健康和疾病筛查服务、健康和疾病风险评估服务、健康教育服务、重病早查方案服务、营养饮食管理服务、运动管理服务、医嘱管理服务、健康方式养成服务、健康教练服务、专家咨询服务、就医支持服务及健康指标和监测服务等12种。

答案解析

练习题

一、选择题

1. 健康保险行业引入健康管理的最终目的是（　）

A. 促销保险产品

B. 为客户提供专业化的服务，提高客户的满意度

C. 以健康管理服务产品作为利润增长点

D. 降低赔付风险、保障经营效益

2. 在健康保险行业中，健康管理的核心任务不包括（　）

A. 健康咨询　　B. 诊疗服务

C. 健康教育　　D. 康复护理

3. 健康保险对健康管理的意义不包括（　）

A. 促进健康管理的资源配置　　B. 加速健康管理的转型

C. 作为健康管理的战略性市场渠道　　D. 加强健康管理的良好认同度

二、简答题

请简述在健康保险实务中，指导个体健康管理主要通过哪些方式来实现？其服务内容包括哪些？

（瞿　艳）

书网融合……

本章小结　　题库

第八章　健康管理伦理与职业素养

学习目标

知识目标

1. **掌握**　健康管理伦理规范、健康管理师的基本职业守则。
2. **熟悉**　常见的卫生法、健康管理伦理的基本原则。
3. **了解**　健康管理中的相关权利和义务。

能力目标

能运用伦理学原理进行分析评价健康管理提供者的各种行为是否合理。

素质目标

通过本章学习，帮助树立严谨的科学态度，具备职业素养和高尚道德。

第一节　健康管理的伦理

PPT

情境导入

情境：某健康管理中心是一家致力于提供全面健康管理的机构。健康管理中心对一位年轻客户进行了全面健康检查，发现其存在一些不良生活习惯。健康管理师根据这些信息对客户进行了风险评估，认为其有较高的患心脏病风险。然而，健康管理师未能充分解释评估结果，也未提供针对性的干预措施，导致客户对评估结果感到困惑和不安。

工作任务：

健康管理过程中，解释健康管理师和客户的相关权利和义务。

课前思考：

在这个案例中，健康管理师未能主动承担哪些义务，导致客户的哪些权利受到侵犯？

一、健康管理的伦理关系及规范

（一）健康管理的伦理关系

1. 健康管理的伦理关系含义　健康管理的伦理关系一般是指在健康管理过程中健康管理提供者与服务对象所建立的各种关系。

2. 健康管理的伦理关系内容　健康管理的伦理关系包括健康管理机构及健康管理提供者与社会人群的关系；健康管理提供者与服务对象的关系；健康管理提供者之间的关系；健康管理提供者、服务对象与社会、环境的关系等。

3. 健康管理的伦理关系性质、作用　健康管理的伦理关系是一种双向的、特定的、动态的关系。健康管理的伦理关系是医学伦理关系的重要组成部分。培育并维护良好的伦理关系是健康管理实践中的重要一环，是健康管理取得实效的必要前提。

4. 健康管理的伦理关系特点 健康管理实践中的服务者与服务对象之间的关系不能照搬医院的医患关系，也不能等同于一般人际交往。既要本着医学伦理学的尊重、适度理念，更要注意人文关怀的应用。广大的健康管理提供者要在健康管理服务实践中不断探索，形成并不断完善适合中国国情的健康管理的伦理关系。

（二）健康管理的伦理规范

1. 健康管理的伦理规范含义及作用 健康管理的伦理规范是指在健康管理实践中健康管理提供者与服务对象双方应共同遵守的行为准则。健康管理的伦理规范是医学伦理学研究的重要方面，是医学伦理学的丰富和发展。健康管理的伦理关系一般是指在健康管理过程中健康管理提供者与服务对象所建立的各种关系。

健康管理的伦理规范旨在规范健康管理提供者与服务对象双方的行为，协调健康管理提供者与服务对象间的关系，实质是为了提高健康管理质量。在健康管理提供者与服务对象关系中，健康管理提供者往往处于主导地位，是主要道德责任方，服务对象处于接受服务地位，是次要道德责任方。因此，健康管理提供者的道德水平决定着社会对健康管理行业的评价，直接影响着健康管理的发展。

2. 健康管理的伦理规范内容

（1）健康管理提供者应遵守的规范 以人为本、文明管理；增进责任、积极主动；尊重个性、保护隐私；加强修养、提高水平；健全机制、规范制度；有效评价、完善监督；服务社会、保障健康。

（2）服务对象应遵守的规范 与时俱进、科学理念；重视权利、履行义务；配合管理、体现主体；彰显责任、实践健康。

（3）健康管理提供者与服务对象应共同遵守的规范 双方平等、互相尊重；遵守法律、实践规范；相互信任、相互依托；良好合作、健康和谐。

二、健康管理中的相关权利和义务

1. 健康管理中的相关权利

（1）健康管理中的权利含义及作用 健康管理中的权利一般是指在健康管理过程中服务对象和健康管理提供者应有的权利和必须保障的利益。它不完全等同于法律上的权利。在健康管理实践中，无论是健康管理提供者还是服务对象，凡是脱离和超出社会现实的权利，是不可能得到伦理支持的。

在健康管理中重视服务对象和健康管理提供者双方的权利和义务，其目的在于使服务对象和健康管理提供者以及广大社会人群更好地恢复健康、维护健康、促进健康。

（2）健康管理中的权利内容 在健康管理的服务过程中，健康管理服务对象与健康管理提供者之间由于掌握的医学知识、所处地位、职责的不同，在健康管理关系中承担不同的责任并享有相应的权利。

（3）服务对象在健康管理中的权利 合理的、平等的健康保健权。享受平等的医疗保健服务，是社会人群的最基本的权利和正当要求。

知晓健康管理相关措施及进程的权利。在健康管理过程中，服务对象有权要求健康管理提供者告知有关自身的治疗、保健、风险的措施及进程，以便选择、决定。

保护自身正当利益的权利。服务对象在健康管理中一旦发现自己的医疗保健的权利、名誉、身体等受到损害，有权提出批评和意见，终止损害。

要求保护秘密和隐私的权利。健康管理提供者享有为服务对象提供医疗卫生保健服务的特殊职权，可以获得服务对象身体、心理甚至隐私等信息；服务对象为了诊治疾病而信任健康管理提供者，将必要的信息告诉对方，服务对象有权要求健康管理提供者保守秘密。

要求赔偿健康损害的权利。健康管理提供者在健康管理中因违反规章制度，治疗、护理等方面出现的过失或过错，造成了服务对象身心损害等不良后果，服务对象有权追究健康管理提供者的责任，得到相应的赔偿。

（4）健康管理提供者在健康管理中的权利　维护服务对象健康的权利、为服务对象提供健康服务的权利、恰当地使用干涉权、拒绝权等。

2. 健康管理中的相关义务　健康管理提供者与服务对象的权利是与其须承担的义务相对应的。健康管理提供者和服务对象在享有一定权利的同时，也必须承担相应的义务才能保证健康管理的正常进行。

（1）健康管理提供者在健康管理中的义务　健康管理提供者在健康管理中的义务由对服务对象的义务和对社会的义务构成。

（2）健康管理提供者在健康管理中对服务对象的义务。

①为服务对象提供健康保健服务的义务。健康管理提供者必须运用所掌握的健康知识和技能尽最大努力为服务对象提供健康保健服务，这是健康管理提供者对服务对象义不容辞的义务和责任。

②为服务对象解除痛苦的义务。健康管理提供者要同情、理解服务对象，千方百计为服务对象解除躯体和精神方面的痛苦。

③对服务对象进行宣传、教育的义务。健康管理提供者要以服务对象和社会利益为重，对服务对象进行及时、科学的健康宣传、健康教育、健康干预等措施，增强服务对象的健康意识。

④为服务对象保守秘密、保护隐私的义务。在健康管理过程中，健康管理提供者应该保守服务对象因为健康原因而提供的隐私、秘密；对特殊服务对象的病情及预后保密。

⑤满足服务对象正当需求的义务等。健康管理提供者在健康管理中对服务对象的有关健康的正当要求和建议应该尽量满足。

（3）健康管理提供者在健康管理中对社会的义务。

①面向全社会、全人类的预防保健义务。健康管理提供者要面向社会，主动宣传普及医药卫生知识，提高人们自我保健和预防疾病的能力。

②提高社会人群生命质量的义务。健康管理提供者要为广大社会人群提供医疗保健、健康咨询、计划免疫等服务，关注亚健康管理、临终关怀、安乐死等医学、社会问题，提高社会人群的生命质量。

③推进健康事业发展的义务。健康管理提供者在健康管理中还要兼顾社会整体健康，在服务对象因个人健康原因而危害社会利益时，健康管理提供者要以社会利益为重，说服服务对象的个人利益服从社会利益。

（4）服务对象在健康管理中的义务　在健康管理中，服务对象的各项权利必须得到保障。但服务对象的权利是与相应的义务对应的，服务对象在关注自身权利实现的同时也要明确自身在健康管理中的义务。

①保持和恢复健康的义务。服务对象首先要明确个人的健康是对家庭、社会责任的体现。个人应该努力消除或远离导致疾病发生或影响健康的重要危险因素。建立科学的生活方式，养成良好的生活习惯，提高健康素养，促进健康。

②承担相关费用的义务。根据我国国情，每个服务对象在健康管理中都要承担相应的医药、保健费用，以支持健康管理事业的发展，维护自身健康。

③支持、配合健康管理提供者的健康管理工作的义务。服务对象在健康管理中必须遵守相关的规章制度，尊重健康管理提供者的人格，配合健康管理提供者的工作。参与各种卫生防疫和环境治理活动。

知识链接

《中华人民共和国基本医疗卫生与健康促进法》出台，为全民健康保驾护航

“没有全民健康，就没有全面小康。”总书记多次强调要把人民健康放在优先发展的战略地位，加快推进健康中国建设。2019 年 12 月 28 日，十三届全国人大常委会第十五次会议通过了基本医疗卫生与健康促进法。这是我国卫生与健康领域的第一部基础性、综合性法律，凸显“保基本、强基层、促健康”理念，为做好新时期卫生健康工作提供了法制保障。该法自 2020 年 6 月 1 日起施行。

实现卫生与健康领域法律体系建设的重要突破

基本医疗卫生与健康促进法是我国卫生与健康领域的第一部基础性、综合性法律。2017 年 12 月 22 日，该法草案在十二届全国人大常委会第三十一次会议上首次“亮相”，此后又经十三届全国人大常委会第六次、第十二次、第十五次会议审议后最终通过。

该法包括总则、基本医疗卫生服务、医疗卫生机构、医疗卫生人员、药品供应保障、健康促进、资金保障、监督管理、法律责任、附则共 10 章 110 条，内容涵盖卫生健康领域的方方面面，凸显“保基本、强基层、促健康”理念，为做好新时期卫生健康工作提供了法制保障。

保基本，让公共卫生服务惠及千家万户

此前，有的常委会组成人员、代表建议完善公共卫生服务内容，增加妇幼健康服务、残疾人康复、公共场所急救设备配备等要求。

此次通过的法律增加规定：一是国家建立健全妇幼健康服务体系，采取措施，为公民提供婚前保健、孕产期保健等服务。二是国家发展残疾预防和残疾人康复事业，完善残疾预防和残疾人康复及其保障体系，采取措施为残疾人提供基本康复服务。县级以上人民政府应当优先开展残疾儿童康复工作，实行康复与教育相结合。三是公共场所应当按照规定配备必要的急救设备、设施。

强基层，关注医疗卫生队伍建设

“强基层”是基本医疗卫生与健康促进法的主要亮点之一。该法在总则第十条明确规定，国家合理规划和配置医疗卫生资源，以基层为重点，采取多种措施优先支持县级以下医疗卫生机构发展，提高其医疗卫生服务能力，体现了重基层、强基础的鲜明导向。此次通过的法律增加了“国家建立县乡村上下贯通的乡村医疗卫生人员职业发展机制”的规定，进一步推动医疗资源合理配置，着力加强基层医疗卫生机构和人才队伍建设，保障城乡居民基本医疗卫生服务公平可及。

促健康，明确公民是自己健康的第一责任人

人民健康是民族昌盛和国家富强的重要标志。党的十九大作出实施健康中国战略的重大决策部署，强调坚持预防为主，倡导健康文明生活方式。基本医疗卫生与健康促进法在总则中规定，国家和社会尊重、保护公民的健康权。国家实施健康中国战略，普及健康生活，优化健康服务，完善健康保障，建设健康环境，发展健康产业，提升公民全生命周期健康水平。

练习题

答案解析

一、选择题

1. 健康管理的伦理关系性质是（　）

A. 一种双向的、特定的、动态的关系　　B. 一种单向的、特定的、动态的关系

C. 一种单向的、广泛的、动态的关系　　D. 一种双向的、广泛的、静态的关系

2. 健康管理服务对象在健康服务消费过程中享有的权力有（　）

A. 知晓健康管理相关措施及进程　　B. 保护自身正当利益

C. 隐私权和要求赔偿权　　D. 以上均是

二、简答题

简述健康管理的伦理规范内容。

（张夏星）

书网融合……

本章小结

题库

第二节　健康管理师职业道德

PPT

情境导入

情境：某健康管理中心是一家致力于提供全面健康管理的机构。该机构拥有一支专业的医疗团队和先进的设备，为客户提供个性化的健康管理服务。然而，在某次健康检查中，健康管理师发现一位客户的健康状况异常，疑似患有某种严重疾病。健康管理师在未经客户同意的情况下，将这一信息告诉了该客户的家人。后经证实，这位客户的疾病并未得到确诊，导致客户对健康管理中心的信任度降低。

工作任务：

根据伦理原则，分析健康管理中心信任度降低原因。

课前思考：

在这个案例中，健康管理师未能遵循哪些原则，导致客户的哪些权利受到侵犯？

一、医学伦理与健康管理伦理的基本原则

（一）医学伦理学

1. 医学伦理学的含义　医学伦理学属于应用伦理学的范畴，传统意义上的医学伦理学与医学道德同义。医学伦理学是运用一般伦理学的道德原则来解决医疗实践和医学科学发展中人们相互之间，医学与社会之间的关系问题而形成的一门科学。它是规范伦理学在医疗实践中的具体应用，即运用伦理学的理论、方法研究医学领域中人与人、人与社会、人与自然关系的道德问题的一门学科。通俗来讲，医学伦理学的任务是分析、评价并发展规范的道德标准，以处理各种道德问题。它是医学的一个重要组成部分，又是伦理学的一个分支。

2. 医学伦理学的研究对象

（1）医德关系　医学道德关系包括医患关系、医际关系、医社关系、医技关系。即医务人员与患者之间的关系；医务人员之间的关系；医务人员与社会之间的关系以及医务人员与医学科学技术发展之

间的关系

（2）医德现象　医学道德现象包括医德意识现象、医德规范现象和医德活动现象。

医学道德的意识现象包括医德观念、情感、意志、信念理论等；医学道德的规范现象是在医学实践中评价和调整医务人员行为的准则；医学道德的活动现象则是在医疗实践中进行医德评价、医德教育和医德修养等医学伦理活动。

3. 医学伦理学的研究内容

（1）医学伦理学的基本理论难题　医学伦理学涉及医学实践中的道德问题，包括医生与患者之间的关系、医学研究的道德问题、医疗资源的分配等。其中，医学伦理学的基本理论难题包括如何平衡患者的利益与医学研究的需要、如何确保医疗资源的公平分配、如何处理医学技术进步带来的伦理问题等。

（2）医学伦理学的原则、规范和范畴　医学伦理学原则是指导医务人员行为的基本准则，如尊重患者、保护患者隐私、尊重医疗专业人员的权利等。规范则是具体的行为标准，如医疗行为规范、医疗伦理规范等。范畴则涉及医学实践中的各种道德问题，如生命伦理、遗传伦理、环境伦理等。

（3）医学伦理学的教育、修养和评价　医学伦理学的教育旨在培养医务人员的道德意识和责任感，使他们了解和遵守医学伦理规范。修养则是医务人员通过自我反省和实践，逐渐形成的良好的道德品质和行为习惯。评价则是通过对医务人员的行为进行评估，确保他们的行为符合医学伦理规范。

（4）医学伦理学难题　医学伦理学难题是指在医学实践中遇到的难以解决的道德问题，如生命末期的决策、遗传诊断和干预的伦理问题、医疗资源的公平分配等。这些难题需要医学伦理学理论和实践的深入研究，以寻找合适的解决方案。

4. 医学伦理学的基本原则

（1）尊重自主原则　尊重自主原则又称为自主原则。

自主是指个人不受他人的干涉，不受到妨碍地做出有意义的个人选择。自主的个人具有行为能力，有不受到控制性影响的自由。个人能够根据自己的意愿自由选择自己想做的事情，而不会受到他人的干涉。在医学伦理学中，自主的人是指具有行为能力能够在临床医疗和人体试验中做出自由的选择。

保证患者充分行使自主权：医务人员应该尊重患者的自主权，确保患者在医疗过程中能够充分行使自己的权利，包括选择治疗方案、了解病情、决定是否接受治疗等。医务人员应该提供必要的信息和指导，帮助患者做出明智的决策，同时也要尊重患者的意愿和决定。

尊重患者人格：医务人员应该尊重患者的人格尊严和隐私权，避免对患者的侮辱、歧视和不当行为。在医疗过程中，医务人员应该以友善、耐心的态度与患者沟通，关注患者的情感和心理需求，为患者提供人性化的医疗服务。

尊重患者的自主决定权：医务人员应该尊重患者的自主决定权，包括知情同意权和同意治疗权。在实施医疗行为前，医务人员应该向患者充分告知治疗方案、可能的风险和预后情况，并征得患者的同意。同时，医务人员也应该尊重患者的决定，不强迫患者接受治疗或进行不适当的干预。

（2）有利原则　有利原则是指医务人员的诊治以保护患者的利益、促进患者健康、增进患者幸福为目的。《希波克拉底誓言》中要求医生做有利于患者的事情，“我愿尽余之能力与判断力所及，遵守为病家谋利益之信条”。

提供最优化服务：医务人员应该提供最优化、最高效的服务，以保障患者的健康和利益。他们应该积极学习新技术和新知识，提高自己的医疗技能和服务水平，以更好地满足患者的需求。

对利害得失进行全面权衡，医务人员选择受益最大、伤害最小的医学决策：在医疗实践中，医务人员应该全面权衡各种利害得失，选择受益最大、伤害最小的医学决策。他们应该充分考虑患者的病情、治疗方案、预期效果和风险等因素，以及医学伦理规范和法律要求，确保自己的决策既符合医学伦理原则，又能够最大限度地保障患者的利益。

坚持公益原则，将患者的利益与社会公益统一起来：医务人员应该坚持公益原则，将患者的利益与社会公益统一起来。他们应该关注公共卫生问题，积极参与公共卫生事业，为改善和提高全民健康水平贡献自己的力量。同时，他们也应该积极倡导健康生活方式，普及健康知识，为更多的人提供优质的医疗服务。

（3）不伤害原则　是指在诊疗过程中，医务人员的医疗行为，其动机与结果均应该避免对患者的伤害。医疗技术本身都存在利弊两重性，医学如同一把“双刃剑”，为患者带来一定的健康利益的同时，也存在着对患者的潜在伤害。不伤害原则不是要求医务人员对患者进行治疗没有任何伤害，而是要求医务人员把医疗对患者的伤害降低到最低水平，做到以最小的伤害带来对患者最大的利益。

（4）公正原则　该原则是为了保障公民的健康权利，保护弱势群体和贫困人群的利益，对于基本医疗应该按照需要分配医疗资源，满足公民对基本医疗服务的需求。医疗保健权的公正也体现在对不同疾病的差别对待。

（二）健康管理伦理

1. 健康管理伦理定义　健康管理伦理（health management ethics）是指个人、团体、国家在健康管理中应该遵守的行为准则和规范，以及个人、团体、国家对公众健康应该承担的道德责任。健康管理伦理是医学伦理的重要组成部分和丰富发展。

2. 健康管理伦理的基本原则　健康管理伦理的基本原则始终受医学伦理基本原则的引导，是我国健康管理的道德关系及要求的集中概括，是处理健康管理领域中复杂利益关系的价值导向，是医学伦理基本原则在健康管理中的具体体现。切实可行的健康管理伦理原则是健康管理健康发展的保障。健康管理中的伦理原则如下。

（1）以人为本、以健康为中心的原则　广大的健康管理提供者要在健康管理中能够真正贯彻上述原则，在日常的工作中就必须切实做到：了解、热爱服务对象；尊重服务对象；面向社区各个层次提供不同服务；正确判断，及时处理服务对象的相关健康问题。

（2）公平、合理的原则　服务对象应该平等享有健康保健服务，平等使用卫生资源；健康管理的最终目标是提高全民健康水平，健康管理的对象不应只是“高端”人群；健康管理服务人员与服务对象应该形成服务与被服务的双向互动关系；在健康管理服务中优先考虑服务对象的需要；公开收费标准，让服务对象心中有数，在知情、同意的基础上接受方便、经济、综合、有效的健康管理服务。

（3）保守秘密的原则　保守秘密是医务人员对患者应尽的责任，健康管理工作中也要坚守这一原则。但健康管理的保密不是临床保密的生搬硬套，健康管理提供者要在健康管理实践中结合实际情况，不但要对“有关患者疾病信息”保守秘密，还要正确对待“有关社区居民健康信息”。

具体要做到：建立并妥善保管健康档案；不泄露服务对象的健康信息。在健康管理服务过程中对一些特殊的服务对象出于对其保护性医疗的要求，凡是不利于其身心健康的，或有可能对其产生不良影响的事情，都应保守秘密；正确对待服务对象的隐私。正确对待性传播疾病等涉及个人性道德、性行为方面隐私的患者；做好上门服务的保密工作。

（4）有利和主体原则　要激发服务对象对健康管理的热情，增强自我保健意识，关心参与健康管理工作。

具体来说，应该让健康管理“花钱少，获益大”，维护服务对象的利益，并使之利益最大化，注重健康为主，效果明显，同时做好上门服务的保密工作，争取服务对象的配合，发挥服务对象的主体作用。通过这些措施，更好地激发服务对象对健康管理的热情和参与度，增强他们的自我保健意识，实现更好的健康管理效果。

（5）优质服务的原则　是了解和发现服务对象的健康需求，以生活方式疾病为管理重点，加强对慢性非传染性疾病的预防与控制。同时，我们需要加强对健康管理人员的培养，使健康管理队伍尽快从以治疗为主转变为具有较高健康管理能力和水平的健康管理提供者。最后，我们应该顺应社会需求，提高健康管理质量，为服务对象提供更全面、高效、优质的健康管理服务。通过遵循这些原则，我们可以更好地满足服务对象的健康需求，预防和控制慢性非传染性疾病，提高健康管理队伍的素质和能力，提升健康管理的质量和效果。

二、健康管理师的基本职业守则

（一）职业道德

职业道德的含义：道德是社会学意义上的一个基本概念。不同的社会制度，不同的社会阶层都有不同的道德标准。所谓道德，就是由一定社会的经济基础所决定，以善恶为评价标准，以法律为保障并依靠社会舆论和人们内心信念来维系的，调整人与人、人与社会及社会各成员之间关系的行为规范的总和。

职业道德是一般道德在职业行为中的反映，是社会分工的产物，是由经济基础决定的。所谓职业道德，就是人们在进行职业活动过程中，一切符合职业要求的心理意识、行为准则和行为规范的总和。它是一种内在的、非强制性的约束机制。是用来调整职业个人、职业主体和社会成员之间关系的行为准则和行为规范。职业道德的形成依靠舆论、习俗、信念指导。

（二）医学道德

1. 医学道德的含义 指医务生活中的道德现象和道德关系。它是社会一般道德在医学领域中的具体表达，是医务人员自身的道德品质和调解医务人员与患者、他人、集体及社会之间关系的行为准则和规范的总和。道德是医学的本质，是医疗卫生工作的目的。

2. 医学道德的研究内容

（1）医德的基本理论 医德的基本理论是医学道德研究的基础，它探讨了医德的内涵、性质、发展规律和价值等方面。医德的基本理论包括医德的起源、本质、作用和功能，以及医德与医学实践的关系等基本问题。

（2）医德的规范体系 医德的规范体系是医学道德研究的核心，它规定了医务人员应该具备的道德品质和行为规范。医德的规范体系包括医德原则、医德规范、医德范畴等，这些规范为医务人员的行为提供了指导和约束。

（3）医德的基本实践 医德的基本实践是医学道德研究的最终目的，它要求将医德理论转化为实践，并解决实际中的道德问题。医德的基本实践包括对患者的诊疗、护理、预防和康复等方面的道德要求，以及对医务人员自身的道德修养和道德评价等方面的要求。

3. 医学道德范畴的含义 医学道德范畴是医学道德实践的总结与概括，是医学活动各种人自身及人的本质关系的反映，是普遍道德范畴在医学活动中的特殊表现。是对医学道德原则和规范的补充，也是医学道德原则和规范的内化。

4. 医学道德教育的意义

（1）有助于形成医务人员的内在品质，是把医学道德原则和规范转化为内心信念的重要一环；

（2）有助于培养医务人员的人文素养和道德情操，是形成良好医德医风的重要环节；

（3）有助于培养高素质的医学人才，是促进医学科学工作发展的重要措施。

5. 医学道德修养的含义 所谓医学道德修养，就是医务人员在医德品质、情感、意志、习惯等方面按照一定的医德原则和规范进行自我改造、自我锻炼和自我培养，以及在此基础上所达到的医德境界。提升医学道德修养需要始终坚持在为人民健康服务的医疗实践中认识和改造主观世界。坚持在医疗实践中检验自己的品德，自觉地进行自我教育，自我锻炼，提高自己医学修养。随着医疗实践的发展，使自己的认识不断提高，医学道德修养不断深入。

（三）健康管理师的基本职业守则

1. 健康管理师不得在性别、年龄、职业、民族、国籍、宗教信仰、价值观等方面歧视个体或群体。

2. 健康管理师首先应该让个体或群体了解健康管理工作的性质、特点以及个体或群体自身的权利和义务。

3. 健康管理师在对个体或群体进行健康管理工作时，应与个体或群体对工作的重点进行讨论并达成一致意见，必要时（如采用某些干预措施时）应与个体或群体签订书面协议。

4. 健康管理师应始终严格遵守保密原则。

（1）健康管理师有责任向个人或群体说明健康管理工作的相关保密原则，以及应用这一原则时的限度。

（2）在健康管理工作一旦发现个人或群体有危害自身或他人的情况，必须采取必要的措施，防止意外事件发生，必要时应通知有关部门或家属，应将有关保密的信息暴露限制在最低范围之内。

（3）健康管理工作中的有关信息，包括个案记录、检查资料、信件、录音、录像和其他资料，均属专业信息，应在严格保密的情况下进行保存，不得泄露。

（4）健康管理师只有在个体同意的情况下才能对工作或危险因素干预过程进行录音、录像。在因专业需要进行案例讨论，或采用案例进行教学、科研、写作等工作时，应隐去可能会据此辨认出个体的有关信息。

知识链接

医圣张仲景医德风范

张仲景是我国著名的医学家，被后人称作医圣，他所著作的《伤寒杂病论》对后世医学的发展有着深远的影响。张仲景除了具备精湛的医术外，还有高尚的医德医风，他的医德对后世医德的发展有着积极的影响。

张仲景以济世救人、普同一等、仁爱为怀为事业准则。他以战国名医扁鹊为榜样，主张继承发扬古代医学家德高艺精的优良传统。张仲景在《伤寒杂病论》序中说："余每览越人入虢之诊，望齐侯之色，未尝不慨然叹其秀才才秀也"，"越人"即秦越人、扁鹊，他制定了医家"娇恣不论于理""信巫不信医"等六不治行为准则，并提出"人之所病，疾病多；而医之所病，病道少"的技术要求。在"举世昏迷"的社会里，张仲景"感往昔之沦丧，伤横夭之莫救"，张扬着仁术济世的主张。"上以疗君亲之疾，下以救贫贱之厄"，对于患者，他一视同仁。从传说中可以看出，他给皇帝和达官看病，也给冻坏耳朵的穷苦百姓治病。他看病态度认真负责，一丝不苟，力求保证医疗质量，反对"相对斯须，便处汤药"的草率态度。

张仲景还为后人树立了淳朴无华、勤恳踏实的学风。《伤寒杂病论》著述风格朴实简练，毫无浮辞空论，对后世中医著作影响甚大。他诊病和学习时遇到一丝一毫的疑问，即"考校以求验"，绝不放过，一定要弄清楚是怎么回事。

张仲景为人谦虚谨慎，提倡终身坚持学习。他在序文中说："孔子曰：生而知之者上，学则亚之，多闻博识，知之次也。余宿尚方术，请事斯语。"张仲景引用孔子语录，在于说明自己不是天才，只能靠刻苦努力学习来获得知识。他特别表明自己从青少年时期就热爱医学，请允许他扎扎实实地按照孔子的话去做，因为医学没有止境，必须终身坚持学习，活到老，学到老。

张仲景的医学理论对中国古代医学的发展和人民的健康作出了巨大的贡献，而且对东南亚各国的影响也很大。后人研究他的医理，敬仰他的医术和医德，称他为"医圣"。在河南省南阳还为他修建了"医圣祠"。并在翻修"医圣祠"之后修建了"张仲景纪念馆"，以纪念这位奠定中国中医治疗学基础的医学家。

三、健康管理的相关法律

（一）传染病防治法律制度

1. 传染病防治法的概述

（1）传染病的定义　传染病（又称感染性疾病），是由致病微生物，如细菌、病毒、寄生虫或真菌引起的，可直接或间接地在人与人之间传播的疾病。

（2）传染病防治法的定义　传染病防治法是指由国家制定或主管部门颁布的，由国家强制力保证实施的，调整预防、控制和消除传染病的发生与流行，保障人体健康活动中所产生的各种社会关系的法律规范的总称。

广义的传染病防治法包括《中华人民共和国传染病防治法》《中华人民共和国水污染防治法》《中华人民共和国食品安全法》《中华人民共和国传染病防治法实施办法》《突发公共卫生事件应急条例》《疫苗流通和预防接种管理条例》《病原微生物实验室生物安全管理条例》《血液制品管理条例》《艾滋病防治条例》《国境卫生检疫实施细则》《医疗机构传染病预检分诊管理办法》《结核病防治管理办法》《性病防治管理办法》等。

（3）传染病防治法的立法与修订　传染病防治法是一份旨在预防、控制和消除传染病的发生与流行，保障人体健康和公共卫生的法律文件。我国传染病防治法经过多次修订。最初于 1989 年制定，随后在 2004 年进行了全面的修订。2013 年，为了应对当时的社会状况，对部分条款进行了微调。这些修订都与当时引发社会高度关注的重大疫情密切相关。2020 年 10 月 2 日，国家卫生健康委员会发布了新修订版的《中华人民共和国传染病防治法》（修订草案征求意见稿）。

2. 传染病防治法的基本规定

（1）传染病的分类　纳入法定管理的传染病共 40 种，分为甲、乙、丙三类。

1）甲类传染病是指对人体健康和生命安全危害特别严重，可能造成重大经济损失和社会影响，需要采取强制管理、强制隔离治疗、强制卫生检疫，控制疫情蔓延的传染病，包括鼠疫、霍乱。

2）乙类传染病是指对人体健康和生命安全危害严重，可能造成较大经济损失和社会影响，需要采取严格管理，落实各项防控措施，降低发病率，减少危害的传染病，包括传染性非典型肺炎、艾滋病、病毒性肝炎、脊髓灰质炎、人感染高致病性禽流感、麻疹、流行性出血热、狂犬病、流行性乙型脑炎、登革热、炭疽、细菌性和阿米巴性痢疾、肺结核、伤寒和副伤寒、流行性脑脊髓膜炎、百日咳、白喉、新生儿破伤风、猩红热、布鲁氏菌病、淋病、梅毒、钩端螺旋体病、血吸虫病、疟疾、人感染 H7N9 禽流感、新型冠状病毒肺炎。

3）丙类传染病是指常见多发、对人体健康和生命安全造成危害，可能造成一定程度的经济损失和社会影响，需要监测管理，关注流行趋势，控制暴发流行的传染病，包括流行性感冒、流行性腮腺炎、风疹、急性出血性结膜炎、麻风病、流行性和地方性斑疹伤寒、黑热病、棘球蚴病、丝虫病，除霍乱、细菌性和阿米巴性痢疾、伤寒和副伤寒以外的感染性腹泻病、手足口病。

4）对乙类传染病中传染性非典型肺炎、炭疽中的肺炭疽和新型冠状病毒肺炎，采取甲类传染病的预防、控制措施。

（2）传染病防治基本原则　传染病防控工作坚持预防为主、防治结合的方针，坚持政府主导、依法防控、科学防控、联防联控、群防群控的原则。

（3）传染病防治管理体系　国务院卫生健康主管部门牵头负责全国传染病防治及其监督管理工作。

县级以上地方人民政府卫生健康主管部门负责本行政区域内的传染病防治及其监督管理工作。

县级以上人民政府发展改革、教育、科技、工业和信息化、公安、民政、司法、财政、人力资源社会保障、交通运输、农业农村、应急管理、海关、市场监督管理、移民管理、林业草原、医保等部门在各自的职责范围内负责传染病防治及其监督管理工作。

（二）职业病防治法律制度

1. 职业病防治法的概述

（1）职业病的定义　职业病是指企业、事业单位和个体经济组织等用人单位的劳动者在职业活动中，因接触粉尘、放射性物质和其他有毒、有害因素而引起的疾病。

（2）职业病防治法的定义　职业病防治法是调整预防、控制和消除职业病危害，防治职业病，保护劳动者健康及其相关权益，促进经济发展活动中产生的各种社会关系的法律规范的总称。职业病的诊断包括诊断机构、诊断标准、诊断争议鉴定方法等多项内容，劳动者依法享有诊断选择权利。职业患者待遇保障主要包括工伤保险、用人单位责任和社会救济三种形式。卫生行政部门履行监督检查职责时，有权采取相应措施。

（3）职业病防治法的立法与修订　1953 年，原政务院制定了《中华人民共和国劳动保险条例》。1957 年，原卫生部制定了《职业病范围和职业病患者处理办法》。1987 年，国务院颁布了《中华人民共和国尘肺病防治条例》。1994 年，全国人大常委会通过了《中华人民共和国劳动法》。2001 年 10 月 27 日，第九届全国人大常委会第二十四次会议通过了《中华人民共和国职业病防治法》，自 2002 年 5 月 1 日起施行。2011 年 12 月 31 日、2016 年 7 月 2 日、2017 年 11 月 4 日、2018 年 12 月 29 日对《职业病防治法》进行了四次修正。

2. 职业病防治法的基本规定

（1）职业病的分类　2013 年 12 月 23 日国务院卫生行政等部门对《职业病的分类和目录》进行了调整。新调整的职业病分为 10 类 132 种。这 10 类疾病如下。

1）职业性尘肺病及其他呼吸系统疾病

2）职业性皮肤病

3）职业性眼病

4）职业性耳鼻喉口腔疾病

5）职业性化学中毒

6）物理因素所致职业病

7）职业性放射性疾病

8）职业性传染病

9）职业性肿瘤

10）其他职业病

（2）职业病防治工作方针　职业病防治工作坚持预防为主、防治结合的方针。职业病病因明确，大多数职业病目前尚无特效治疗方法，做好预防，可以有效地防止和减少职业病的发生。预防包括职业病的前期预防和劳动过程中的预防。

（3）职业病防治工作机制　根据不同职业病危害的致病性质、严重程度等，采取不同的管理措施，在职业病防治活动中采取一切有效的管理和技术措施，实行包括立法、行政、经济、科技、民主管理和社会监督等综合治理。

职业卫生的监管部门是卫生行政部门和劳动保障行政部门。卫生行政部门主要负责对用人单位的职业卫生进行监督检查，对职业病的诊断鉴定进行组织管理；劳动保障行政部门主要负责职业患者的保障事宜。

用人单位应建立、健全职业病防治责任制，加强对职业病防治的管理，提高防治水平，对本单位产生的职业病危害承担责任。单位的主要负责人对本单位的职业病防治工作全面负责。为保障职业患者的权利，法律要求用人单位必须依法参加工伤保险，以防止因无工伤保险，职工得不到相关的保障。

（4）职业病前期预防　职业病前期预防，主要是要求用人单位依照法律法规要求，严格遵守国家职业卫生标准，落实职业病预防措施，从源头上控制和消除职业病危害。具体包括以下措施。

1）用人单位工作场所的职业卫生要求

2）职业病危害项目申报

3）职业病危害预评价报告

4）职业病防护设施验收及危害控制效果评价

（5）劳动过程中的防护与管理　劳动过程中的防护和管理，是用人单位为保护劳动者职业卫生权利得以实现，在劳动过程中所应采取的相关防护措施、服务和管理等。

用人单位应保障职业病防治所需的资金投入，不得挤占、挪用，并对因资金投入不足导致的后果承担责任。职业卫生监督管理部门应加强对用人单位落实职业病防护管理措施情况的监督检查，依法行使职权。具体包括以下措施。

1）劳动者享有的职业卫生保护权利

2）用人单位采取必要的防治管理措施

3）采取有效的防护设施，配置急救用品

4）禁止转移危害作业，鼓励技术工艺的更新换代

5）告知职业危害和设置警示标识

6）职业病危害因素的日常监测、检测和评价

7）供货商提供职业危害说明书和警示说明

8）加强职业卫生培训

9）组织职业健康检查并建立职业健康监护档案

10）职业危害事故的应急处置与报告

（6）职业病诊断机构　《职业病防治法》规定，医疗卫生机构承担职业病诊断应当经省、自治区、直辖市人民政府卫生行政部门批准。承担职业病诊断的医疗卫生机构应当具备下列条件。

1）持有《医疗机构执业许可证》

2）具有与开展职业病诊断相适应的医疗卫生技术人员

3）具有与开展职业病诊断相适应的仪器、设备

4）具有健全的职业病诊断质量管理制度

（7）职业病诊断依据　职业病诊断，应当综合分析下列因素。

1）患者的职业史

2）职业病危害接触史和工作场所职业病危害因素情况

3）临床表现以及辅助检查结果等

（8）职业病诊断程序　劳动者依法要求进行职业病诊断的，职业病诊断机构应当接诊，并告知劳动者职业病诊断的程序和所需材料。

职业病诊断机构在进行职业病诊断时，应当组织三名以上职业病诊断医师进行集体诊断。

职业病诊断证明书应当由参与诊断的取得职业病诊断资格的执业医师签署，并经承担职业病诊断的医疗卫生机构审核盖章。

（三）母婴保健法律制度

1. 母婴保健法的概述

（1）母婴保健的定义　母婴保健是指为了保障母亲和婴儿健康，提高出生人口素质，母婴保健机

构为个人提供的包括婚前检查、产前咨询、产前检查、分娩服务、儿童保健等在内的系列医疗服务。

（2）母婴保健法的定义 母婴保健法是指调整母亲和婴儿健康，提高出生人口素质活动中产生的各种社会关系的法律规范的总和。母婴保健工作以保健为中心，以保障生殖健康为目的，实现保健和临床相结合，面向群体、面向基层和预防为主的方针。《母婴保健法》及相关法规对母婴保健机构和工作人员的管理、母婴保健工作的监督和管理做出详尽的规定。

（3）母婴保健法的立法与修订 1994 年，第八届全国人民代表大会常务委员会第十次会议通过了《母婴保健法》，自 1995 年 6 月 1 日起施行。2001 年，国务院公布了《母婴保健法实施办法》。2009 年、2017 年全国人民代表大会常务委员会分别对其进行修正，共计三十九条，包括七个部分。2021 年 3 月 12 日北京市第十五届人民代表大会常务委员会第二十九次会议通过的《关于修改部分地方性法规的决定》修正。

2. 母婴保健法的基本规定

（1）母婴保健技术服务

1）有关母婴保健的科普宣传、教育和咨询

2）婚前医学检查

3）产前诊断和遗传病诊断

4）助产技术

5）实施医学上需要的节育手术

6）新生儿疾病筛查

7）有关生育、节育、不育的其他生殖保健服务

（2）母婴保健工作方针 母婴保健工作以保健为中心，以保障生殖健康为目的，实行保健和临床相结合，面向群体、面向基层和预防为主的方针。

（3）母婴保健服务机构 省、自治区、直辖市人民政府卫生行政部门指定的医疗保健机构负责本行政区域内的母婴保健监测和技术指导。承担母婴保健技术服务的机构是经卫生行政部门批准并登记注册的各级妇幼保健机构以及有关医疗机构。

《母婴保健法》及《母婴保健法实施办法》确立了母婴保健服务机构的审批许可制度和母婴保健技术人员资格的考核制度。

1）从事母婴保健服务的单位和人员，需经过卫生行政部门批准。

2）单位必须取得《医疗机构执业许可证》《母婴保健技术服务执业许可证》。

3）个人必须取得医师资格证、执业医师证和母婴保健技术考核合格证后，方可开展批准项目的母婴保健服务。

（4）婚前保健服务 婚前保健服务是对准备结婚的男女双方在结婚登记前提供婚前卫生指导、婚前卫生咨询和婚前医学检查的保健服务。具体包括以下措施。

1）婚前卫生指导，医疗保健机构对准备结婚的男女双方所进行的性卫生知识、生育知识和遗传病知识的婚前健康教育。

2）婚前卫生咨询，医疗机构对准备结婚的男女双方有关婚配、生育保健等问题提供医学意见的保健服务。

3）婚前医学检查，医疗保健机构对准备结婚的男女双方可能患影响结婚和生育的疾病进行医学检查的保健服务。

（5）孕产期保健服务 孕产期保健服务是指医疗保健机构为育龄妇女提供孕前、孕时、产时、产后保健指导和服务。具体包括以下措施。

1）为孕产妇建立保健手册（卡），定期进行产前检查。

2）为孕产妇提供卫生、营养、心理等方面的医学指导与咨询。

3）对高危孕妇进行重点监护、随访和医疗保健服务。

4）为孕产妇提供安全分娩技术服务。

5）定期进行产后访视，指导产妇科学喂养婴儿。

6）提供避孕咨询指导和技术服务。

7）对产妇及其家属进行生殖健康教育和科学育儿知识教育。

8）其他孕产期保健服务。

（6）婴儿保健服务　医疗、保健机构应当按照国家有关规定开展新生儿先天性、遗传性代谢病筛查、诊断、治疗和监测。医疗、保健机构应当按照规定进行新生儿访视，建立儿童保健手册（卡），定期对其进行健康检查，提供有关预防疾病、合理膳食、促进智力发育等科学知识，做好婴儿多发病、常见病防治等医疗保健服务。

知识链接

天津市实施《中华人民共和国母婴保健法》办法

做好婚前保健、孕产期保健、优生保健，可以有效地降低先天性病残儿的发生率。为了保障母亲和婴幼儿健康，提高出生人口素质，推动母婴保健事业健康发展。天津市实施了《中华人民共和国母婴保健法》（以下称《办法》），明确母婴保健的服务范围，同时，将乙肝、梅毒等传染性疾病作为婚姻登记人群的婚前医学免费检查项目。

《办法》明确母婴保健服务主要包括：有关母婴保健的科普宣传、教育和咨询；婚前医学检查、婚前卫生咨询和指导；产前筛查与诊断、遗传病诊断；助产技术；新生儿疾病筛查技术；母婴主要疾病预防与干预；计划生育技术服务；人类辅助生殖技术、人类精子库技术；有关优生优育、不孕不育的其他生殖健康服务；其他孕、产期保健和婴幼儿保健等十个方面。

一、把好婚前健康关

新《办法》提出，本市提倡婚前医学检查。各级人民政府及有关部门应当采取多种形式，加强对婚前医学检查的宣传和引导。准备结婚的男女双方进行婚前医学检查的，应当到婚检机构进行检查。婚检机构不得随意增加或者减少检查项目，必须严格执行市有关部门核定的婚前医学检查收费标准，对梅毒、乙肝等检查项目应当免费。

二、明确孕、产期保健服务内容

新《办法》对医疗保健机构应该提供的孕产期保健服务内容作出了明确规定：为准备怀孕的夫妻提供孕前健康指导咨询、孕前医学检查和健康状况评估；为孕妇建立孕、产期保健手册，定期进行产前检查、产前筛查与诊断，对高危孕妇进行重点监护、随访和医疗保健服务，对妊娠合并症和并发症提供诊治服务；为孕产妇及胎儿进行全产程监护、安全助产，对新生儿健康状况进行评估和相应处理；对产妇进行定期访视，提供卫生、营养、心理指导，进行科学育儿知识教育。

三、婴儿保健服务普及到六周岁以下幼儿

天津母婴保健工作走在全国前列，已将一岁以下婴儿保健服务扩展到了六周岁的幼儿保健，新《办法》将这一好的经验做法固定下来，规定婴儿保健服务普及到六周岁以下幼儿，同时明确市和区妇女儿童保健和计划生育技术服务机构及街、乡、镇社区卫生服务中心（卫生院）根据职责分工，提供下列婴幼儿保健服务：建立儿童保健手册，对新生儿进行定期访视；对婴幼儿进行定期健康检查和预防接种；提供有关母乳喂养、合理膳食、生长发育、心理健康等指导和咨询；开展婴幼儿疾病筛查，并采取干预措施；卫生计生行政部门规定的其他婴幼儿保健服务。

四、医疗机构非法助孕最高给予吊销执业许可证的处罚

新《办法》规定，从事人类辅助生殖技术、人类精子库技术的，应当按照国家规定，取得相应的技术服务执业许可。违反规定，人类辅助生殖技术服务机构超出执业范围提供技术服务的、人类精子库技术服务机构未按照国家规定开展技术服务的，由市卫生计生行政部门给予警告，并处一万元以上三万元以下罚款；情节严重的，吊销执业许可证。

练习题

答案解析

一、选择题

1. 医学伦理学的研究内容是（　）
   A. 人与人之间关系的科学
   B. 人与社会之间关系的科学
   C. 医学活动中的道德关系和道德现象的科学
   D. 道德的形成、本质及其发展规律的科学
2. 下列关于医患关系的描述中，不正确的是（　）
   A. 医患关系是一种特殊的人际关系
   B. 医患关系建立在信任和尊重的基础上
   C. 医患关系中，医务人员应该尊重患者的自主权
   D. 医患关系中，医务人员只需要关注患者的生理需求
3. 在处理医务人员之间的关系时，应该遵循的原则是（　）
   A. 个人利益优先　　B. 团队合作和尊重
   C. 竞争和攀比　　D. 避免交流和合作
4. 下列关于医务人员与社会关系的描述中，正确的是（　）
   A. 医务人员只需要关注患者的健康，不需要承担社会责任
   B. 医务人员应该遵守社会公德和职业道德规范
   C. 医务人员的行为不会影响社会的信任和认可
   D. 医务人员可以随意公开患者的个人信息和隐私
5. 下列行为中，违反了医学伦理原则的是（　）
   A. 医生向患者详细解释治疗方案和可能的风险
   B. 医生在未经患者同意的情况下进行手术
   C. 医生在紧急情况下为患者提供必要的救治
   D. 医生保守患者的隐私和秘密
6. 下列关于医学伦理原则的描述中，不正确的是（　）
   A. 不伤害原则要求医务人员的行为不会对患者造成伤害
   B. 有利原则要求医务人员的行为对患者有利且风险最小
   C. 公正原则要求医务人员在资源分配和救治过程中保持公正和公平

D. 尊重原则要求医务人员尊重患者的所有意愿和需求，无论是否合理或可行。

7. 我国卫生法律是由以下机构中的（ ）制定和颁布的

A. 卫生部　　B. 国务院

C. 最高人民法院　　D. 全国人大常委会

8.《中华人民共和国传染病防治法》明确规定的传染病防治方针是（ ）

A. 防治结合　　B. 预防为主

C. 依靠科学　　D. 分类管理

9. 依据《职业病防治法》的规定，承担职业病诊断的机构应是经（ ）批准的医疗卫生机构

A. 卫生行政部门

B. 劳动保障行政部门

C. 安全生产监督管理行政部门

D. 煤矿安全监察行政部门

10.《母婴保健法》规定孕产期保健包括（ ）

A. 婚前检查　　B. 产后检查

C. 胎儿保健　　D. 新生儿保健

二、简答题

1. 简述传染病防治基本原则。

2. 简述职业病诊断依据。

（张夏星）

书网融合……

本章小结　　题库

参考文献

[1] 王陇德．健康管理师国家职业资格三级［M］．2版．北京：人民卫生出版社，2019.

[2] 冯晓丽，郭清．老年健康管理师实务培训［M］．北京：中国劳动社会保障出版社，2014.

[3] 叶心明，陈立富．健康管理理论与实践［M］．上海：华东理工大学出版社，2021.

[4] 王瑞作．健康产业新展望［M］．北京：北京中信出版社，2021.

[5] 张庆军，祝淑珍，李俊琳．实用健康管理学［M］．北京：科学出版社，2017.

[6] 郭姣．健康管理学［M］．北京：人民卫生出版社，2020.

[7] 梅挺．健康信息管理［M］．北京：人民卫生出版社，2020.

[8] 韩新荣．健康管理［M］．北京：人民卫生出版社，2015.

[9] 曾强．健康服务与管理［M］．北京：人民卫生出版社，2019.

[10] 郭清，王大辉．健康管理学案例与实训教程［M］．杭州：浙江大学出版社，2016.

[11] 朱霖．老年人健康管理师实务［M］．北京：人民卫生出版社，2022.

[12] 武留信，曾强．中华健康管理学［M］．北京：人民卫生出版社，2016.

[13] 曾渝，王中男．社区健康服务与管理［M］．北京：人民卫生出版社，2020.

[14] 张晓天．健康管理［M］．北京：人民卫生出版社，2018.

[15] 李春玉，姜丽萍．社区护理学［M］．4版．北京：人民卫生出版社，2017.

[16] 陈大方．精准健康管理［M］．北京：北京大学出版社，2020.

[17] 翟振武．社会调查问卷的设计与应用［M］．北京：中国人民大学出版社，2020.

[18] 沈翠珍，王爱美．社区护理学［M］．2版．北京：中国中医药出版社，2019.

[19] 洪倩．社区健康风险干预与管理［M］．北京：人民卫生出版社，2015.

[20] 黎壮伟，张广丽．健康管理PBL教程［M］．北京：化学工业出版社，2020.

[22] 郭清．健康管理学［M］．北京：人民卫生出版社，2015.

[23] 李乐之，路潜．外科护理学［M］．6版．北京：人民卫生出版社，2019.

[24] 许亮文，关向东．健康服务与管理技能［M］．北京：人民卫生出版社，2020.

[25] 邬堂春．职业卫生与职业医学［M］．北京：人民卫生出版社，2017.

[26] 王明旭，赵明杰．医学伦理学［M］．北京：人民卫生出版社，2018.

[28] 蔡志刚．急危重症护理［M］．2版．北京：人民卫生出版社，2020.

[29] 冷志伟，何桂娟，叶军峰．健康管理信息化实务［M］．北京：机械工业出版社，2022.

[30] 张开金．健康管理理论与实践［M］．南京：东南大学出版社，2019.

[31] 傅小彬，许小敏，李亚民，等．社区健康教育方法及运用原则的探讨（2010）［J］．医学信息，2010，(01)：135－136.